AF878357

KAZIMIERZ KOZLOWSKI
EDGAR RUPPRECHT

Klinik und Röntgenbild der Osteochondrodysplasien und Mukopolysaccharidosen

Klinik und Röntgenbild der Osteochondrodysplasien und Mukopolysaccharidosen

von Doz. Dr. K. KOZLOWSKI
Pädiatrisches Institut der Medizinischen Akademie Poznań

und Dr. E. RUPPRECHT
Kinderklinik der Medizinischen Akademie „Carl Gustav Carus“ Dresden

Mit 189 Abbildungen und 2 Tabellen

AKADEMIE-VERLAG · BERLIN 1972

Erschienen im Akademie-Verlag GmbH, 108 Berlin, Leipziger Straße 3—4
Copyright 1972 by Akademie-Verlag GmbH
Lizenznummer: 202 · 100/518/72
Einband und Schutzumschlag: Hans Kurzhahn
Gesamtherstellung: VEB Druckhaus „Maxim Gorki", DDR - 74 Altenburg
Bestellnummer: 5908 · ES 17 G 1
EDV-Nummer: 761 544 0
Printed in the German Democratic Republic

Vorwort

In einer Zeit ständig und rasch zunehmender klinisch-morphologischer, biochemischer und ätiologisch-genetischer Erkenntnisse auf dem Gebiete der Dysostosen eine zusammenfassende Darstellung dieser Erbleiden des Knochensystems geben zu wollen, erscheint sehr gewagt und in manchen Punkten auch noch unmöglich. Die Herauslösung zahlreicher Einzeltypen aus den oft als großen Sammeltopf benutzten Begriffen der „enchondralen Dysostosen“ oder auch der „Chondrodystrophie“ ist sicher noch nicht abgeschlossen. Die Verwirrung auf diesem Gebiet ist aber für manchen durch das Hinzutreten einer großen Anzahl unbekannter, neuer Begriffe eher noch größer geworden. Der Versuch einer übersichtlichen Ordnung sollte deshalb unternommen werden.

Wir haben uns besonders die Herausstellung der typischen Röntgenbefunde der Osteochondrodysplasien und Mukopolysaccharidosen zur Aufgabe gestellt, so daß sich die Diagnose dem Betrachter vom Röntgenbild her erschließt. Es soll weiterhin die Anregung gegeben werden, die oftmals noch unzureichende Dokumentation der klinischen und röntgenologischen Befunde zu verbessern. Die Begründung für die gemeinsame Darstellung der Osteochondrodysplasien und der Mukopolysaccharidosen ist in den zum Teil sehr ähnlichen klinischen und röntgenologischen Befunden zu suchen. Daneben besteht gerade für letztere Krankheitsgruppe die dringende praktische Notwendigkeit, einfache klinisch-radiologische Kriterien anzubieten, nach denen die Erkennung der Mukopolysaccharidosen und sogar eine weitgehend sichere Differenzierung der einzelnen Typen möglich wird.

Dieses Buch soll eine Art eines diagnostischen Wegweisers für diese Krankheiten darstellen. Wir hoffen, daß wir damit besonders Pädiatern, Orthopäden und Röntgenologen, die zu enger Zusammenarbeit aufgerufen sind, auch die Diagnose seltener Erkrankungen erleichtern können. Das Buch trägt nicht den Charakter einer Monographie. Im Text ist es möglichst knapp gehalten und bringt nur gesichertes Erkenntnisgut, wenn sich auch hier und da ein Ausblick auf noch bestehende Unklarheiten von selbst ergibt. Auf eine Diskussion der Pathogenese wird in diesem Rahmen völlig verzichtet. In das Literaturverzeichnis, das für jedes Kapitel am Ende des Buches gesondert aufgeführt ist, sind überwiegend nur die Arbeiten der Erstbeschreiber, Arbeiten mit ausführlichen Literaturangaben und die danach noch erschienenen Publikationen der letzten Jahre aufgenommen worden.

Bei der Erarbeitung dieses Buches wurde uns vielfältige Hilfe zuteil. Wir möchten hiermit allen danken, die durch ihr Entgegenkommen und ihre tatkräftige Hilfe mitgewirkt haben: Herrn Prof. Dr. sc. med. H.-J. Dietzsch, Direktor der Kinderklinik der Medizinischen Akademie „Carl Gustav Carus“, Dresden, für seine Unterstützung, Herrn Dr. P. Maroteaux, Paris, und Herrn Dr. K. Gefferth, Budapest, für die Überlassung der klinischen und röntgenologischen Befunde einiger

Patienten, Herrn Prof. Dr. H. KAUFMANN, Basel, und Herrn Prof. Dr. H. FRITZ, Direktor der Radiologischen Klinik der Medizinischen Akademie „Carl Gustav Carus“, Dresden, für die freundliche Hilfe bei der Anfertigung der Fotokopien. Nicht zuletzt möchten wir dem Akademie-Verlag für sein Entgegenkommen und die gute Zusammenarbeit Dank sagen.

Die Autoren

Inhaltsverzeichnis

Einleitung

Solange die Pathogenese der Osteochondrodysplasien nicht bzw. nur bruchstückhaft bekannt ist, kann es keine allgemeingültige und anerkannte Einteilung dieser Erkrankungen geben. Klassifizierungsversuche sind zwar immer wieder unternommen worden (RUBIN u. a.), müssen aber in vielen Punkten als erzwungen und unzulänglich angesehen werden und können daher nicht befriedigen. Eine die Grenzen verwischende Betrachtungsweise führt aber keinesfalls weiter. Sie wird jetzt auch von Autoren, die dieses Prinzip früher vertraten (MAU), zunehmend verlassen. Bei genauer klinischer, biochemischer und genetischer Untersuchung sind klar definierte, gut voneinander abgrenzbare Einzeltypen diagnostizierbar. In ihrer Einteilung und Nomenklatur haben wir uns weitgehend nach den von einer Expertengruppe im November 1969 in Paris erarbeiteten und im Mai 1970 in Rom vorgelegten Vorschlägen gerichtet (s. Anhang). Bei dem heutigen Forschungsstand kommt es zunächst erst einmal darauf an, exakte Diagnosen zu stellen. Obwohl uns eine kausale Therapie nicht zur Verfügung steht, ist in jedem Fall die genaue Diagnose anzustreben, da erst sie eine Grundlage für die genetische Beratung bietet und die Prognose stellen läßt. Wichtiger aber ist, daß damit die noch oft durchgeführten unnützen und zum Teil schädlichen Therapieversuche unterbleiben können. Die nach klinischen und röntgenologischen Kriterien vorgenommene, oft rein descriptive Namensgebung mancher Krankheiten läßt die Unkenntnis der Pathogenese erkennen. Dies darf aber nicht dazu verleiten, allein nach dem Röntgenbefund und der Lokalisation der dysplastischen Störungen die Krankheitseinordnung vornehmen zu wollen. Die Zuordnung zu den hier dargestellten, als eigenständige Krankheiten anerkannten Einzeltypen hat erst auf Grund der Überprüfung der klinischen und laborchemischen Befunde und der Kenntnis des Erbganges zu erfolgen. Die klinische und röntgenologische Untersuchung stellt zwar die notwendige Basis dar, jedoch muß zur Verhinderung von Irrtümern die Überprüfung der anderen Kriterien auch dann vorgenommen werden, wenn auf Grund eines typischen Röntgenbefundes die Diagnosestellung in vielen Fällen bereits möglich ist. Bei der klinischen Untersuchung sollte den folgenden Merkmalen besondere Beachtung geschenkt werden: Körperhöhe, Proportionen, Beweglichkeit der Gelenke, Haut- und Nagelveränderungen, Zahnanomalien und Hornhauttrübungen. Bei der Röntgenuntersuchung ist besonders auf Beckenaufnahmen Wert zu legen, da sich manchmal schon aus typischen Beckenveränderungen die Diagnose ergibt. Andererseits sind Einzelaufnahmen meist vieldeutig und somit unzureichend. Die Diagnose ist dann erst aus der Kenntnis mehrerer typischer Kriterien an verschiedenen Skelettabschnitten möglich. Auch wird ersichtlich werden, daß der Zeitpunkt der Untersuchung eine wesentliche Rolle spielen kann. Die genaue Diagnose ist in vielen Fällen noch nicht im frühen Kindesalter zu stellen, sondern ergibt sich erst nach einer längeren Beobachtungszeit.

I.
Osteochondrodysplasien

Allgemeines

In Anlehnung an MAROTEAUX verstehen wir unter Osteochondrodysplasien angeborene bzw. vererbte Knorpel-Knochen-Wachstumsstörungen, die zu einer Verkürzung der Röhrenknochen und zu Aufbaustörungen der Epiphysen und Wirbel führen oder mit einem abnormen Knorpelwachstum einhergehen.

Um den Rahmen der Darstellung aber nicht zu umfangreich anwachsen zu lassen, wollen wir hier zunächst alle jene Knochendysplasien ausklammern, die durch verminderte oder vermehrte Knochendichte und/oder metaphysäre Formveränderungen gekennzeichnet sind oder vorwiegend fibröse Skelettstörungen aufweisen. Wir sehen uns dazu veranlaßt, weil es sich hierbei überwiegend um Krankheitsbilder handelt, die bereits längere Zeit bekannt sind. Von der Besprechung ausdrücklich ausgenommen sind auch die Dysostosen im Sinne von Knochenfehl- bzw. -defektbildungen sowohl einzelner Knochen als auch in verschiedener Kombination. Die damit abgesteckten Osteochondrodysplasien sind überwiegend wohldefinierte, eigenständige Knochenerkrankungen, die sich aus der Inbeziehungsetzung von morphologischen Befunden und genetischen Daten ergeben. Jede neue Beobachtung sollte mit den von LENZ 1965 aufgestellten Regeln verglichen werden. Danach gibt es bisher keine stichhaltigen Belege für Übergangs- und Mischformen, für unvollständige Penetranz, für Phänokopien, für Heterogenie (Genokopien) und polygene Vererbung.

1. Bei Geburt manifeste Osteochondrodysplasien

Achondrogenese

Synonym: Anosteogenesis

Die Achondrogenese ist eine mit extremem Zwergwuchs einhergehende schwerste Verknöcherungsstörung, deren Träger nicht lebensfähig sind und eine zum Teil völlig fehlende Verknöcherung einzelner Skelettabschnitte aufweisen.

Das Krankheitsbild ist bisher nur in sehr wenigen Fällen beschrieben. Die Vererbung ist noch unklar. Die Kinder werden mit einem Hydrops tot geboren oder sterben in den ersten Tagen. Sie fallen durch eine mangelhafte Gliederung der sehr kurzen Extremitäten auf. Die Finger und Zehen sind nur knospenartig angelegt.

Röntgenbefunde:

Röntgenologisch fehlt die Verknöcherung der verkürzten Wirbelsäule, speziell der Lumbal- und Sakralregion vollständig oder fast vollständig. Ebenso können die Scham- und Sitzbeinknochen fehlen. Auch die stark verkürzten Extremitätenknochen sind nur mangelhaft oder auch gar nicht verknöchert, beide Enden der Humeri sind aufgehellt. Dagegen sind das Schädeldach des relativ großen Kopfes und die Rippen fast normal entwickelt.

Differentialdiagnose:

Abzugrenzen sind der thanatophore Zwergwuchs und die letale Form der Hypophosphatasie. Die Unterscheidung zu schwersten Formen der Osteogenesis imperfecta, die klinisch mitunter stark verkürzte und verbogene Extremitäten aufweisen können, ist durch die Röntgenuntersuchung sofort möglich.

Thanatophorer Zwergwuchs

Der thanatophore Zwergwuchs ist charakterisiert durch hochgradige Mikromelie und Verbiegung der Knochen (curved bones), schmalen Thorax, erhebliche Verknöcherungsstörung der Wirbelsäule und eine nur kurze Überlebenszeit von wenigen Tagen.

1967 lösten MAROTEAUX und Mitarb. dieses Krankheitsbild aus dem der Achondroplasie heraus. Unter den bisher meist unter anderer Bezeichnung in der Literatur bekanntgewordenen über 30 Beobachtungen überwiegt das männliche Geschlecht. Die Vererbung ist noch nicht geklärt.

In einigen Fällen sind vorangegangene Aborte erwähnt. Die Schwangerschaft kann durch ein Hydramnion kompliziert sein. In mehreren Fällen, in denen man glaubte, die Diagnose einer Achondroplasie röntgenologisch bereits intrauterin stellen zu können, handelte es sich in Wahrheit um einen thanatophoren Zwergwuchs, was „todgeweihter Zwergwuchs" bedeutet. Die Bezeichnung wurde wegen der sehr kurzen Überlebenszeit, die mit 25 Tagen am höchsten angegeben wurde, gewählt. Die Körperlänge der meist mindergewichtigen Neugeborenen liegt zwischen 35 und 47 cm. Der Hirnschädel mit weit offener Fontanelle ist im Vergleich zum Gesichtsschädel, der sich durch eine Sattelnase auszeichnet, relativ groß. Der Thorax ist auffällig schmal und lang. Die extrem kurzen Extremitäten sind hampelmannähnlich vom Rumpf abgespreizt, die Oberschenkel außenrotiert. Der klinische Verlauf ist durch die respiratorische Insuffizienz, für die ein ähnlicher Mechanismus wie bei der asphyxierenden Thoraxdysplasie und manchen Fällen des ELLIS-VAN CREVELD-Syndroms angenommen werden kann, gekennzeichnet. Die Neugeborenen zeigen Tachypnoe, Cyanose- und Apnoeanfälle. Zum schließlich tödlichen Ausgang können Herzfehler beitragen. Als Ausdruck der Belüftungsschwierigkeiten der Lunge finden sich pathologisch-anatomisch ausgedehnte Atelektasen.

Röntgenbefunde: (Abb. 1—4)

Die röntgenologischen Skelettveränderungen sind generalisiert und erlauben durch ihre charakteristische Ausprägung die eindeutige Zuordnung zum Krankheitsbild. An der Wirbelsäule finden sich eine hochgradige Verschmälerung der Wirbelkörper und eine Erhöhung der Zwischenwirbelräume. Im a.p. Strahlengang zeigen die Wirbelkörper eine H- oder ∩-förmige Gestalt. Die Interpedunculärabstände verschmälern sich im Gegensatz zur Achondroplasie caudalwärts nicht. Bei lateraler Projektion sind die Wirbelkörper in ihrem Mittelpunkt am schmalsten, die vorderen Abschnitte oft besser entwickelt als die hinteren. Weiter finden sich eine Kyphose im Bereich der unteren Brust- und oberen Lendenwirbelsäule und eine nach dorsal verstärkte lumbosakrale Abwinkelung. Das Becken ist in craniocaudaler Richtung deutlich verkürzt, der quere Durchmesser der Beckenschaufeln größer als der vertikale. Die Acetabularbegrenzung ist horizontal. Die Incisurae ischiadicae sind verkürzt, die Beckeneingangsebene kurz und breit. Verplumpung der Sitz- und Schambeine und dornartige Vorsprünge am Ramus ossis ischii vervollständigen das Bild der typischen Beckenveränderungen. An dem schmalen Thorax finden sich sehr kurze Rippen mit aufgetriebenen Rippen-Knorpel-Grenzen. Die Schlüsselbeine sind ähnlich einer Fahrradlenkstange verbogen. Die stark verkürzten langen Röhrenknochen sind relativ breit, an ihren Enden aufgehellt und besonders die Humeri und Beinknochen verbogen. An den irregulär begrenzten Metaphysen finden sich spornartige Ausziehungen. Im Bereich der Kniegelenke fehlt die Ossifikation der Epiphysenkerne. Die kurzen Röhrenknochen der Hände und Füße, besonders die der Daumen und Großzehen, sind verkürzt und plump. Die Mittelphalangen sind fast dreieckförmig gestaltet. Gegen den kleinen, schmalen Gesichtsschädel ist der normal mineralisierte Hirnschädel relativ groß.

Kasuistik:

J., S.: Eltern gesund und jung. 1 Jahr zuvor kurz nach der Geburt verstorbene Zwillingsfrühgeborene. Entbindung 8 Wochen vor dem errechneten Termin. Männliches Neugeborenes mit extremer Mikromelie und fehlender Spontanmotorik. Geburtsgewicht 1700 g, Länge 40 cm, Brustumfang 21 cm, Bauchumfang 24 cm. Flache Atmung, Atemfrequenz 60/min. Exitus 102 Stunden nach der Geburt. Bei der Sektion fanden sich Lungenoedem und Congestion infolge ausgedehnter Atelektasen, Dilatation des Herzens mit offenem Foramen ovale.

Differentialdiagnose:

Bei allen in den ersten Lebenstagen versterbenden Kindern mit Verknöcherungsstörungen ist an den thanatophoren Zwergwuchs zu denken. Von der Achondroplasie unterscheiden ihn besonders die Wirbelveränderungen und die hochgradige Mikromelie. Diese ist zwar ebenfalls bei der Achondrogenese gegeben, die Abgrenzung jedoch durch die bei ihr zum Teil völlig fehlende Verknöcherung einzelner Skelettabschnitte gegeben. Die durch den schmalen länglichen Thorax hervorgerufenen Ähnlichkeiten mit der asphyxierenden Thoraxdysplasie und dem ELLIS-VAN CREVELD-Syndrom bieten unter Berücksichtigung besonders der typischen Wirbelsäulenveränderungen beim thanatophoren Zwergwuchs keine differentialdiagnostischen Schwierigkeiten. Hochgradig verschmälerte Wirbelkörper finden sich auch beim metatropischen Zwergwuchs, bei dem aber die Extremitätenknochen und vor allem das Becken ganz anders gestaltet sind. Die letale Form der Hypophosphatasie macht besonders Schädelknochendefekte und ist laborchemisch auszuschließen.

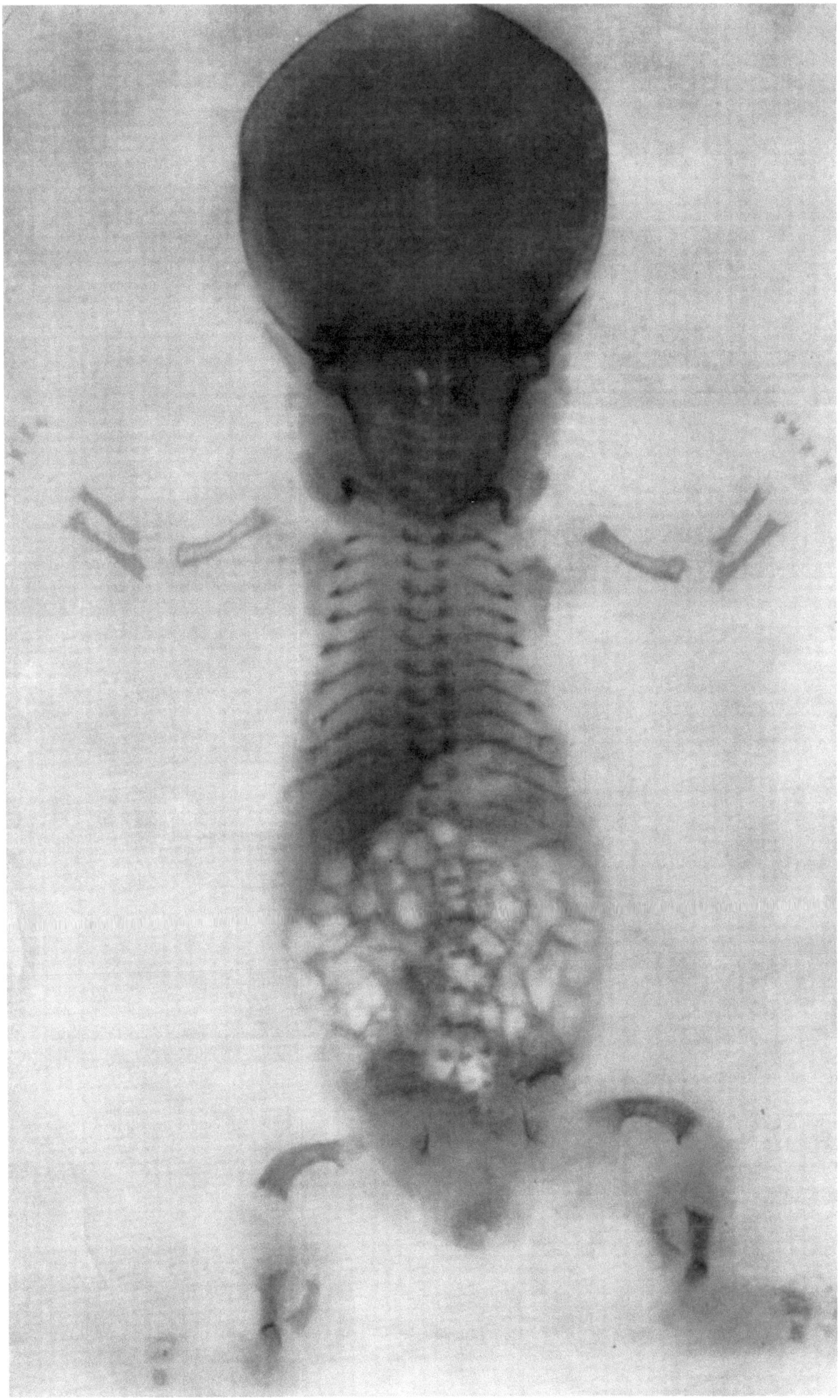

Abb. 1.: Skelett eines Neugeborenen mit thanatophorem Zwergwuchs, großer Kopf, schmaler Thorax, hohe Stellung der Klavikel, Mikromelie mit Verbiegung der langen Röhrenknochen, Arme und Beine in „Hampelmann"-Stellung

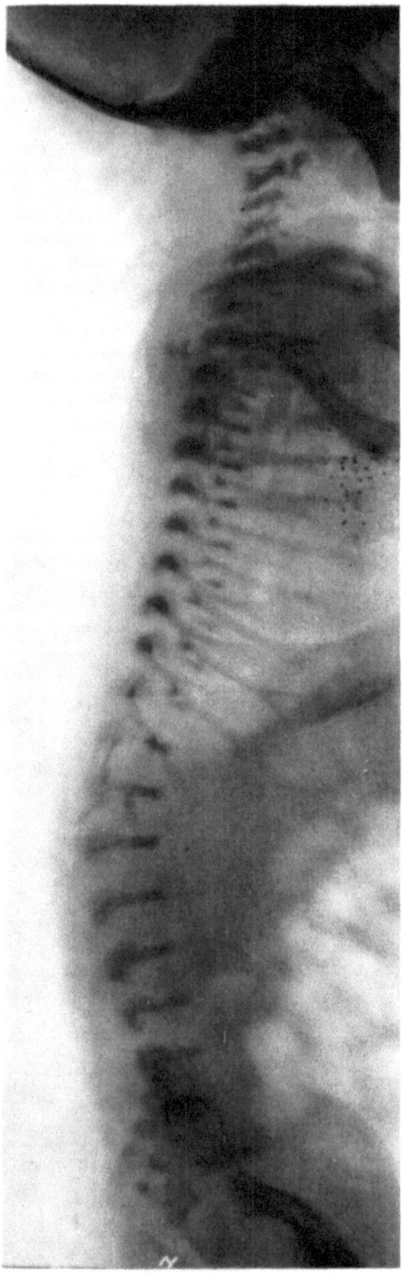

Abb. 2: *Wirbelsäule seitlich:* thanatophorer Zwergwuchs, hochgradige Verschmälerung der Wirbelkörper, Kyphose am dorso-lumbalen Übergang

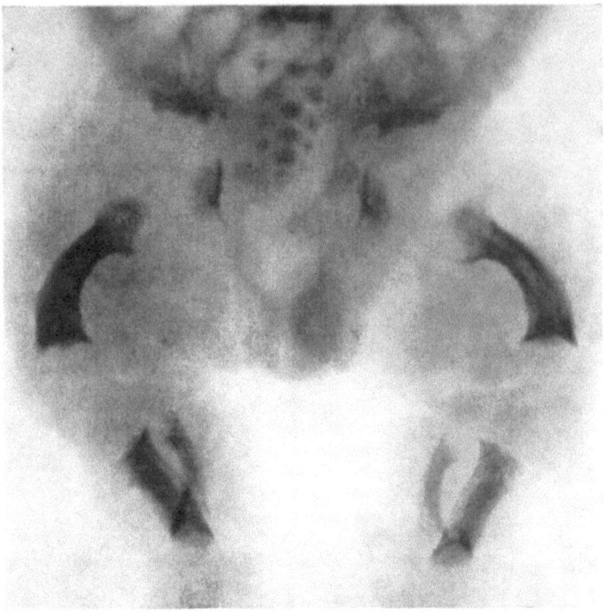

Abb. 3: *Becken und untere Extremitäten:* thanatophorer Zwergwuchs, generalisierte Ossifikationsstörungen, dreizackähnliche Deformation des Acetabulum, Verbiegung der langen Röhrenknochen mit dornartigen Vorsprüngen an den Metaphysen

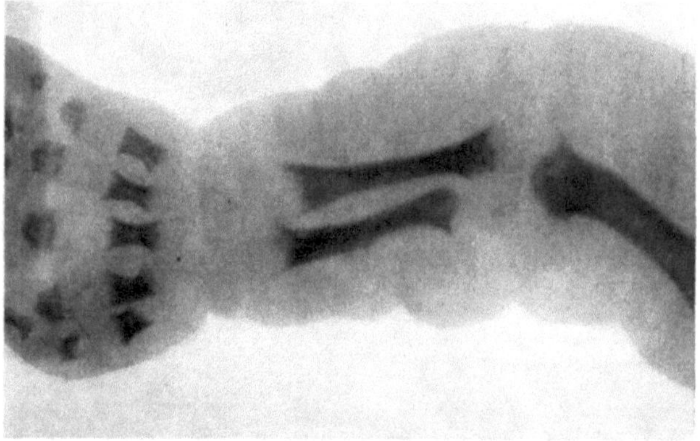

Abb. 4: *Obere Extremitäten:* thanotophorer Zwergwuchs, Verkürzung und relative Verbreiterung besonders der kurzen Röhrenknochen der Hand

Achondroplasie

Synonyma: Chondrodystrophie, Chondrodystrophia foetalis, Chondrodysplasie.

Die Achondroplasie ist eine eigenständige, erbliche Knorpelknochenwachstumsstörung, die zu einem disproportionierten Zwergwuchs mit vorwiegender Verkürzung der Gliedmaßen führt und durch eine charakteristische Schädelform gekennzeichnet ist.

Die Häufigkeit des Leidens unter Neugeborenen wird in verschiedenen Ländern mit 0,03—0,28% angegeben, die Mutationsrate mit $0{,}55 \times 10^{-5}$ bis 7×10^{-5} errechnet. Das Alter gesunder Väter scheint mehr als das Alter der Mütter zum Zeitpunkt der Geburt ihrer achondroplastischen Kinder erhöht zu sein. Beide Geschlechter werden gleich häufig befallen. Die Erkrankung folgt dem einfach dominanten Erbgang und zeichnet sich durch vollständige Penetranz und nur geringes Schwanken der Expressivität aus. Es gibt bisher keinen sicheren Beweis für die immer wieder angenommene rezessive Vererbung. Das Vorkommen von Abortivfällen muß abgelehnt werden! Sicher nachprüfbare derartige Angaben ließen sich immer in andere Krankheitsgruppen einordnen.

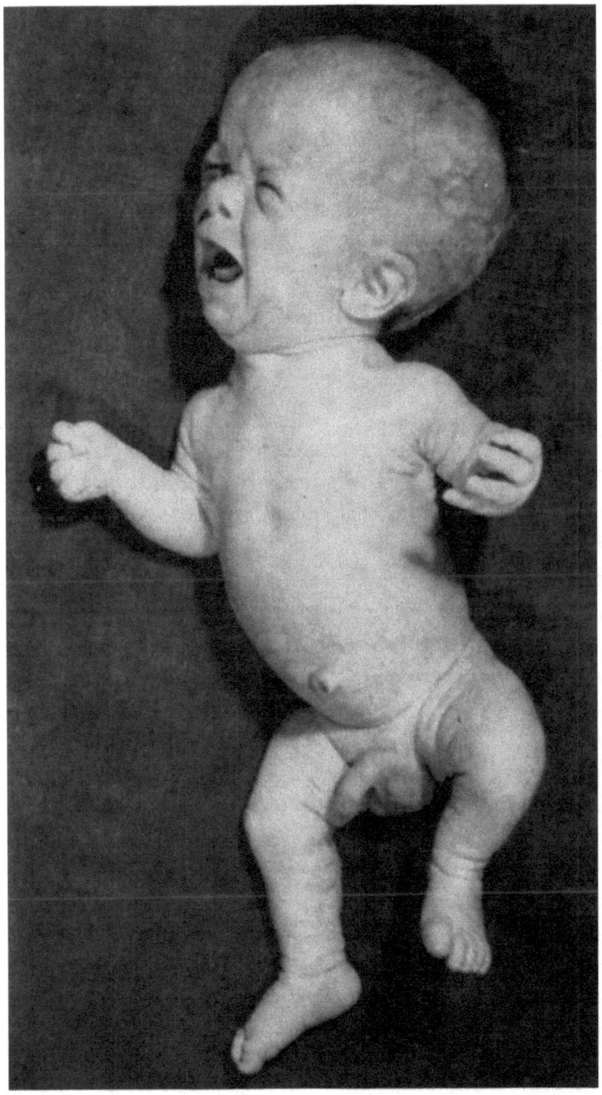

Abb. 5: Achondroplasie, 2 Wochen alter Säugling mit großem Kopf, eingezogener Nasenwurzel, kurzen Extremitäten

Bereits die Neugeborenen lassen bei normal langem Rumpf kurze plumpe Gliedmaßen mit zahlreichen queren Weichteilfalten und einen relativ großen Kopf erkennen. Die Veränderungen werden mit zunehmendem Alter immer deutlicher. Der Schädel ist durch eine balkonartig vorspringende Stirn und einen im Verhältnis zur Körperlänge oder auch absolut vergrößerten Kopfumfang gekennzeichnet. Nicht selten liegt ein leichter Hydrocephalus internus vor. Die Nasenwurzel ist tief eingezogen. Die auf Grund der Schädelform von Grebe vorgenommene Einteilung in einen sog. „Mopstyp" und „Dackeltyp" ist nicht mehr zulässig. Die Hände sind verkürzt und plump und ergeben durch einen vergrößerten Abstand zwischen dem 3. und 4. Finger das Bild der „Dreizackhand". Eine im Säuglingsalter unterschiedlich ausgeprägte thorakolumbale Kyphose bildet sich in der Regel weitgehend zurück. Wegen des besonders im a.p. Durchmesser stark verengten Beckens können achondroplastische Frauen meist nicht normal entbunden werden. Frauen erreichen eine durchschnittliche Körperhöhe von 117 cm und Männer von 122 cm.

Die häufig aufgeführten verschiedenartigsten Begleitmißbildungen sind für die Achondroplasie nicht zu bestätigen, sondern legen den Verdacht auf eine andere Krankheit nahe (Ellis-van Creveld-Syndrom, diastrophischer Zwergwuchs u. a.). Die beschriebene Kombination einer Achondroplasie mit Robin-Syndrom stellt möglicherweise ein eigenständiges Krankheitsbild dar.

Obwohl über eine hohe perinatale und postnatale Sterblichkeit berichtet wird, muß angezweifelt werden, ob das für Kinder mit typischer Achondroplasie zutrifft. Achondroplastische Zwerge erreichen nicht selten ein hohes Alter. Eine Neigung zur Arthrosenbildung ist gegeben. Eine bedeutungsvolle neurologische Komplikation kann sich im Erwachsenenalter durch Rückenmarkskompression ergeben. Im Gegensatz zu diesen Erscheinungen, die eine Entlastungslaminektomie erforderlich machen, bedarf der Hydrocephalus trotz beunruhigender Größenzunahme des Schädels in den ersten Lebenswochen keiner neurochirurgischen Intervention.

Röntgenbefunde: (Abb. 6—11)

Typische Röntgenbefunde an der Wirbelsäule und am Becken gestatten die Diagnose einer Achondroplasie bereits beim Neugeborenen. Die auf a.p. Aufnahmen der Wirbelsäule erkennbare Entfernung zwischen den Ansatzstellen der Bogenwurzeln (interpeduncular distance) der Lendenwirbel nimmt normalerweise caudalwärts ständig zu, erfährt aber als charakteristisches Zeichen der Achondroplasie eine fortschreitende Abnahme als Ausdruck der Frontalstenose des Wirbelkanals. Auf der Seitenaufnahme sind die Bogenwurzeln kurz und verdickt und das Os sacrum stärker nach hinten abgewinkelt. Während sich im Säuglingsalter eher hohe, dorsal konkave und im a.p. Durchmesser verkürzte Wirbelkörper

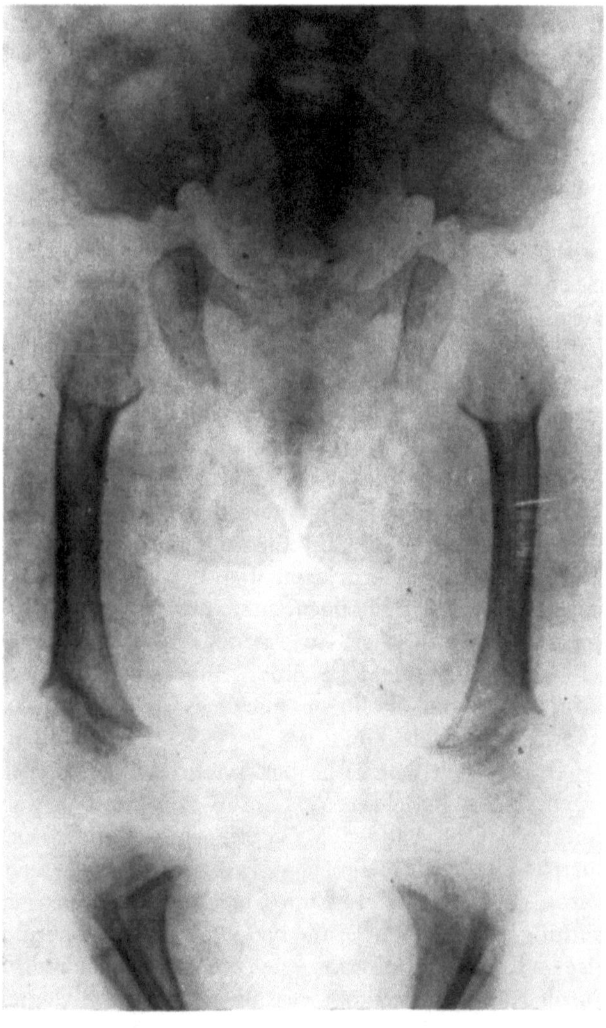

Abb. 6: *Becken und Oberschenkel* eines 4 Monate alten Kindes: Achondroplasie, quadratische Beckenschaufeln, hakenförmige, verkürzte Incisurae ischiadicae, Nierenform des Beckeneingangs, waagerechte Acetabularbegrenzung, Aufhellung der proximalen Femurschaftenden und laterale Anschrägung der distalen Enden

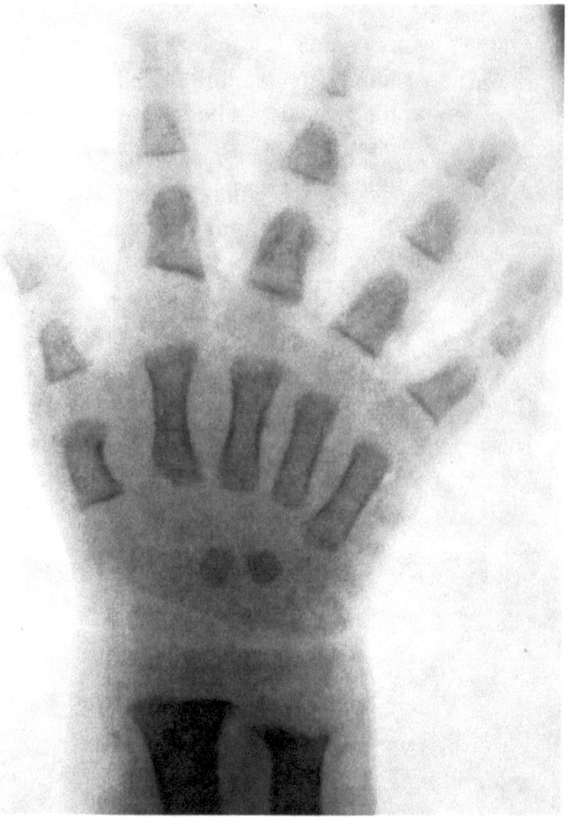

Abb. 7: *Hand* des gleiches Kindes: Verkürzung der Hand und besonders kurzes Os metacarpale I, Verbreiterung der Basis der Phalangen

finden, ist später eine Abflachung der vorderen Wirbelkörperkanten bis zur Keilwirbelbildung erkennbar. Die dadurch entstehenden Kyphosen haben ihren Scheitelpunkt in Höhe von Th XI bis L II. Das Becken ist in charakteristischer Weise verändert. Es zeigt eine Verkürzung der Beckenschaufeln um 2/5 des normalen cranio-caudalen Durchmessers. Die laterale Begrenzung des Os ilium stellt sich annähernd senkrecht dar. Das Acetabulum ist fast horizontal gestellt. Die Incisura ischiadica ist verkürzt, hakenförmig und zeigt am vorderen Ende eine spornartige Ausziehung. Die Eingangsebene des kleinen Beckens ist verkürzt und verbreitert, von nierenförmiger Gestalt. Die sacroiliacale Artikulation setzt tief an. An den großen Röhrenknochen sind Aufhellungen der Diaphysenenden, vorwiegend der distalen Humerus- und proximalen Femurenden, besonders im Säuglings- und frühen Kindesalter charakteristisch und können noch beim Erwachsenen nachweisbar sein. Daneben finden sich sehr kurze, plumpe Schenkelhälse in Coxa-valga-Stellung und massige, dem Becken genäherte Trochanteren. Die Diaphysen sind verkürzt mit verdicktem Periost und die Metaphysen

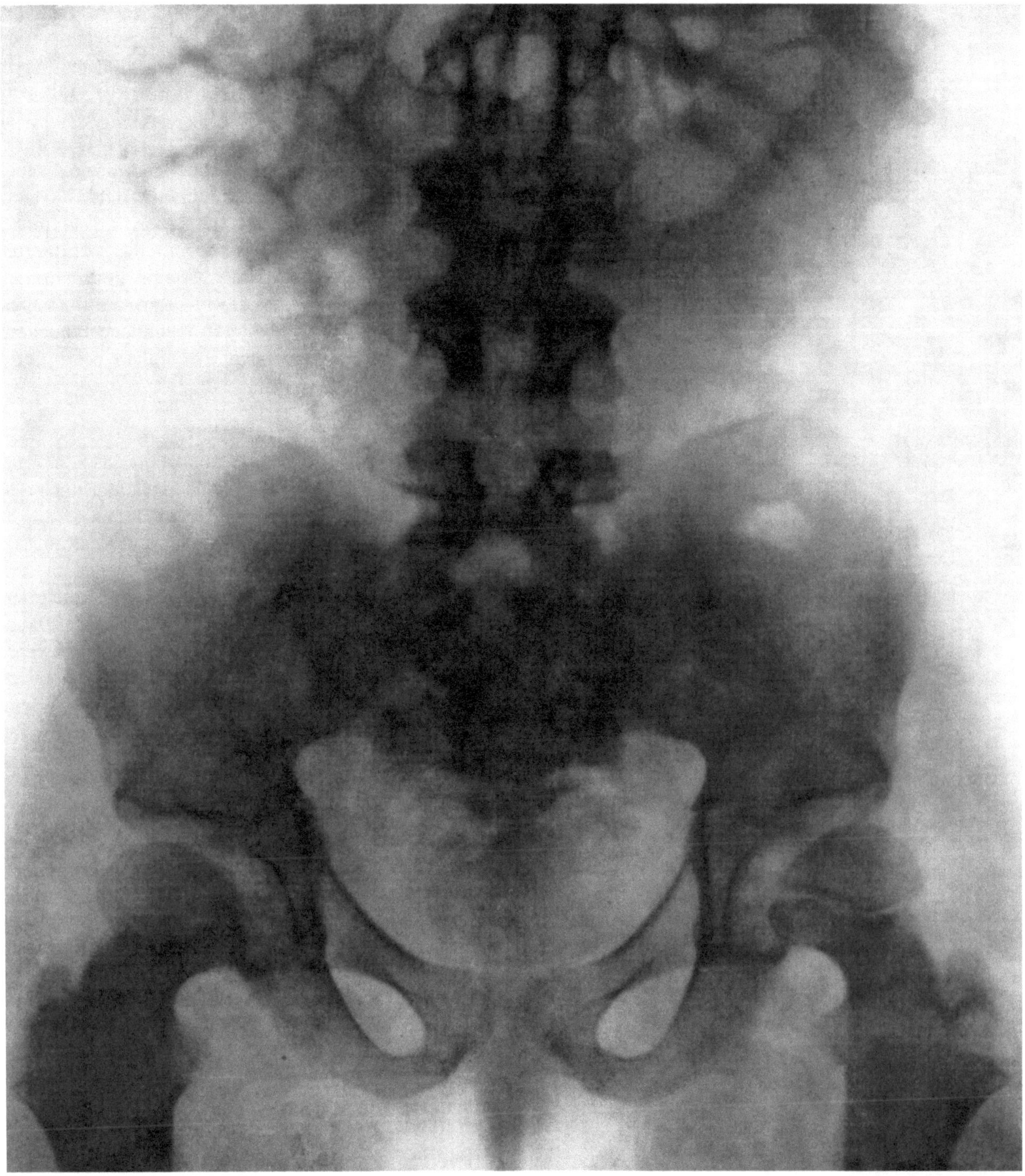

Abb. 8: *LWS und Becken* eines 7jährigen Mädchens:
Achondroplasie, typische Veränderungen wie auch schon bei dem Säugling,
Abnahme der Interpeduncularabstände caudalwärts

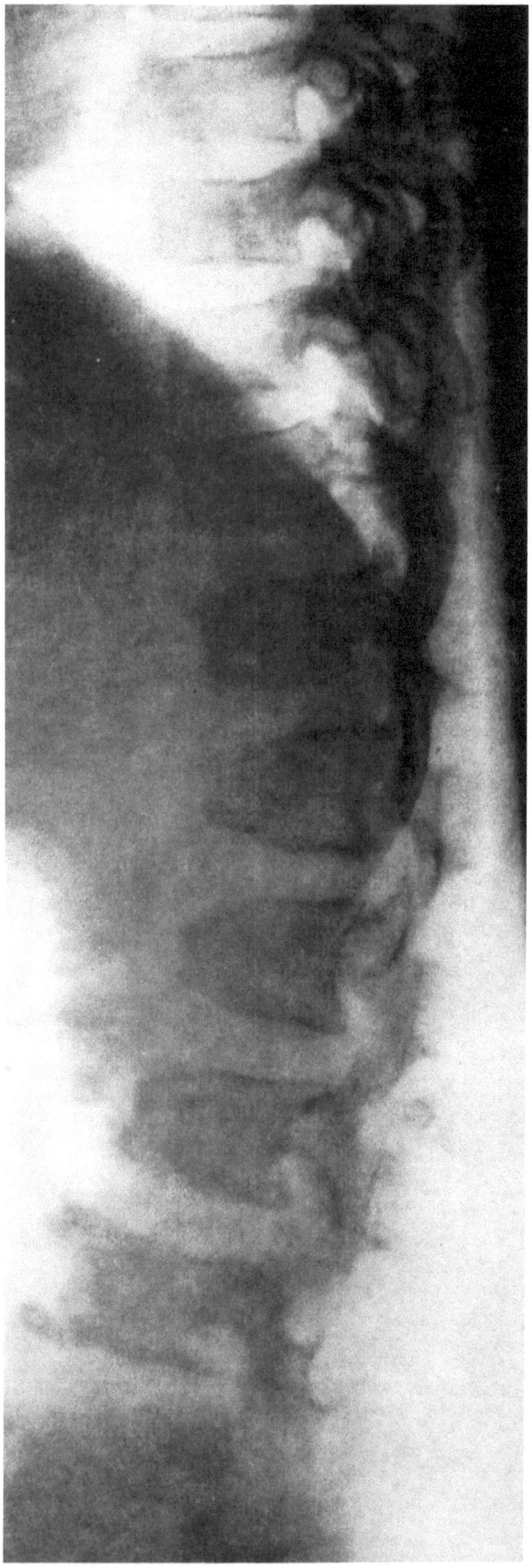

Abb. 9: *WS seitlich:* Achondroplasie, normal hohe, dorsal konkave Wirbelkörper und keilförmige Deformierung des 1.—4. LWK, Kyphose

mit steigendem Alter zunehmend pilzartig verbreitert, seitlich spitz ausgezogen bei unregelmäßiger bogiger Begrenzung der metaphysären Abschlußplatten. Die distalen Femurmetaphysen sind im frühen Säuglingsalter lateral angeschrägt. Die Entwicklung der den Metaphysen sehr nahestehenden Epiphysen kann verzögert sein. Am relativ großen Schädel mit vorgewölbter Stirn zeigt sich die typische Verkürzung der Schädelbasis mit Steilstellung des Clivus. Das Foramen occipitale magnum ist in charakteristischer Weise länglich verschmälert und eingeengt. Weitere Befunde sind verstärkte natürliche Krümmung der Knochen mit Keulenform des Humerus, tiefe Fossa intercondyloidea, kurze und plumpe, verbreitert erscheinende Hand- und Fußknochen, mäßige Auftreibung der Rippenknorpelknochengrenzen, verstärkt gebogene Schlüsselbeine und kurze Schulterblätter.

Differentialdiagnose:

Unter dem Begriff der Achondroplasie bzw. der Chondrodystrophie werden oft leider immer noch alle unklaren Verknöcherungs- und Wachstumsstörungen zusammengefaßt, die mit dieser gut definierten Krankheit nichts zu tun haben. Beim Neugeborenen und im Säuglingsalter sind vor allem die frühletalen Formen der Chondrodysplasien abzugrenzen. Dabei kommen die Achondrogenese, thanatophorer Zwergwuchs, asphyxierende Thoraxdysplasie, chondroektodermale Dysplasie (Ellis-van Creveld-Syndrom), diastrophischer Zwergwuchs, metatropischer Zwergwuchs und die Chondrodysplasia punctata congenita in Frage. Die Abgrenzung von Fällen mit „Kleeblattschädel" mit „chondrodystrophischen" Skelettveränderungen und denen mit multiplen Skelettanomalien, die unter dem Begriff der Dyscephalia splanchnocystica zusammengefaßt werden, sollte nicht schwerfallen. Verkürzte Extremitäten und relativ großer Kopf bei Kindern mit Osteogenesis imperfecta lenken nur nach dem äußeren Aspekt den Verdacht auf Achondroplasie. Im späteren Kindesalter sind die spondyloepiphysären Dysplasien und die Pseudoachondroplasie auszuschließen. Bei den sog. „Schwachformen" ist an eine Hypochondroplasie zu denken.

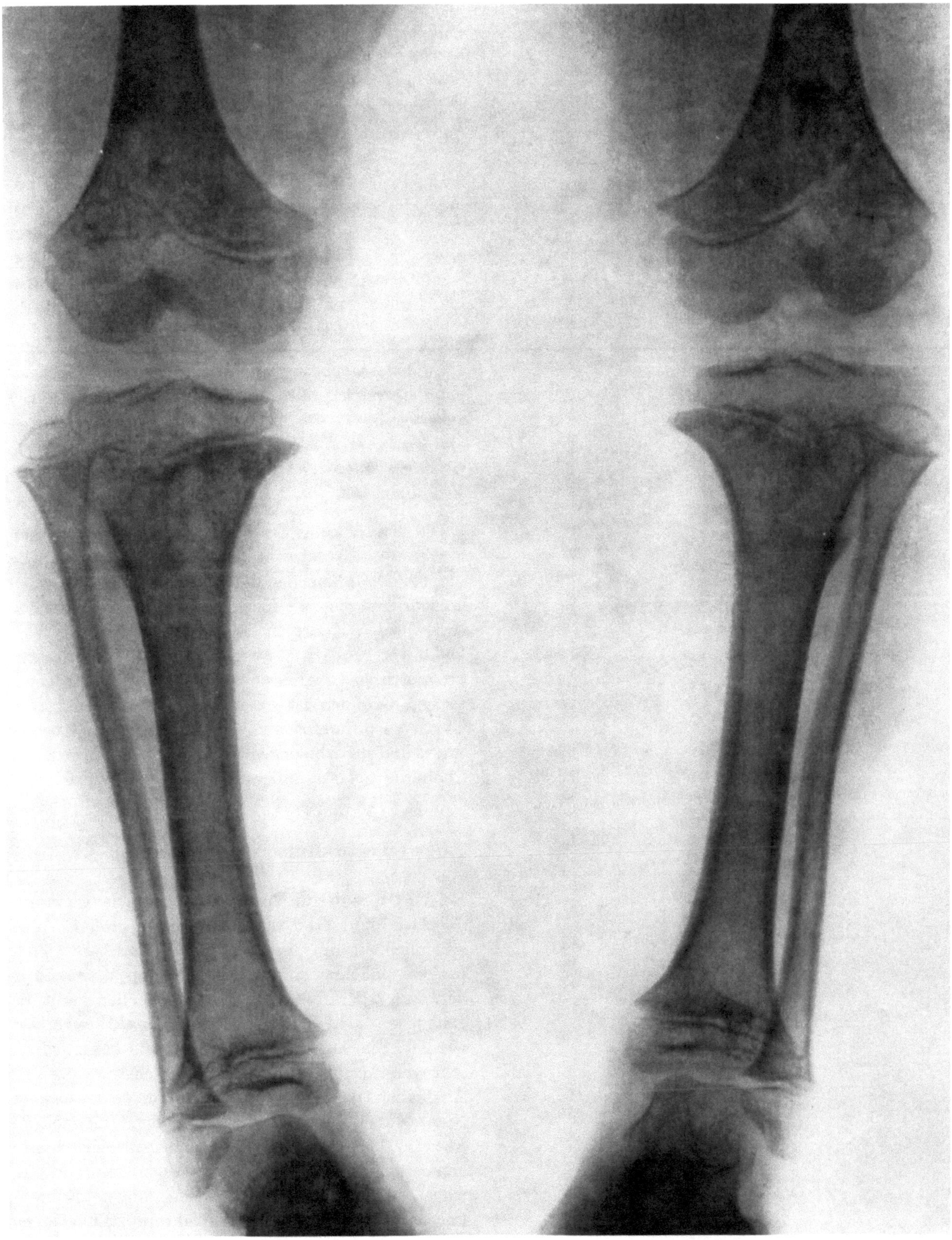

Abb. 10: *untere Extremitäten:* Achondroplasie, pilzartig verbreiterte, lateral spitz ausgezogene Metaphysen mit unregelmäßiger Knochenstruktur, zapfenartige distale Femur- und proximale Tibiaepiphysen, kurze, verbreitert erscheinende Diaphysen

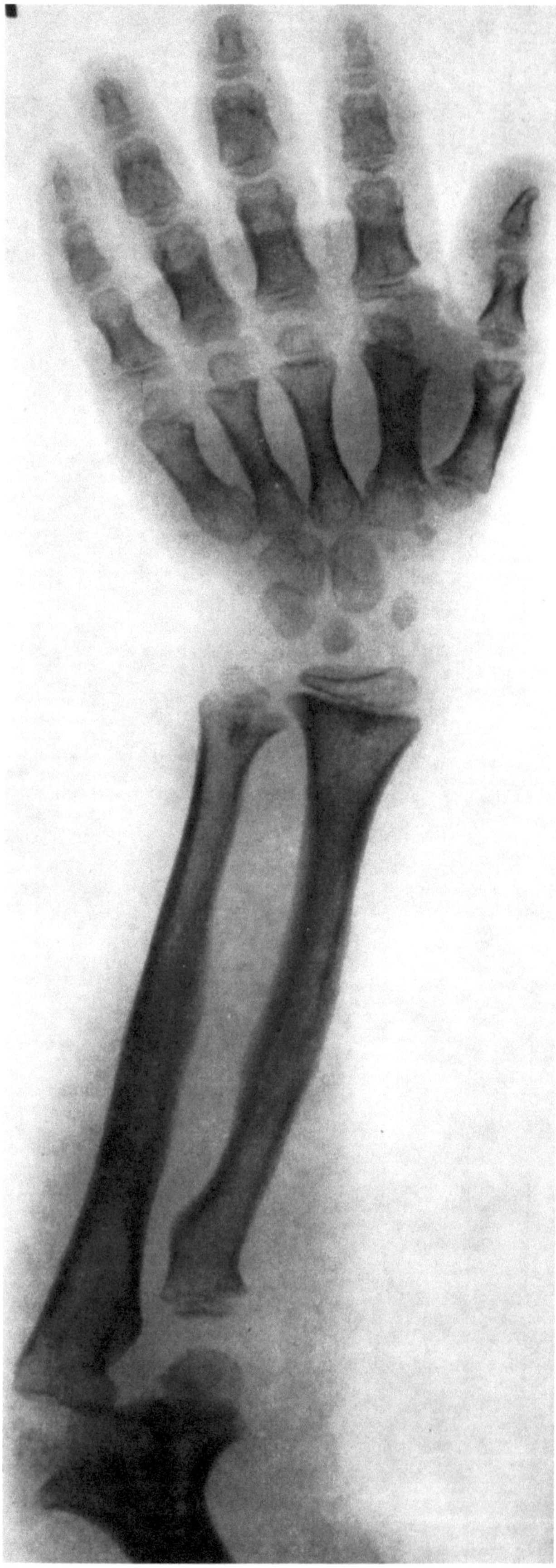

Abb. 11: *Unterarm und Hand:* Achondroplasie, verkürzte und verplumpte Diaphysen von Radius und Ulna, kurze tubuläre Knochen der Hand, besonders der Grund- und Mittelphalangen

Chondrodysplasia punctata

Synonyma: Conradi-Hünermann-Syndrom, stippled epiphyses, épiphyses pointillées, Chondrodystrophia punctata, Chondroangiopathia calcarea, Dysplasia epiphysealis punctata, Chondrodystrophia foetalis calcarea, Chondrodystrophia calcificans congenita

Die Chondrodysplasia punctata ist eine sich pränatal manifestierende, uneinheitliche, in zwei oder auch möglicherweise mehr Typen vorkommende Konstitutionskrankheit des Skeletts mit röntgenologisch charakteristischen intra- und extraepiphysären spritzerartigen Verkalkungen.

Die Erkrankung ist bisher in etwa 140 Fällen beschrieben. Grundsätzlich können in jedem knorpelig vorgebildeten Knochen die röntgenologisch typischen kalkspritzerartigen Fleckenschatten vorkommen. Auch in den Knorpeln der Atemwege sind die Verkalkungen beobachtet worden. Aus pathogenetischen, prognostischen, klinisch-radiologischen und genetischen Gründen ist es erforderlich, zunächst zwei Typen zu differenzieren, den Typ Conradi-Hünermann und den rhizomelen Typ. Weitere Formen der Chondrodysplasia punctata stehen in Diskussion.

1. Typ Conradi-Hünermann

Bei der Conradi-Hünermannschen Form der Chondrodysplasia punctata handelt es sich mit großer Wahrscheinlichkeit um eine dominant vererbbare Genopathie. Mädchen sind mehr als doppelt so häufig betroffen wie Knaben. In manchen Fällen kann die Diagnose nach dem klinischen Aspekt vermutet werden. Die Ausprägung der Befunde kann jedoch sehr verschieden sein. Es finden sich im einzelnen Anomalien des Gesichtsschädels mit eingezogener Nasenwurzel und Hypertelorismus (mongoloide Facies). Der Schädelumfang ist normal. Meist bestehen asymmetrische Verkürzungen der Extremitäten, wobei besonders die proximalen langen Röhrenknochen betroffen sind, Kontrakturen, Luxationen und Kyphoskoliose. Eine sehr wesentliche Begleiterscheinung stellen die in etwa einem Fünftel der Fälle vorkommenden ein- oder meist doppelseitigen

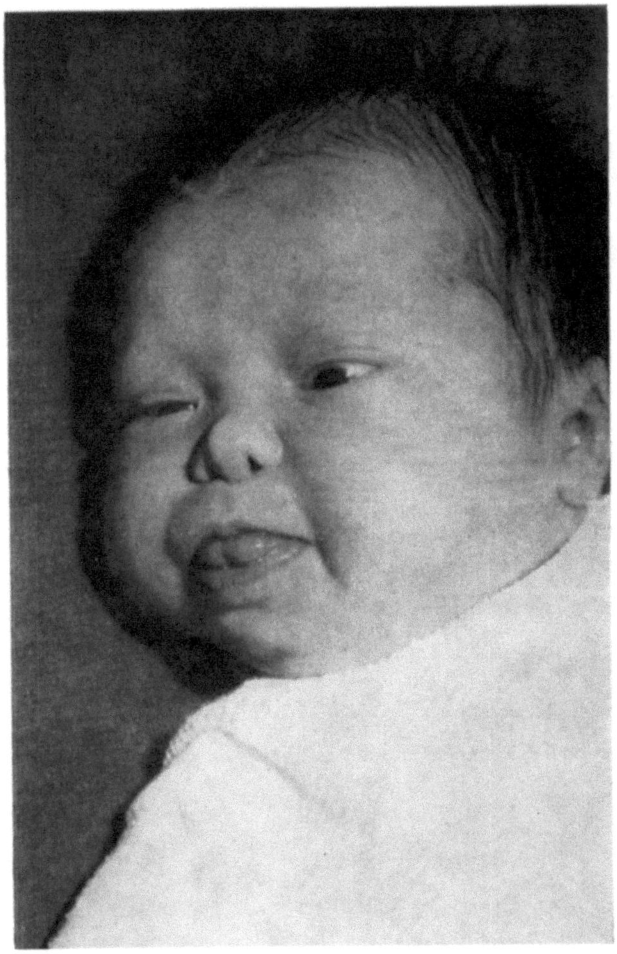

Abb. 12: W., G.: Chondrodysplasia punctata, 6 Tage altes Neugeborenes mit eingezogener Nasenwurzel und großer Zunge

Röntgenbefunde: (Abb. 13—17 u. 19—21)

Der Typ CONRADI-HÜNERMANN ist durch eine epiphysäre Dysplasie gekennzeichnet. In der Reihenfolge der Häufigkeit sind dabei asymmetrisch oder auch symmetrisch betroffen: Femur- und Humerusepiphysen, Fuß- und Handknochen, Unterarm- und Unterschenkelepiphysen, Becken und Patella. In Brust- und Lendenwirbelsäule sind zahlreiche Verkalkungsherde zu finden. Die langen Röhrenknochen sind häufig seitenunterschiedlich leicht verkürzt. Die Metaphysen zeigen scharfe Begrenzung, die Epiphysen asymmetrische Dysplasie. Die Wirbelkörper sind vielgestaltig deformiert. Die Kalkherde haben

Linsentrübungen dar. Angeborene Herzfehler kommen vor. Als weiteres Begleitsymptom sind ichthyosiforme bzw. hyperkeratotische Hautveränderungen mit unterschiedlicher Seitenausprägung in 28% der Fälle zu finden. Ein Zusammenhang mit dem gemeinsamen Auftreten einer Katarakt ist dabei gegeben. Die Intelligenz ist meist normal, eine psychomotorische Retardierung selten. Laborchemische Veränderungen finden sich nicht.

So wie die Röntgenveränderungen rückläufig sind, werden auch die angeborenen Proportionsverschiebungen auf die Dauer eher weniger auffällig. Die Hautveränderungen sind innerhalb weniger Monate rückläufig. Die angeborenen Katarakte sind irreversibel. Wird die Neugeborenenperiode überlebt, so ist die weitere Prognose im allgemeinen gut. Eine causale Therapie gibt es nicht. Orthopädische Maßnahmen zur Behandlung der Kontrakturen und Luxationen und zum Ausgleich von Seitenasymmetrien können erforderlich werden.

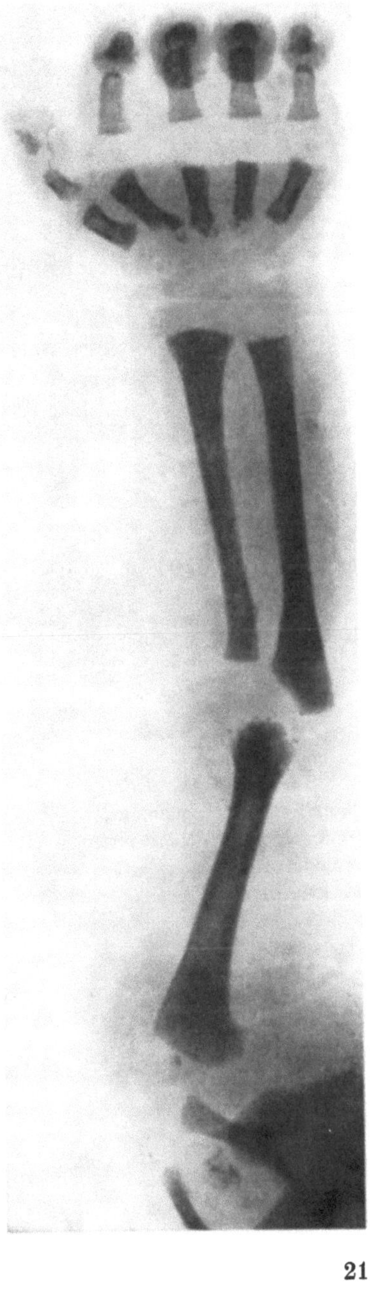

Abb. 13: *Obere Extremität:* Chondrodysplasia punctata, kalkspritzerartige Fleckenschatten im Bereich des Schulter- und Ellenbogengelenkes und an den proximalen Metacarpalia

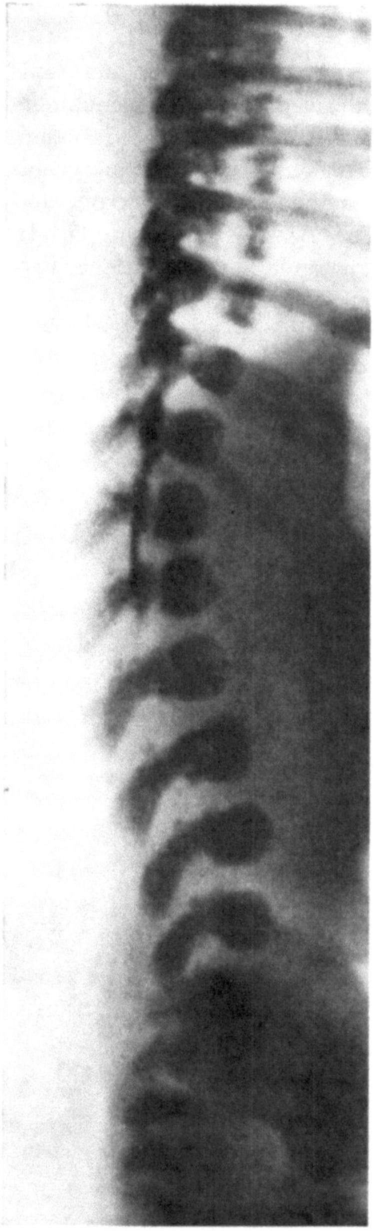

Abb. 14: *Wirbelsäule seitl.:* Chondrodysplasia punctata, punktförmige Fleckenschatten besonders im Bereich der kleinen Wirbelgelenke

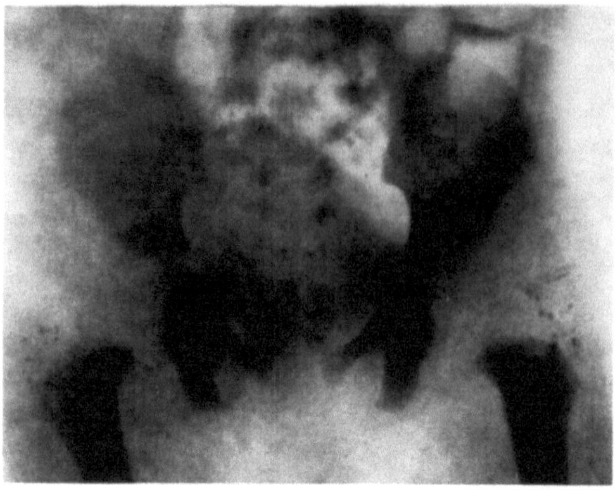

Abb. 15: *Becken:* Chondrodysplasia punctata, kalkspritzerartige Fleckenschatten im Bereich der Femurepiphysen, geringfügig auch im Bereich des Kreuzbeines

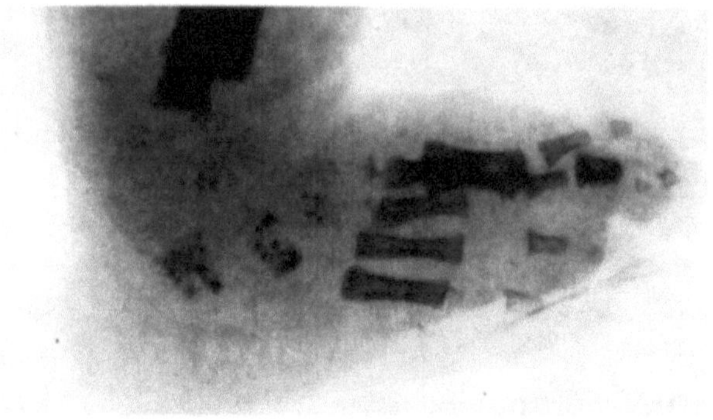

Abb. 16: *Fuß:* Chondrodysplasia punctata, unregelmäßige, punktförmige Verkalkungen im Bereich der Fußwurzelknochen

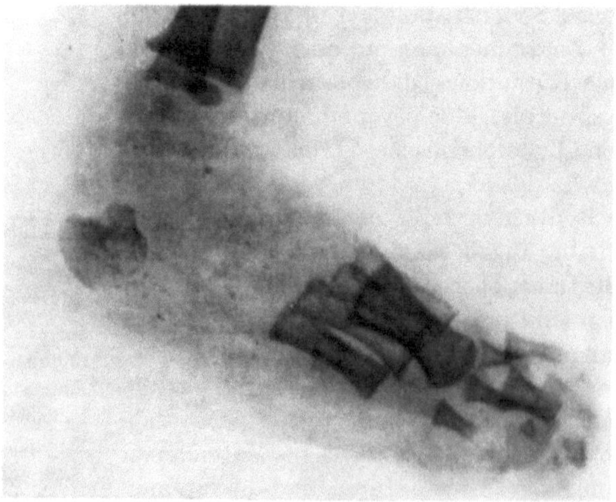

Abb. 17: *Fuß:* deutliche Rückbildungstendenz der Verkalkungsherde nach einem Jahr

eine zum Teil runde, zum Teil eckig-bizarre Form. Sie entstehen bereits intrauterin und bilden sich im allgemeinen bis zum 4. Lebensjahr zurück, so daß die Röntgendiagnose später unmöglich wird.

Kasuistik:

W., G.: (Abb. 12) Neugeborenes gesunder Eltern, eine gesunde Schwester. Geburtsgewicht: 3600 g, Länge: 47 cm. Auffällig durch Hypertelorismus, eingezogene Nasenwurzel, große Zunge, Verkürzung der Extremitäten, vorwiegend der Oberarme. Beide Arme im Ellenbogengelenk nicht vollständig durchstreckbar. Keine Katarakt. Röntgenologisch Verkalkungsherde vorwiegend im Bereich der Fußknochen, der Humerus- und Femurepiphysen und der Carpalia, geringfügig auch im Bereich des Kreuz- und Steißbeines. Bei einer Nachuntersuchung nach einem Jahr normale geistige und statische Entwicklung, auffällig kleine Füße. Röntgenologisch bereits deutliche Rückbildungstendenz der Verkalkungsherde.

2. Rhizomeler Typ

Die rhizomele Form der Chondrodysplasia punctata ist eine letale, wahrscheinlich autosomal rezessiv vererbbare Genopathie. Das männliche und weibliche Geschlecht wird gleichhäufig betroffen, Geschwistererkrankungen sind bekannt.

Mit 42 beschriebenen Patienten ist sie seltener als die Conradi-Hünermannsche Form.

Klinisch lassen sich die beiden Biotypen nur schlecht differenzieren. Katarakte kommen wesentlich häufiger, in fast 3/4 der Fälle vor. Das durchschnittliche Geburtsgewicht und die Geburtslänge liegen mit etwa 2700 g bzw. 48 cm niedrig. Der Kopfumfang ist verkleinert. Die meisten Kinder verstarben frühzeitig an interkurrenten Infektionen. Die Prognose des rhizomelen Typs ist sehr schlecht. Nur einzelne Patienten überlebten das 1. Lebensjahr, waren aber schwer zerebral geschädigt.

Röntgenbefunde:

Der rhizomele Typ der Chondrodysplasia punctata führt zu meta-epiphysärer Dysplasie und symmetrischer, starker Verkürzung besonders von Femur und/oder Humerus. Die Verkalkungsherde sind symmetrisch ausgeprägt und kommen kaum in Brust- und

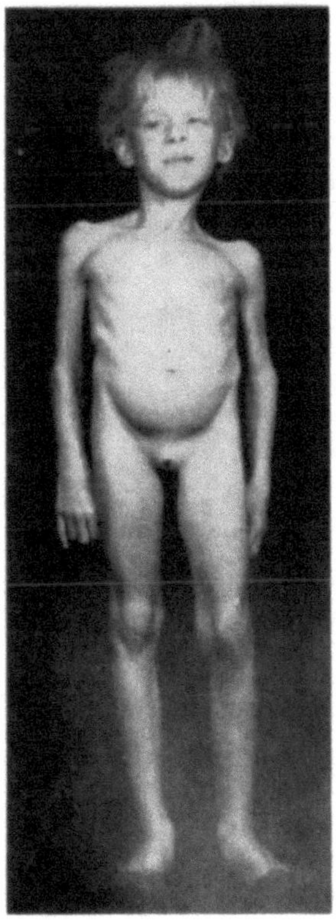

Abb. 18: P., M.: Chondrodysplasia punctata, 8 6/12 Jahre altes Mädchen mit Rumpfverkürzung und Körperasymmetrie Strabismus

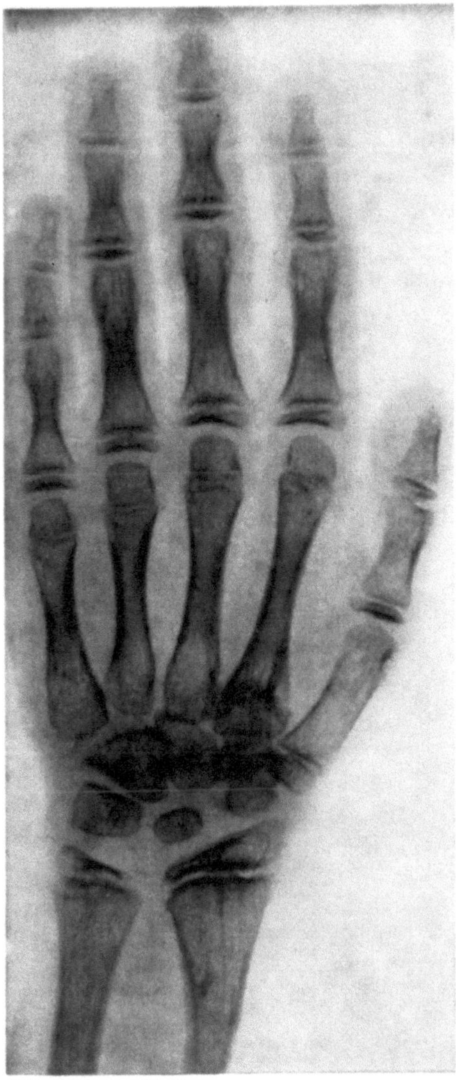

Abb. 19: *Hand:* Chondrodysplasia punctata, Unterentwicklung der Handwurzelknochen und hypoplastische Radius- und Ulnaepiphysen, Osteoporose

Lendenwirbelsäule vor. Im Unterschied zum Typ CONRADI-HÜNERMANN finden sich ausgeprägte metaphysäre Ossifikationsstörungen. Die Metaphysenränder sind aufgeworfen, die metaphysären Abschlußlinien zerklüftet und gekehlt. Im ersten Lebensjahr finden sich seitengleich epiphysäre und extraepiphysäre Verkalkungsherde, manchmal in Form von Kalkhaufen. Später kommt es zu epiphysärer Ossifikationsverzögerung und Dysplasie. Typisch für die rhizomele Form sind systemhafte vertikale Wirbelkörperspalten in der Seitenansicht. Das Becken zeigt Trapezform.

Differentialdiagnose:

Der Verdacht auf eine Achondroplasie, durch Kurzgliedrigkeit und ähnlichen Aspekt gegeben, läßt sich ebenso wie Trisomie und Myxoedem durch die Röntgenuntersuchung leicht ausschließen. Die typischen Kalkablagerungen können mit anderen Stö-

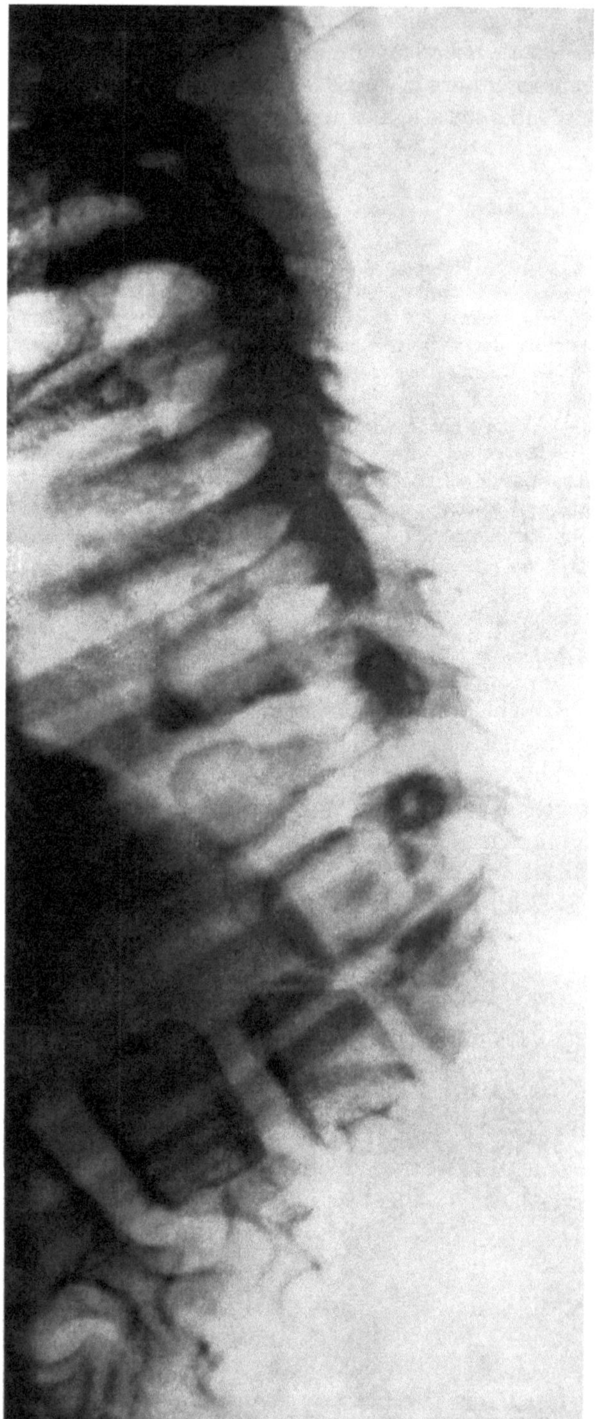

Abb. 21: *Wirbelsäule seitl.:* Chondrodysplasia punctata, Kyphoskoliose mit schweren, teilweise keilförmigen Wirbelkörperdeformierungen

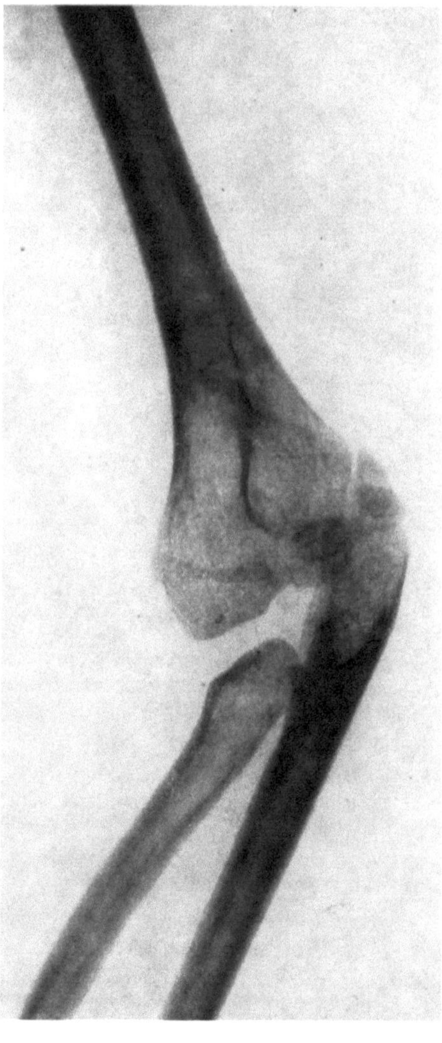

Abb. 20: *Ellenbogen:* Chondrodysplasia punctata, Hypoplasie besonders des Radius mit Subluxation

rungen mit pathologischer Kalkablagerung (Calcinosis universalis, Fibrodysplasia ossificans progressiva, Pseudohyperparathyreoidismus, Lipocalcinogranulomatose) nicht verwechselt werden. Bei älteren Kindern sollte die Chondrodysplasia punctata in den Fällen generalisierter, schlecht definierbarer Knochenentwicklungsstörungen u. a. bei den spondylo-epiphysären Dysplasien in die Differentialdiagnose einbezogen werden. In der Literatur sind einige Fälle als Chondrodysplasia punctata beschrieben, die dem cerebro-hepato-renalen Syndrom (Zellweger) zuzuordnen sind. Auch multizentrische Ossifikationen bei multiplen epiphysären Dysplasien führen zu Verwechslungen.

Metatropischer Zwergwuchs

Der metatropische Zwergwuchs ist eine bereits bei Geburt manifeste Dysplasie, die durch Anisospondylie und progrediente Kyphoskoliose, Hellebardenbecken, meta-epiphysäre Ossifikationsstörungen und einen Gestaltwandel charakterisiert ist.

Die Eigenständigkeit des Krankheitsbildes wurde 1966 von Maroteaux, Spranger und Wiedemann erkannt. Bisher sind erst 20 Fälle beschrieben. Beide Geschlechter werden betroffen. Ein autosomal rezessiver Erbgang erscheint möglich, muß aber erst an weiteren Beobachtungen bestätigt werden.

Bereits die Neugeborenen fallen durch das Mißverhältnis zwischen Rumpf- und Extremitätenlänge auf, wobei der Rumpf sehr lang erscheint. Es finden sich ein schmaler, langer Thorax und eine frühzeitig progrediente Kyphoskoliose. In mehreren Fällen wurde ein in die obere Analfalte reichender schwanzartiger Steißbeinfortsatz beobachtet. Die Gelenke sind aufgetrieben, die Beweglichkeit mehr oder weniger eingeschränkt. Der Schädel ist normal. Namengebend wurde für die Krankheit der typische Gestaltwandel (Metatropie). Während im Säuglingsalter eine eher zu große, rumpfbetonte Körperlänge besteht, beträgt die Körperhöhe nach Abschluß des Wachstums nur 120 cm mit Verunstaltung des Rumpfes durch eine schwere Kyphoskoliose. In einigen Fällen ist der Serum-Phosphor-Spiegel erhöht gefunden worden. Die Urin-Mukopolysaccharidausscheidung war immer normal. Die perinatale Sterblichkeit ist erhöht.

Eine orthopädische Versorgung hat sehr frühzeitig zu erfolgen.

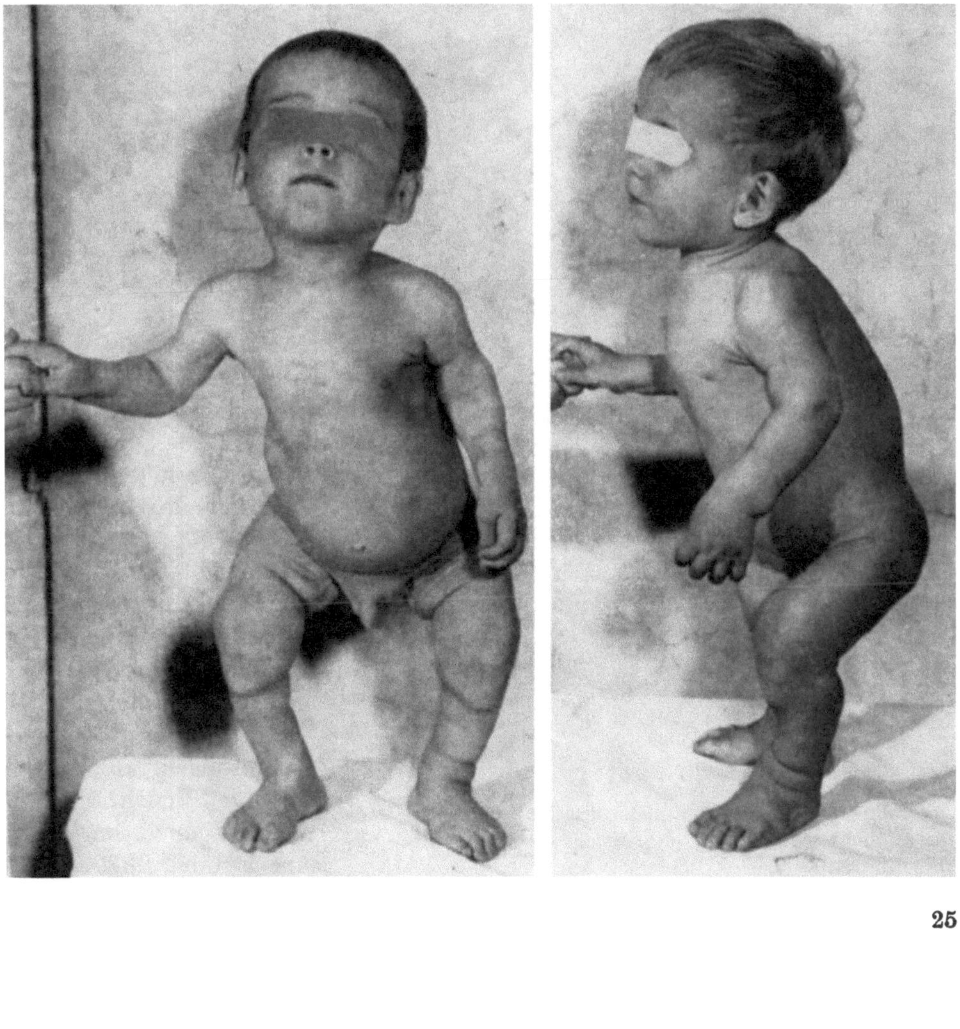

Abb. 22:
metatropischer Zwergwuchs,
2 1/2jähriger Junge,
mit einer Länge von 76 cm
deutlich minderwüchsig
(−11,5 cm),
Verkürzung des Rumpfes
und der Extremitäten,
Gelenkauftreibungen
(Fall von Dr. K. Gefferth,
Budapest)

Röntgenbefunde: (Abb. 23–26)

An der Wirbelsäule findet sich die typische Anisospondylie. Bereits das Neugeborene zeigt einen Ossifikationsrückstand der Wirbelkörper mit Verschmälerung derselben. Die unteren Brust- und Lendenwirbelkörper können schon keilartig verformt sein. Im weiteren Verlauf verlieren die Intervertebralräume zunehmend an Höhe, und sämtliche Wirbel-

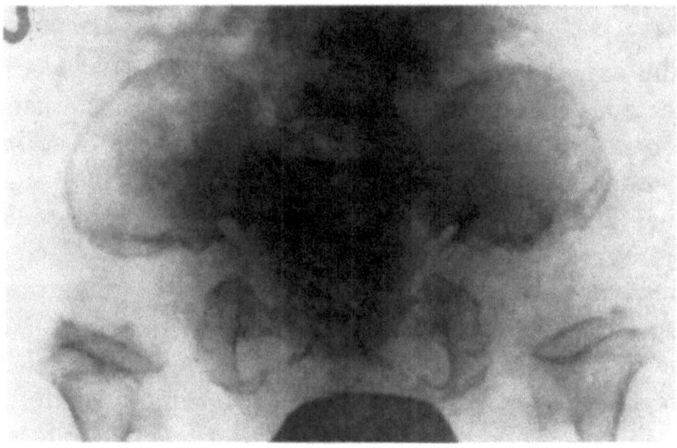

Abb. 23: *Becken:* metatropischer Zwergwuchs, „Hellebardenbecken"

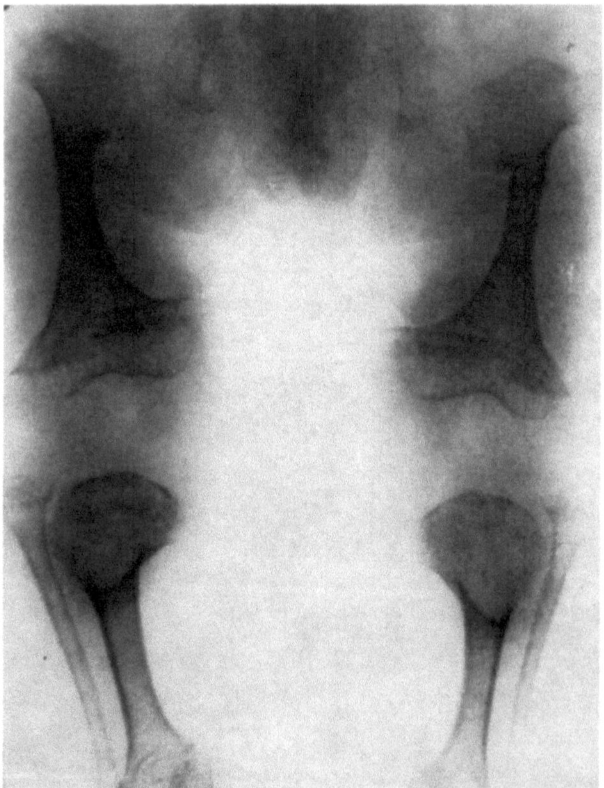

Abb. 24: *Untere Extremitäten:* metatropischer Zwergwuchs, trompetenförmige Auftreibung der Metaphysen, Hyperplasie der Trochanteren, verkürzte Röhrenknochen

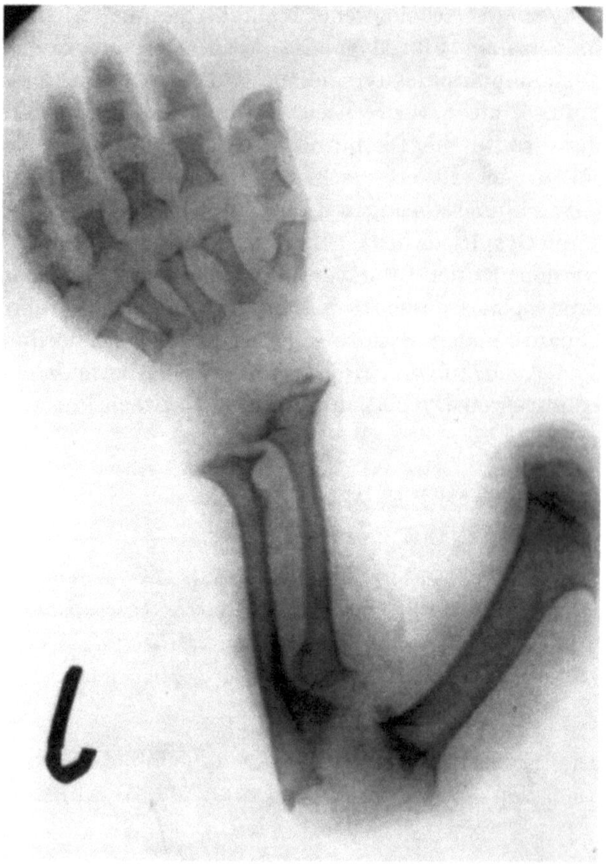

Abb. 25: *Obere Extremitäten:* metatropischer Zwergwuchs, ähnliche Veränderungen wie an den unteren Extremitäten, unregelmäßige metaphysäre Begrenzungen der Metacarpalknochen und Phalangen

körper zeigen stärkste Deformierungen und sind kaum mehr gegeneinander abgrenzbar. Eine Platyspondylie liegt vorwiegend im Bereich der Brustwirbelsäule vor. Das Becken zeigt in allen Entwicklungsphasen einen typischen Befund. Breite, kreisrund begrenzte Bekkenschaufeln, tief einschneidende Incisurae ischiadicae mit spitzer Ausziehung der Spinae ilicae ventrales nach caudal bei horizontal stehenden Pfannendächern erinnern an die Form einer Hellebarde („Hellebardenbecken"). Die Metaphysen der verkürzten langen Röhrenknochen sind trompetenförmig aufgetrieben. Besonders charakteristisch ist die Hantelform der proximalen Femura, die durch die massive Hyperplasie der Trochanteren zustande kommt. Während sich diese Metaphysenverformungen etwas zurückbilden, ist im späteren Alter die Entwicklungsverzögerung der Epiphysen mit Strukturstörungen auffälliger. An weiteren Röntgenbefunden finden sich: schmaler Thorax mit kurzen Rippen, kurze, unregelmäßig begrenzte Metapodalknochen und Phalangen.

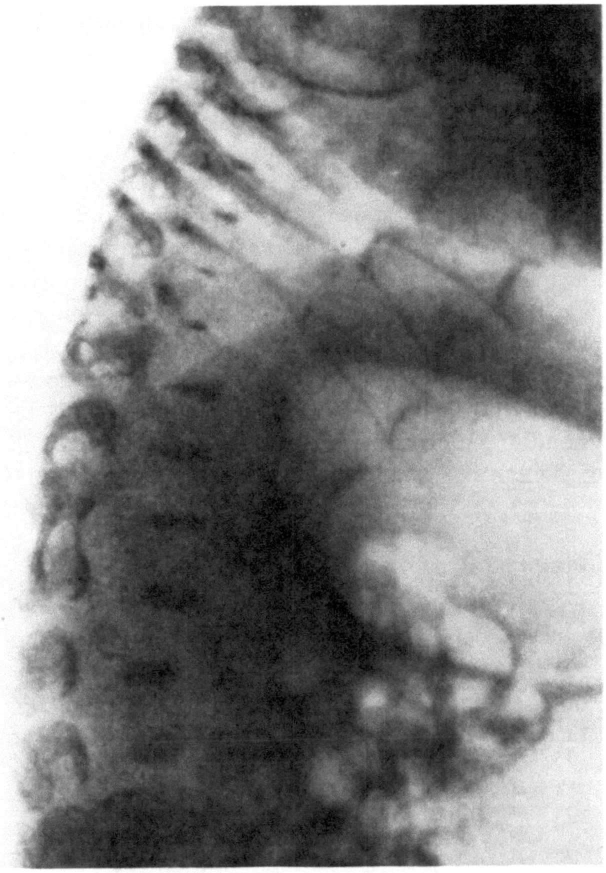

Abb. 26: *Wirbelsäule seitlich* eines anderen Kindes mit metatropischem Zwergwuchs im Alter von 2 Wochen: sehr schmale, zungenförmige Wirbelkörper, hohe Zwischenwirbelräume (Fall von Dr. K. GEFFERTH, Budapest)

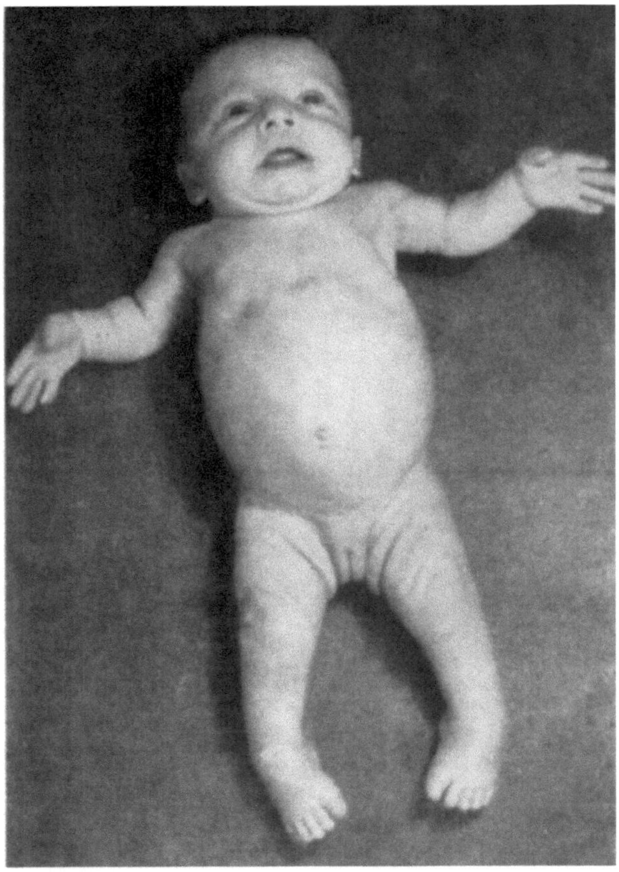

Abb. 27: B., P.: diastrophischer Zwergwuchs, 2 Monate altes Mädchen mit Klumpfußstellung und mäßiger Mikromelie

Differentialdiagnose:

Bei Neugeborenen ist der thanatophore Zwergwuchs abzugrenzen, bei dem jedoch die Wirbelkörperabplattungen noch hochgradiger sind und die Kinder nur wenige Tage überleben. Im Säuglingsalter ist die Unterscheidung zur Achondroplasie allein auf Grund der Formanomalien des Beckens und der Femura möglich. Der diastrophische Zwergwuchs ist besonders durch die ihn begleitenden Fehlbildungen leicht abgrenzbar. Die Dysplasia spondylo-epiphysaria congenita ist durch die bei ihr fehlenden metaphysären Veränderungen auszuschließen. Im späteren Alter können Verwechslungen mit dem Morbus MORQUIO vorkommen, bei dem die Patienten jedoch Hornhauttrübungen und eine Ausscheidung von Keratosulfat im Urin aufweisen.

Diastrophischer Zwergwuchs

Der diastrophische Zwergwuchs ist eine frühmanifeste Form einer polyostischen Dysplasie mit schweren epi-metaphysären Knorpelknochenwachstumsstörungen, Anomalien der Hände, Klumpfüßen, Gaumenspalte und Ohrmuscheldysplasie.

Seit der Erstbeschreibung der Krankheit im Jahre 1960 sind bisher knapp fünfzig Fälle publiziert worden, darunter etwas mehr Mädchen als Knaben. Wir selbst haben 4 Fälle gesehen. Die Vererbung erfolgt autosomal rezessiv.

Die Krankheit ist durch pathognomonische klinische Befunde bereits bei der Geburt erkennbar. Die Säuglinge zeigen einen mikromelen Kleinwuchs, Klumpfüße, abgespreizte, nach proximal versetzt erscheinende Daumen und Großzehen, eingeschränkte Gelenkbeweglichkeit und nicht in allen Fällen eine Gaumenspalte mit Mikroretrognathie und Glossoptose sowie dysplastische Ohrmuscheln. Der Schädel

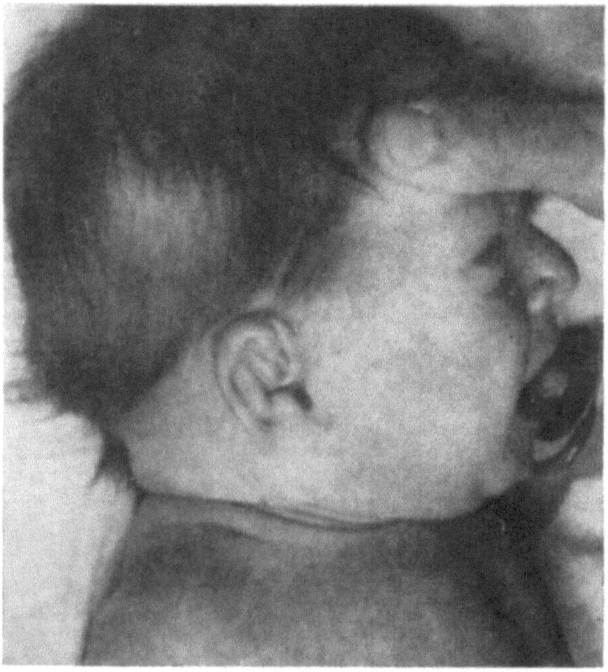

Abb. 28: diastrophischer Zwergwuchs, Ohrmuscheldysplasie

ist von normaler Form. In den ersten Lebenswochen entstehende cystische Veränderungen an den Ohrmuscheln bilden sich später zurück. Bereits in den ersten Lebensmonaten entwickelt sich eine progrediente Kyphoskoliose. Die geistige Entwicklung verläuft normal. Die Gelenkfunktionen werden durch die von Beginn bestehenden Luxationen und Subluxationen und durch die später hinzutretenden Kontrakturen und arthrotischen Veränderungen stark beeinträchtigt. Laborchemische Veränderungen finden sich nicht. Haben die Kinder die gefährdete Säuglingszeit überlebt, so ist die spätere Prognose quoad vitam gut. Eine intensive orthopädische Behandlung muß frühzeitig einsetzen, möglichst noch vor Beginn der Entwicklung einer Kyphoskoliose.

Röntgenbefunde: (Abb. 30—33)

Die bereits beim Neugeborenen sichtbare Verformung der Phalangen und Metapodalia ist an den Großzehen und am Daumen am ausgeprägtesten. Die Ossa metacarpale I und metatarsale I sind oval oder

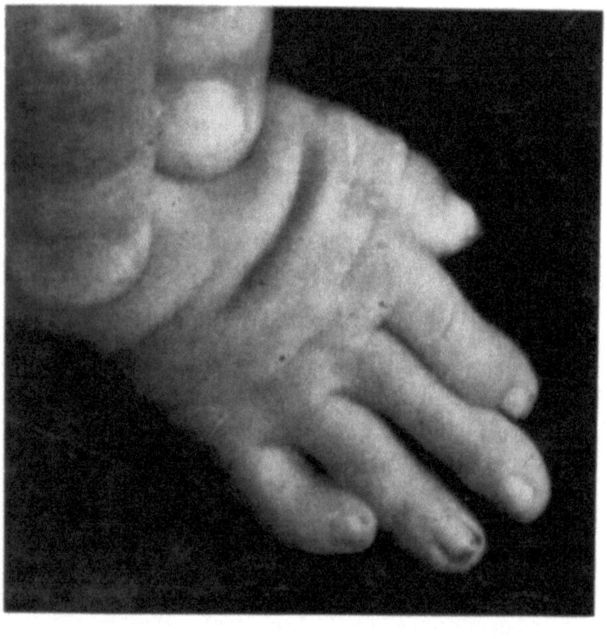

Abb. 29: diastrophischer Zwergwuchs, Verkürzung des Daumens und 2. Fingers, Verkrümmung des 5. Fingers

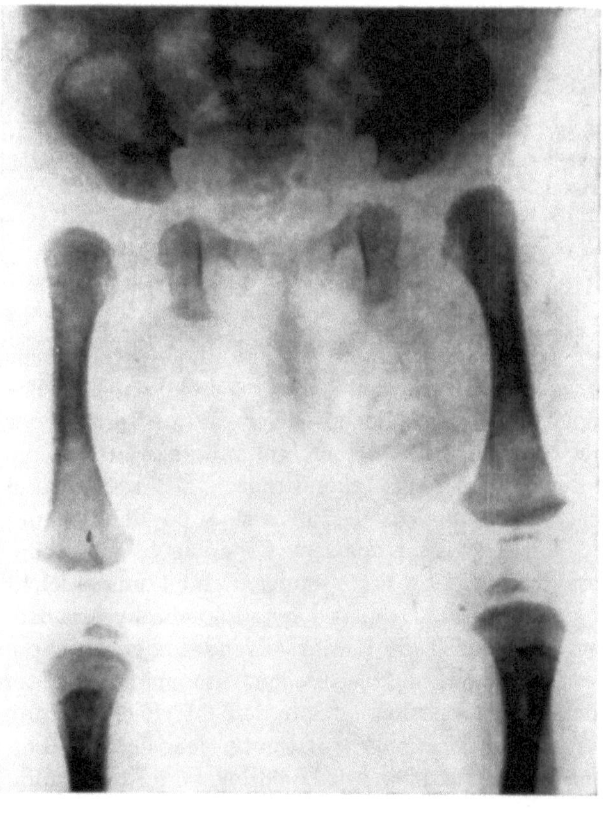

Abb. 30: *Becken und untere Extremitäten:* diastrophischer Zwergwuchs, niedriges Becken, Hüftgelenkssubluxation, kolbenartige Schaftenden von Femur und Tibia, krümelige Anlage der lateralisierten distalen Femurepiphysen, die deutlich kleiner als die proximalen Tibiaepiphysen sind

dreieckförmig gestaltet. Diese Veränderungen am Hand- und Fußskelett sind pathognomonisch für die Krankheit. Die langen Röhrenknochen sind kurz und plump, die Metaphysen kolbenartig aufgetrieben und vermehrt strahlendurchlässig. Schwere Deformierungen der sich verzögert entwickelnden Epiphysen führen teilweise zu deren zapfenförmigen Verunstaltungen. Am stärksten verändert ist die distale Femurepiphyse. An der kyphoskoliotischen Wirbelsäule zeigen nur einzelne Halswirbelkörper keilförmige Deformierungen. Das Röntgenbild des Schädels ist unauffällig.

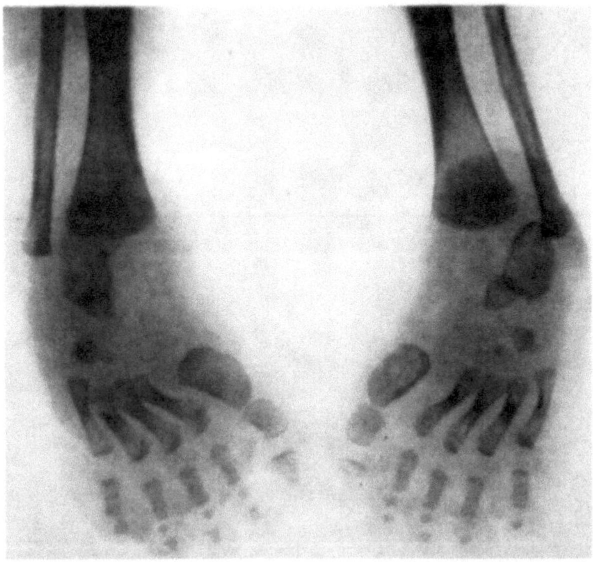

Abb. 31: *Füße:* diastrophischer Zwergwuchs, Klumpfußstellung, Verbreiterung und Deformierung der Knochen des 1. Strahles, Ossifikationsrückstand der Tarsalknochen

Kasuistik:

B., P.: (Abb. 27—29) 2 Monate altes Mädchen, 1. Kind gesunder, junger Eltern, Geburtsgewicht 3200 g, Länge 46 cm. Aufnahme wegen Pedes equinovari. Gewicht mit 2 Monaten 4000 g, Länge 49,5 cm. Dysplastische, verdickte Ohrmuscheln, Zustand nach Cystenpunktion, Mikrognathie, relativ große Zunge, kurze Hände mit verhältnismäßig langem 3. und 4. Finger. Daumen und Großzehen kurz und nach proximal versetzt erscheinend. Klumpfußstellung. Beweglichkeit in den großen und kleinen Gelenken außer den Daumen- und Großzehengelenken deutlich eingeschränkt. Laborchemische Untersuchungen negativ.

Differentialdiagnose:

Werden die differentialdiagnostisch wertvollen typischen extraossären Begleitsymptome bedacht, so fällt die Abgrenzung gegenüber den verschiedensten Dysplasieformen nicht schwer. Die Arthrogryposis multiplex bietet keine knochendysplastischen Veränderungen. Trotzdem waren 2 von uns gesehene Fälle zunächst unter dieser Diagnose behandelt worden.

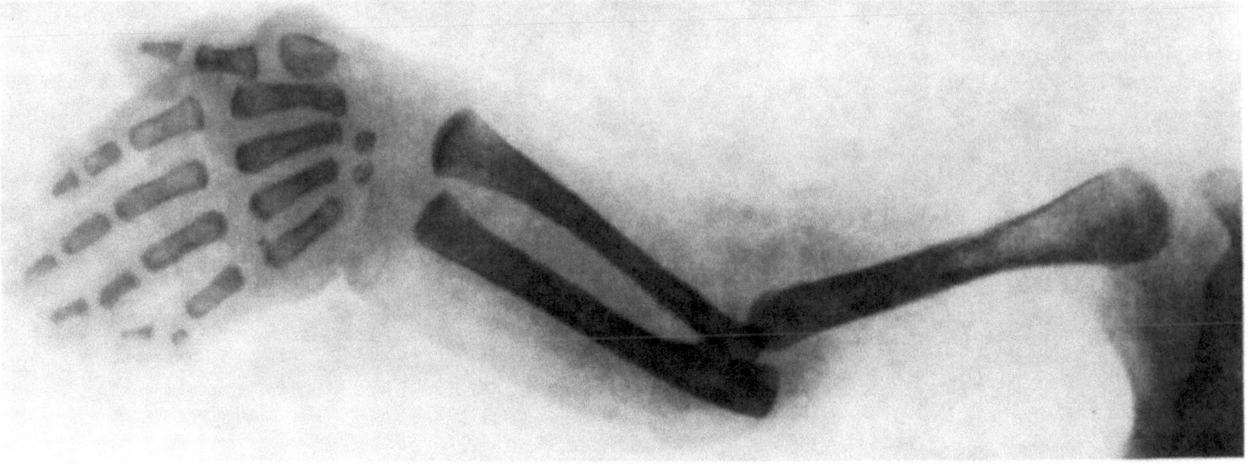

Abb. 32: *Arm:* diastrophischer Zwergwuchs, kolbenartige Verbreiterung des proximalen Humerus und distalen Radius und der Ulna,
Subluxation im Ellenbogengelenk, Deformierung des 1. Metacarpalknochens,
Brachymesophalangie und Klinodaktylie V

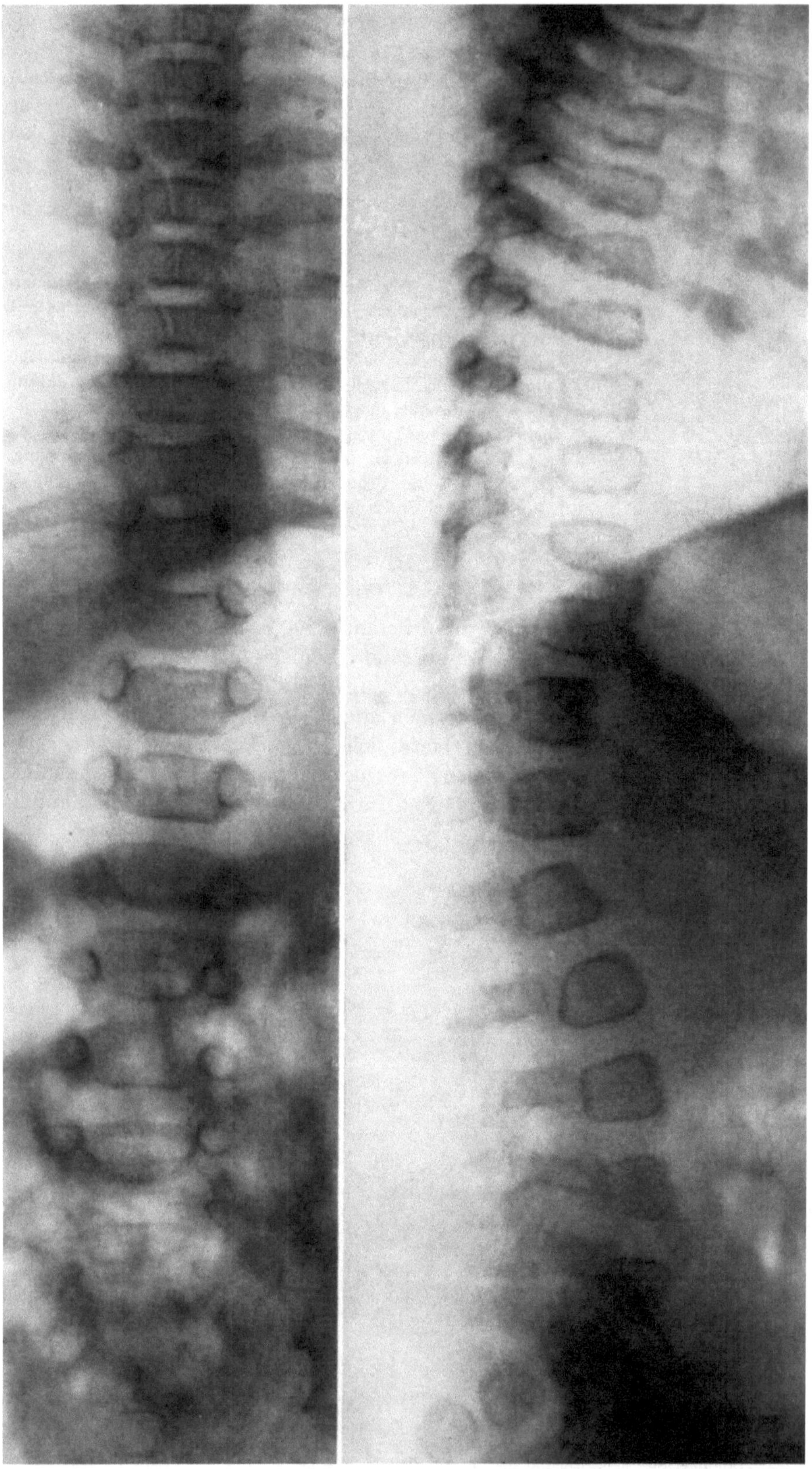

Abb. 33: *Wirbelsäule a.p. und seitl.* im Alter von 4 Monaten: diastrophischer Zwergwuchs, beginnende Kyphoskoliose

Chondro-ektodermale Dysplasie

Synonyma: Ellis-van Creveld-Syndrom

Die chondro-ektodermale Dysplasie ist eine Konstitutionskrankheit, die durch Minderwuchs, Akromelie, Polydaktylie und ektodermale Dysplasie charakterisiert ist.

Sie stellt eine seltene Anomalie dar mit Ausnahme von isoliert lebenden Mennoniten in Pennsylvanien, wo sie in einer Häufigkeit von 5 auf 1 000 Geburten vorkommt. McKusick hat in diesem Gebiet 52 Fälle von chondro-ektodermaler Dysplasie gefunden. Die Krankheit wird autosomal rezessiv vererbt.

Bereits die klinischen Befunde sind charakteristisch, so daß schon nach dem Aspekt die Diagnose gestellt werden kann. Relativ langer Stamm, Verkürzung der Extremitäten vom distalen Typ, postaxiale Polydaktylie, Nagelhypoplasie mit fast völlig fehlenden Nägeln auf den überzähligen Fingern, dünnes weiches Haar, höckerig begrenzte Zahnleisten, Hypodontie und Verwachsung der Lippenschleimhaut mit dem Oberkiefer stellen typische Merkmale dar. Außer diesen konstanten Merkmalen gibt es eine Anzahl

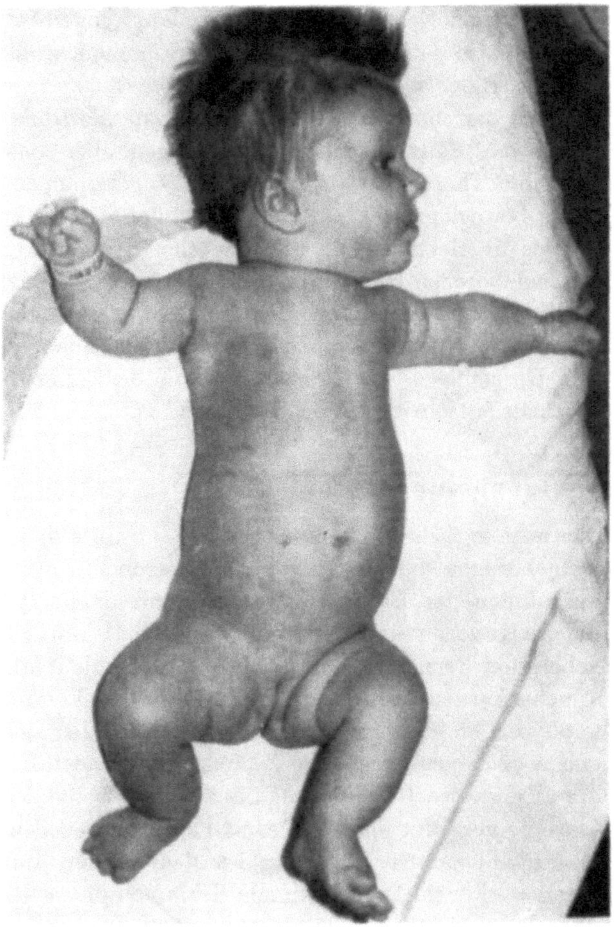

Abb. 35: Z., Ch.: 3 Monate altes Mädchen mit chondro-ektodermaler Dysplasie und schmalem Thorax. Kopf und Rumpf sind von normaler Größe, Verkürzung der Extremitäten

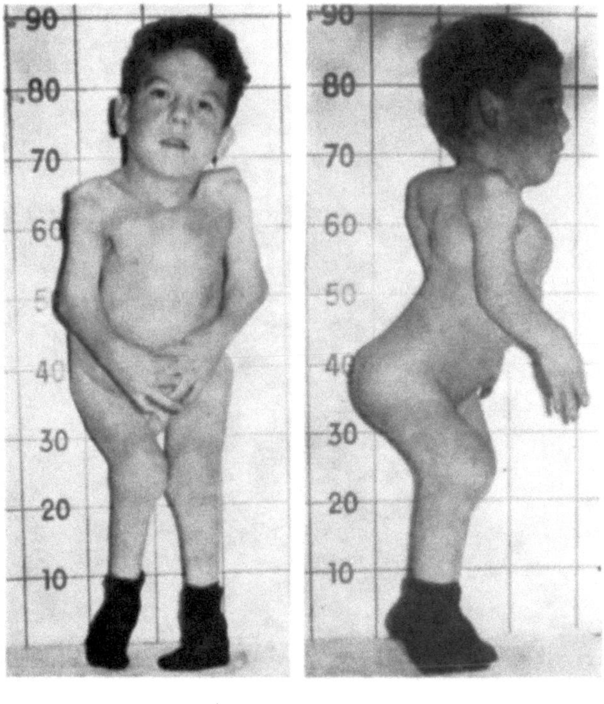

Abb. 34: 12jähriger Junge mit diastrophischem Zwergwuchs, bei dem die mit dem Alter zunehmende Kyphoskoliose deutlich wird (Fall von Dr. P. Maroteaux, Paris)

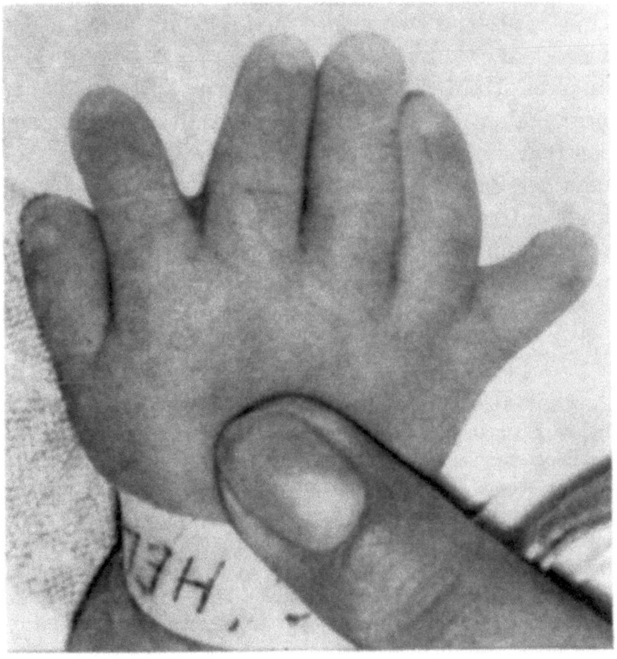

Abb. 36: *re. Hand:* chondro-ektodermale Dysplasie, Hexadaktylie und Nageldysplasie

inkonstanter Symptome, von denen kongenitale Herzfehler in der Hälfte der Fälle vorkommen, wobei das Cor triloculare biventriculare dominiert.

Unter der chondro-ektodermalen Dysplasie finden sich sowohl Fälle mit einem etwas langen, aber sonst normalen Thorax als auch Fälle mit langem, engem, wenig beweglichem Thorax. Die Kranken der ersten Gruppe überleben, wenn die Krankheit nicht durch den angeborenen Herzfehler kompliziert wird. Die der zweiten Gruppe überleben selten das Säuglingsalter. Die Prognose der Krankheit wird also von angeborenen Herzfehlern sowie dem Ausmaß der Thoraxdysplasie entscheidend beeinflußt.

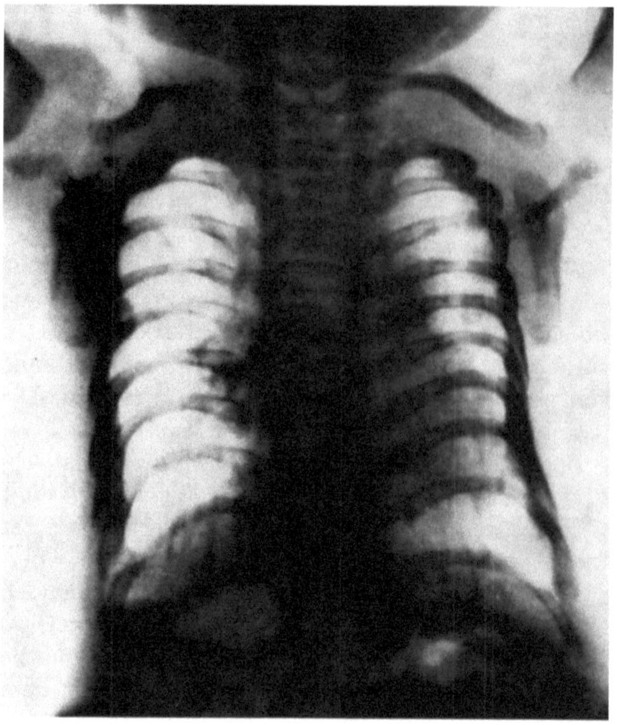

Abb. 37: *Thorax:* chondro-ektodermale Dysplasie, glockenförmiger, langer Thorax, Rippen horizontal verlaufend und kurz. Schlüsselbeine sehr hochstehend, S-förmig gekrümmt

Röntgenbefunde: (Abb. 37—41)

Die radiologische Untersuchung läßt bereits beim Neugeborenen die Diagnose stellen, besonders wenn Aufnahmen des Beckens zusammen mit denen der langen Knochen und der Hände analysiert werden. Neben den Formveränderungen ist die beschleunigte Knochenkernentwicklung der proximalen Femurepiphysen charakteristisch. Am Becken findet sich eine typische dreizackartige Begrenzung des acetabulären Teiles des Iliumkernes. Die Incisura ischiadica ist wenig verkürzt und nach caudal spitz ausgezogen. In cranio-caudaler Richtung ist das Becken nur gering verkürzt. Die proximale Tibiametaphyse ist verbreitert und zeigt eine nach unten gerichtete Spornbildung. Die Humeri sind nach lateral verbogen, und am Epicondylus ulnaris findet sich eine typische dornartige Ausziehung. Nach dem Säuglingsalter treten die Beckenveränderungen zurück, während eine Synostose zwischen dem Os capitatum und Os hamatum, wie auch ein vermindertes Wachstum der äußeren Hälfte der Epiphysenkerne, besonders der proximalen Tibia- und distalen Radiusepiphyse, sichtbar werden. Mittel- und Endphalangen, besonders der Zehen mit Bevorzugung des ersten, vierten und fünften Strahles können fehlen. Beim Erwachsenen können Exostosen am Tibiakopf beobachtet werden.

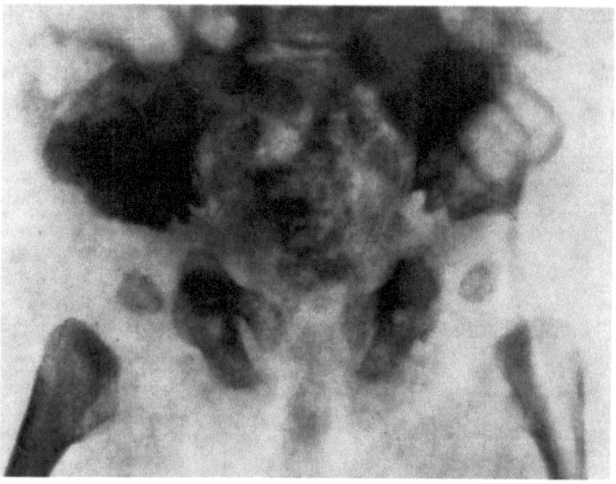

Abb. 38: *Becken:* chondro-ektodermale Dysplasie, acetabuläre Begrenzung des Iliumkernes dreizackartig mit spitzer medialer Ausziehung, breitem dreieckförmigem Vorsprung in der Mitte und etwas schmalerem lateral. Verbreitung der Spalten zwischen den einzelnen Beckenknochen mit Verkürzung des Os ilium. Ossifikatonsbeschleunigung der Femurkopfkerne

Kasuistik:

Z., Ch.: (Abb. 37) 3 Monate altes Mädchen. 1. Kind gesunder Eltern. Normaler Geburtsverlauf. Geburtsgewicht 3350 g. Am dritten Lebenstag Tachypnoe, Cyanose, Krämpfe. Seitdem in der Klinik. Thorax schmal, glockenartig, unbeweglich während der Respiration. Intercostale und epigastrische Einziehungen. Atemfrequenz zwischen 40—64 /Min. Brustumfang 32 cm (Norm 41 cm). „Rosenkranz". Hypoplasie der Nägel, weiche Haare, fehlendes Vestibulum oris, Hexadaktylie der Hände, Extremitäten verkürzt. Röntgendurchleuchtung: Thorax unbeweglich, Zwerchfellatmung. 2 Monate später außerhalb verstorben an großem Vorhofseptumdefekt.

Differentialdiagnose:

Enge genetische Beziehungen bestehen zur asphyxierenden Thoraxdysplasie, deren differentialdiagnostische Kriterien bei der Beschreibung dieser Krankheit besprochen werden. Wegen des Minderwuchses und der Haarveränderungen ist die Abgrenzung zur metaphysären Chondrodysplasie Typ McKusick erforderlich. Eine Polydaktylie findet sich auch bei der Akrocephalopolysyndaktylie (Carpenter).

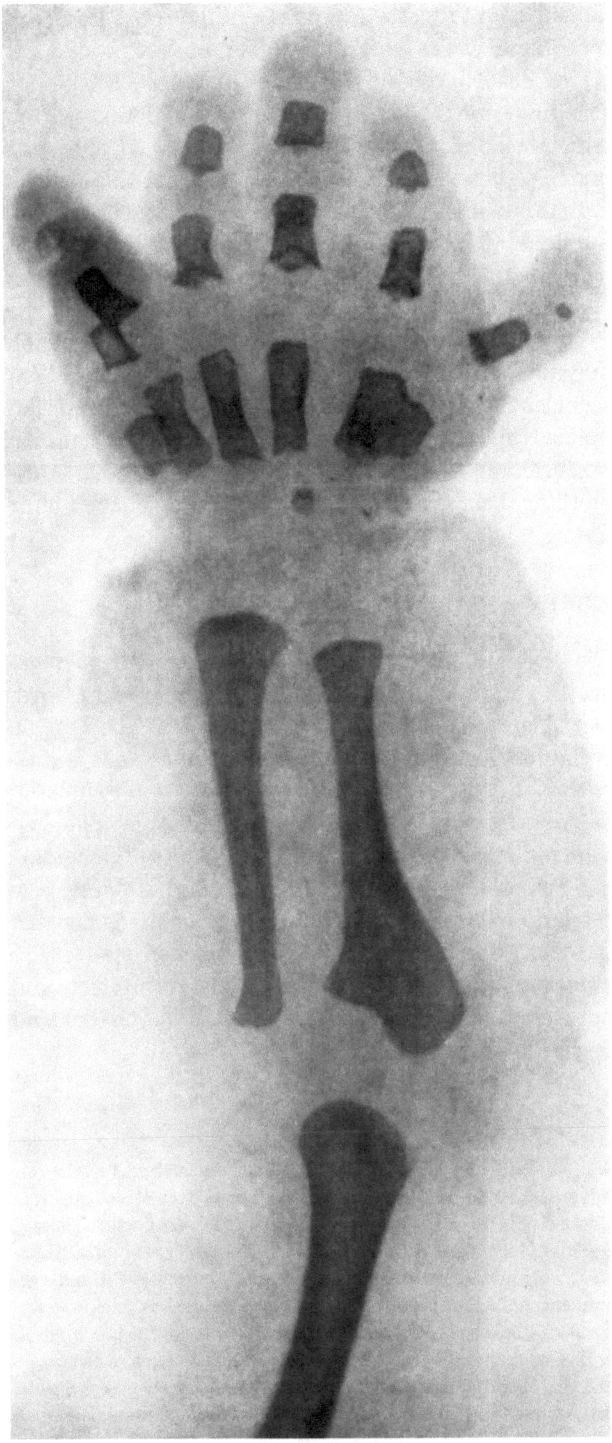

Abb. 39: *obere Extremitäten:* chondro-ektodermale Dysplasie, Verkürzung und relative Verbreiterung der langen und kurzen tubulären Knochen. Proximaler Ulnateil vergröbert, Radius verdünnt. Hexadaktylie. Fehlende Verknöcherung der Endphalangen. Verschmelzung von Os metacarpale V und VI. Eindellungen an der Basis der proximalen Phalangen

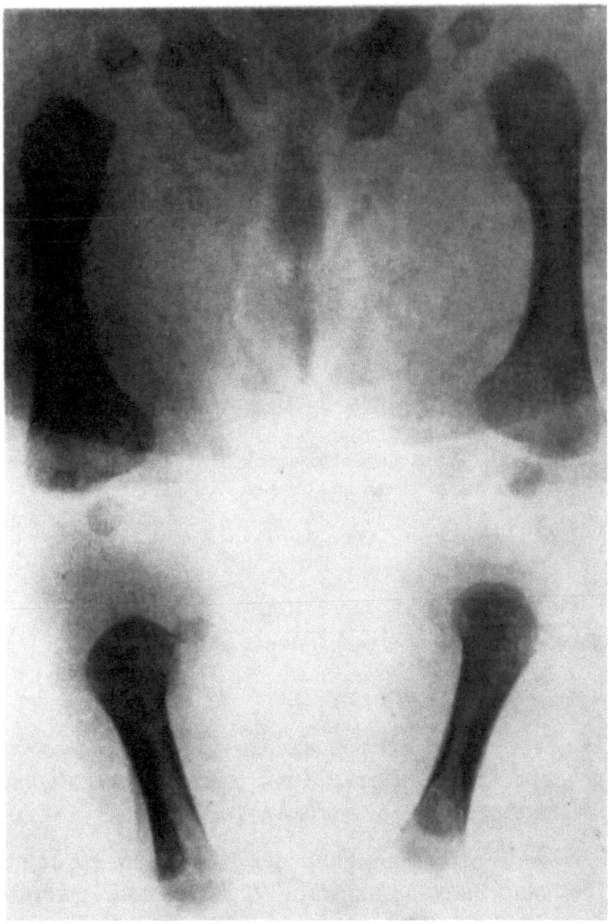

Abb. 40: *untere Extremitäten:* chondro-ektodermale Dysplasie, Verkürzung und relative Verbreiterung der langen Knochen. Plumpe, kolbenartige Schaftenden

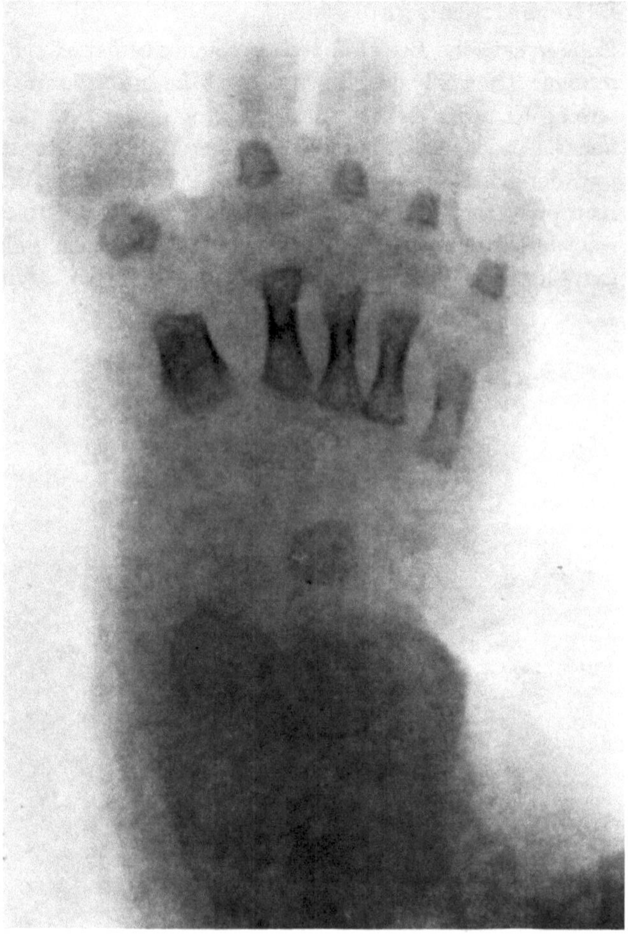

Abb. 41: *re. Fuß:* chondro-ektodermale Dysplasie, fehlende Verknöcherung der mittleren und distalen Phalangen

Familiäre asphyxierende Thoraxdysplasie

Synonym: Mb. JEUNE

Die asphyxierende Thoraxdysplasie ist eine angeborene polytope Knochendysplasie mit besonderer Beteiligung des Thorax und respiratorischer Insuffizienz.

Seit der Erstbeschreibung der Krankheit im Jahre 1960 sind bis 1968 ungefähr 50 Fälle publiziert worden. Beide Geschlechter erkranken. Die Vererbung erfolgt autosomal rezessiv. Mehr als die Hälfte der beschriebenen Fälle sind Geschwistererkrankungen.

Pathognomonische klinische Befunde erlauben, die Diagnose der Krankheit bereits nach dem Aspekt zu stellen. Der Thorax ist abnorm schmal, länglich, caudal etwas ausladend, bei Atmung kaum beweglich. Die verdickten Vorderenden der Rippen erinnern an einen rachitischen Rosenkranz. Das vorgewölbte Abdomen zeigt forcierte Atembewegungen. Die Extremitäten sind etwas verkürzt. Leber und Milz sind oft wegen des Zwerchfelltiefstandes und der Thoraxenge scheinbar vergrößert tastbar. Infolge der gestörten Atemmechanik bestehen Tachypnoe mit Hypoxie und Cyanose, Schwierigkeiten bei der Nahrungsaufnahme und nachfolgende Dystrophie. Bronchopulmonale Infektionen führen in den ersten Lebenswochen zum Tode. Auch für die wenigen Fälle, die das Neugeborenen- und Säuglingsalter überleben, ist die Prognose durchaus schlecht wegen der rekurrierenden pulmonalen Infekte und zusätzlicher renaler Insuffizienz auf Grund interstitieller Fibrose und Tubulusatrophie. Die therapeutischen Maßnahmen beschränken sich zumeist auf O_2-Zufuhr und Antibiotikagaben. Chirurgische Maßnahmen blieben ohne Erfolg.

Röntgenbefunde: (Abb. 42—45)

Die Röntgenuntersuchung ist besonders aussagekräftig, wenn das gesamte Skelett untersucht wird. Der Thorax ist schmal und langgestreckt, die Rippen verlaufen horizontal, sind abnorm kurz, mit aufgetriebenen Vorderenden. Die hochgestellten Schlüsselbeine zeigen eine S-förmige Krümmung, die sog. Fahrradlenkerdeformation. Das Cavum glenoidale der Scapula ist unregelmäßig begrenzt. Das Becken zeigt dieselben Veränderungen wie beim ELLIS-VAN CREVELD-Syndrom. Die langen Knochen sind etwas kurz und plump, ihre Metaphysen verbreitert und unregelmäßig begrenzt. Wirbelsäule und Schädel sind normal gestaltet.

Kasuistik:

W., ♂.: 1. Kind gesunder Eltern; am errechneten Termin mit einem Gewicht von 2550 g und einer Länge von 47 cm geboren. Überweisung wegen Asphyxie. Sehr schmaler, länglicher Thorax, Brustumfang 26 cm (!), Kopfumfang 35 cm. Vorgewölbtes Abdomen; nur durch einen bindegewebigen Strang mit der Hand verbundene Anhänge eines 6. Fingers bds., 6 Zehen bds., keine weiteren Auffälligkeiten an den Ektodermabkömmlingen. Cor klinisch o. B., feinblasige Rasselgeräusche über beiden Lungen, intercostale und jugulare Einziehungen. Exitus am 5. Lebenstag. Sektion: Intrapulmonale Hämorrhagien und Bronchopneumonie, noch offener Ductus arteriosus Botalli, deutliche enchondrale Ossifikationsstörungen, besonders an den Rippen-Knorpel-Grenzen.

Neben der asphyxierenden Thoraxdysplasie mit generalisierten Skelettveränderungen gibt es eine lokalisierte Form, wie eine Beobachtung von uns zeigt. Bei ihr sind die der asphyxierenden Thoraxdysplasie entsprechenden Röntgenveränderungen nur auf den Thorax beschränkt. Andere Autoren unterscheiden noch mehr klinische Formen.

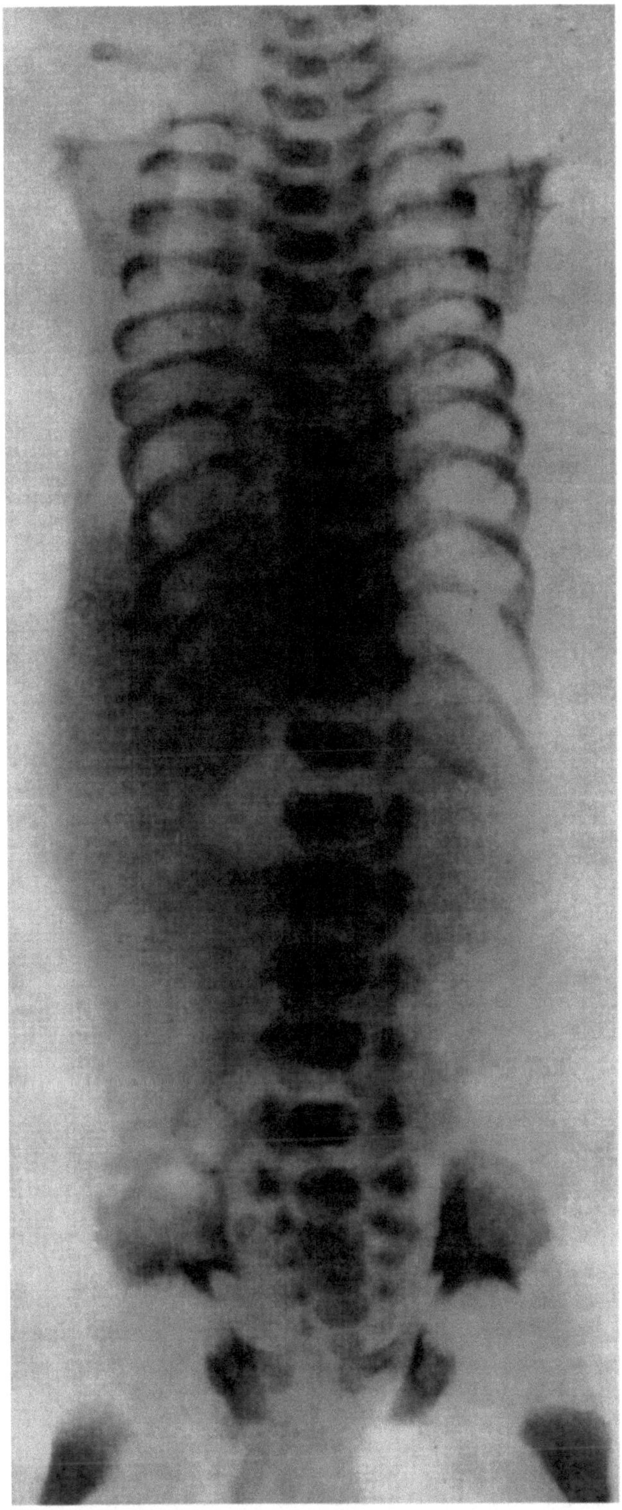

Abb. 42: Rumpfskelett eines Neugeborenen mit asphyxierender Thoraxdysplasie, langer schmaler Thorax mit verkürzten Rippen, typische Beckenveränderungen wie beim ELLIS-VAN CREVELD-Syndrom

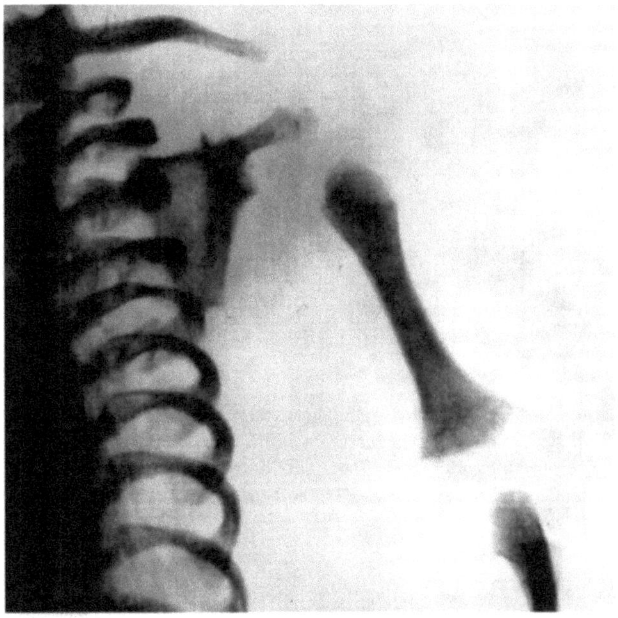

Abb. 43: *li. Schulter:* asphyxierende Thoraxdysplasie, unregelmäßige Begrenzung des Cavum glenoidale der Scapula, metaphysäre Unregelmäßigkeiten am distalen Humerus

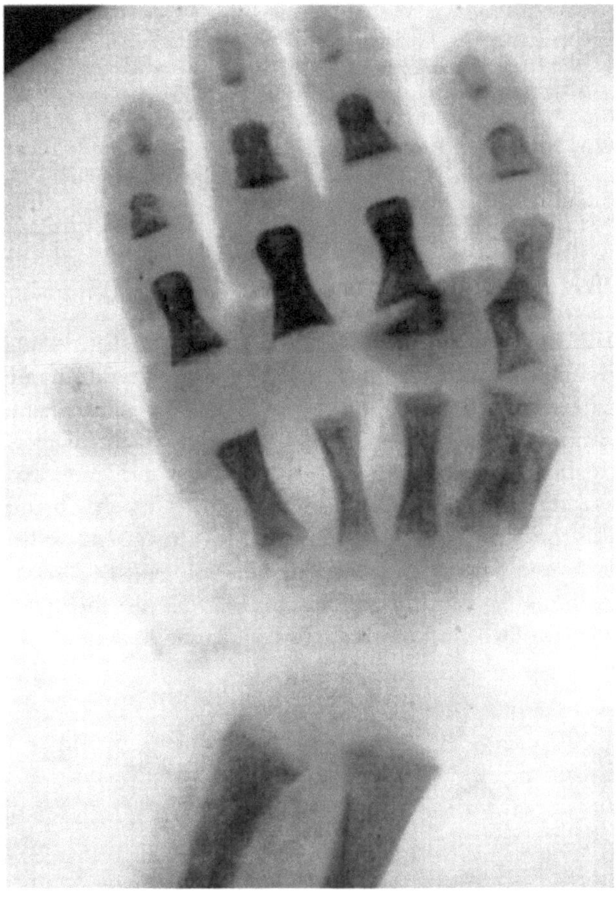

Abb. 44: *Hand:* asphyxierende Thoraxdysplasie, Weichteilanhang eines 6. Fingers

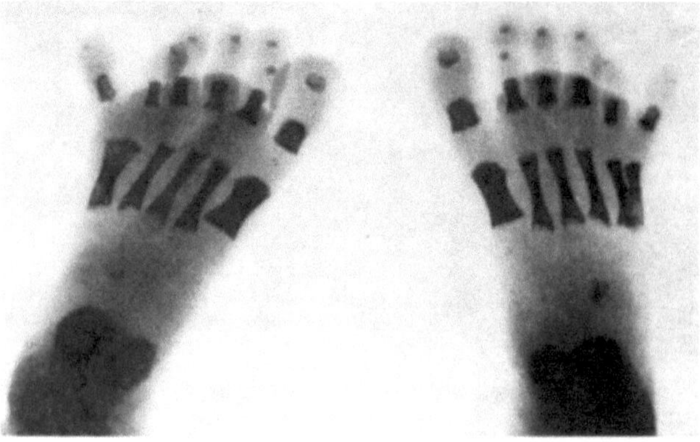

Abb. 45: *Füße:* asphyxierende Thoraxdysplasie, Zehen, Verschmelzung des V. und VI. Os metatarsale bds., deutliche metaphysäre Unregelmäßigkeiten besonders am Metatarsale II-IV, zum Teil fehlende Verknöcherung der Phalangen

Kasuistik:

D., A.: (Abb. 46) 3 Monate alter Knabe. Erstes Kind gesunder Eltern. Normaler Geburtsverlauf. Geburtsgewicht 2500 g, Geburtslänge 48 cm. Seit dem 1. Lebensmonat wegen Infektanfälligkeit und Dystrophie hospitalisiert. Mehrmals täglich Anfälle von Dyspnoe und Cyanose. Gewicht mit 3 Monaten 2700 g. Schmaler, verlängerter, während der Atmung unbeweglicher Thorax. Intercostale und epigastrische Einziehungen. Atemfrequenz zwischen 44 bis 84/Min. Brustumfang 26 cm (Norm 41 cm). „Rosenkranz". Nägel und Haare normal ausgebildet, normale Hände. Röntgendurchleuchtung: starrer Thorax, Zwerchfellatmung. Exitus im Alter von 5 Monaten. Pathologisch-anatomische Befunde: Bronchopneumonie, kein Nachweis eines Vitium cordis, Ossifikationsstörungen an den Rippenvorderenden.

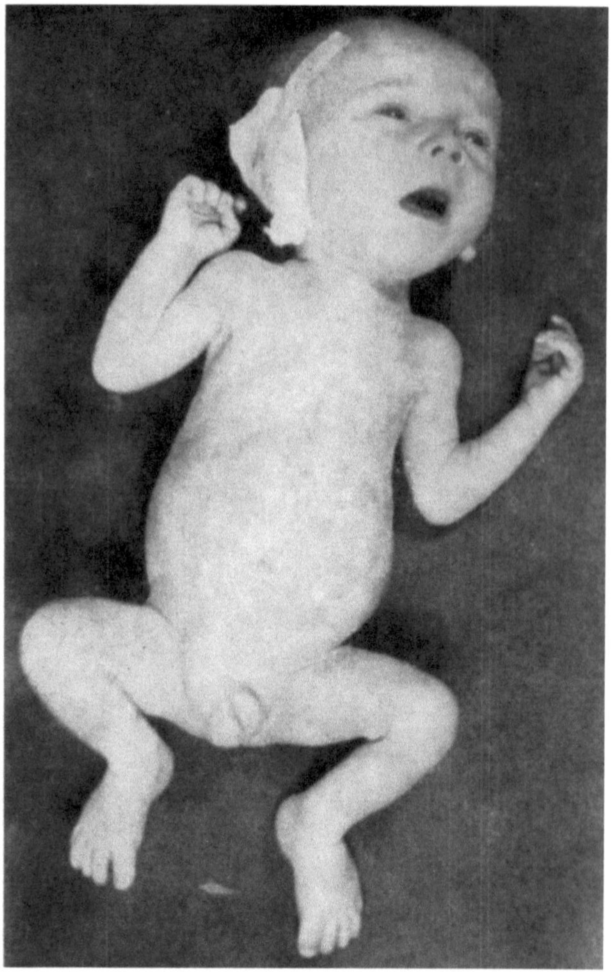

Abb. 46: D., A.: 3 Monate alter Knabe mit lokalisierter Form der asphyxierenden Thoraxdysplasie. Schmaler, langer Thorax bei sonst normalen Körperproportionen, vorgewölbtes Abdomen

Differentialdiagnose:

Differentialdiagnostisch muß das Ellis-van Creveld-Syndrom ausgeschlossen werden. Die Kranken mit asphyxierender Thoraxdysplasie zeigen selten eine Hexadaktylie, Zahnanomalien oder eine Nageldysplasie, welches obligate Symptome der chondroektodermalen Dysplasie darstellen. Obwohl beide Erkrankungen viele Ähnlichkeiten aufweisen, sollte man auf Grund klinischer und radiologischer Untersuchungen beide Krankheiten als zwei verschiedene, wenn auch sehr nahestehende Syndrome ansehen.

Dysplasia spondylo-epiphysaria congenita

Die Dysplasia spondylo-epiphysaria congenita ist eine bereits bei Geburt manifeste, durch den fast ausschließlichen Befall der Wirbelsäule und der rumpfnahen Epiphysen gekennzeichnete, zu einem disproportionierten Minderwuchs führende und häufig mit Myopie kombinierte Dysplasie.

Seit der Erstbeschreibung der Erkrankung und ihrer Herauslösung aus der Gruppe der spondylo-epiphysären Dysplasien durch Spranger und Wiedemann 1966 sind über 30 Fälle bekannt geworden. Beide Geschlechter werden betroffen. Die Erkrankung wird autosomal dominant vererbt.

Von Geburt an fällt bei den Patienten ein Minderwuchs auf. Vorwiegend ist der Rumpf verkürzt, Hände und Füße sind normal lang. Die Brust ist

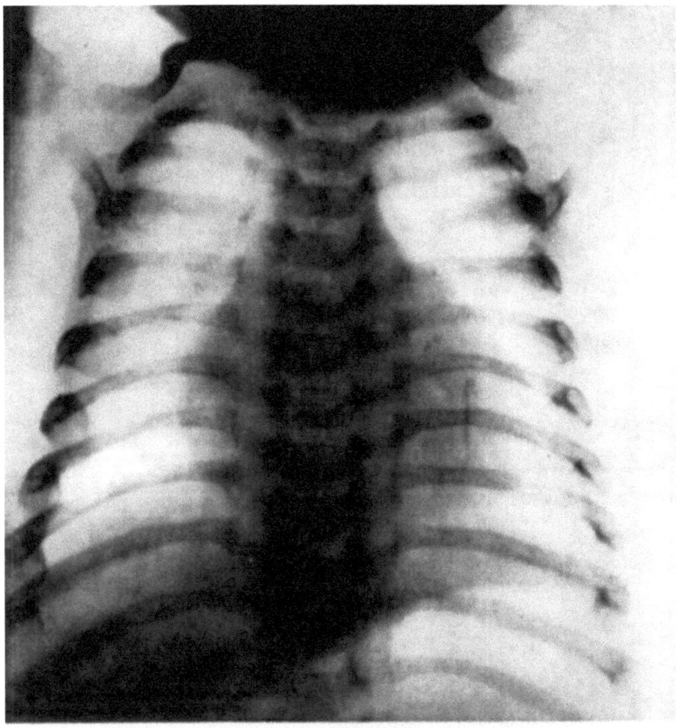

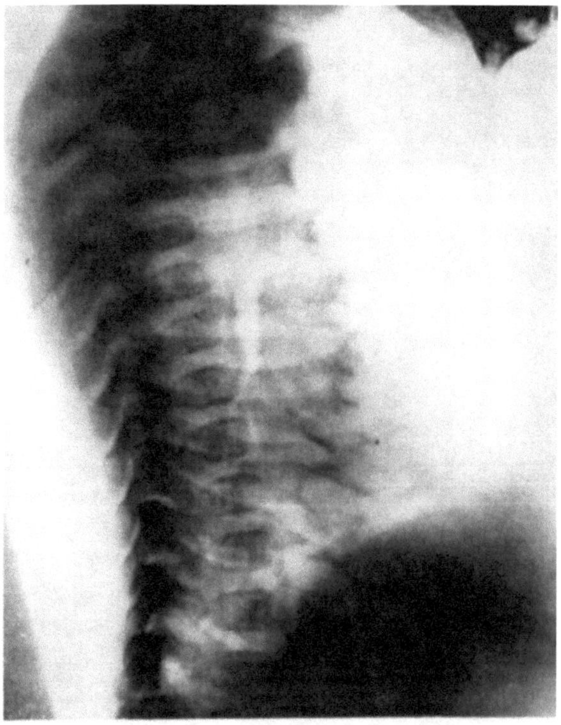

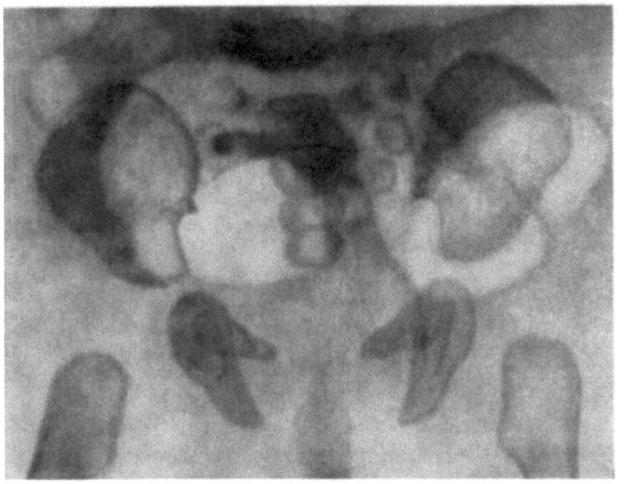

Abb. 47: *Thorax a.p. und seitl.:* lokalisierte Form der asphyxierenden Thoraxdysplasie, besonders im a.p. Durchmesser verschmälerter Thorax, kurze, horizontal verlaufende Rippen mit Auftreibungen der Rippenknorpelgrenzen, S-förmige Krümmung der hochstehenden Schlüsselbeine

Abb. 48: *Becken:* lokalisierte Form der asphyxierenden Toraxdysplasie, normale Beckenform

Abb. 49: *obere Extremität:*
lokalisierte Form der asphyxierenden Thoraxdysplasie, normale Armknochen, unauffälliges Handskelett

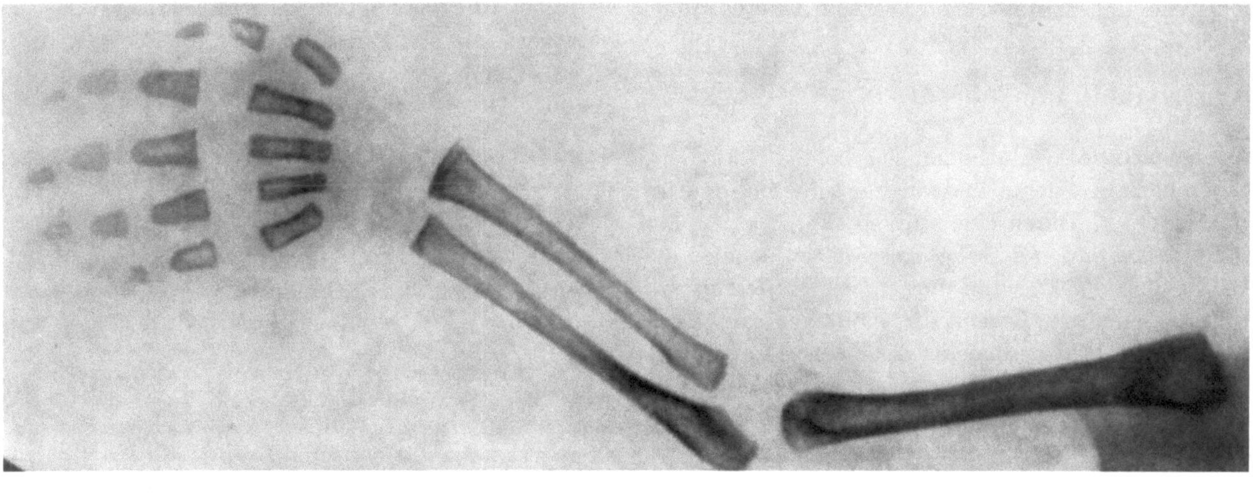

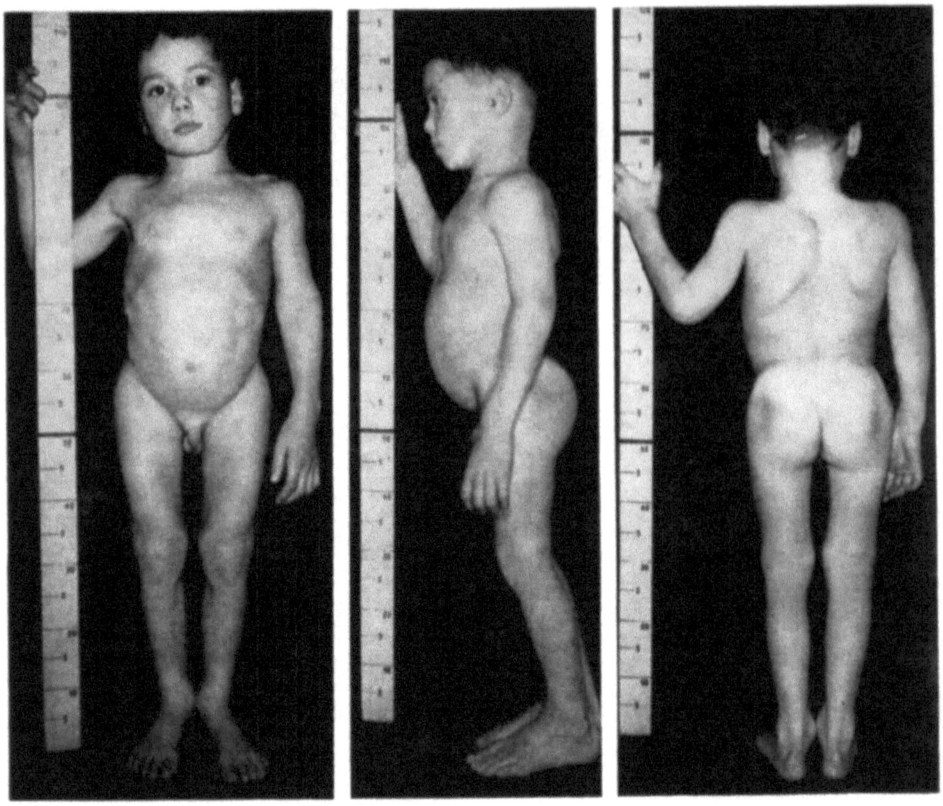

Abb. 50: S., R.: Dysplasia spondylo-epiphysaria congenita, 9 2/12 Jahre alter, zwergwüchsiger Junge mit vorwiegender Rumpfverkürzung. Verkürzung der Oberarme und Oberschenkel

leicht kielartig verformt. Durch das nach vorn gekippte Becken wird die Lendenlordose betont. Später entwickelt sich eine zunehmende Brustkyphose. In den Hüft- und Schultergelenken ist die Beweglichkeit mäßig eingeschränkt. Häufig sind Myopien beobachtet worden, die zu Netzhautablösung führen können. Keine vermehrte Ausscheidung von Mukopolysacchariden im Urin. Bei einigen Fällen mit Toluidinblau färbbare feingranuläre Einschlüsse in einem Teil der Lymphocyten und Monocyten. Die Patienten sind im Erwachsenenalter durch schwere arthrotische Veränderungen besonders an den Hüftgelenken beeinträchtigt, die Lebenserwartung ist wahrscheinlich unbeeinflußt. Eine Therapie ist unbekannt.

Röntgenbefunde: (Abb. 51—56)

An der Wirbelsäule finden sich bereits beim Neugeborenen abgeflachte, in der Seitenaufnahme ovaläre Wirbelkörper. Durch eine stärkere Verzögerung der Ossifikation in den dorsalen Abschnitten nehmen die Wirbelkörper später eine birnenförmige Gestalt an. Erst ab dem 3. Lebensjahr sind ventrale Ossifikationsdefekte besonders der Wirbelkörperoberkanten erkennbar. Die Deformierungen schreiten an der Brustwirbelsäule fort, während die Lendenwirbelkörper mit zunehmendem Alter eine gewisse Tendenz zur Normalisierung aufweisen. Am Becken ist bereits beim Neugeborenen der Ossifikationsrückstand der Schambeinknochen erkennbar. Später bilden sich plumpe Beckenschaufeln heraus. Horizontalstellung des vorderen Acetabularrandes und weit nach caudal reichende hintere Begrenzung. Von den Epiphysen sind vorwiegend die des Femur- und Humeruskopfes betroffen. Die Ossifikation des Femurkopfes kann bis in das Erwachsenenalter völlig ausbleiben. Der Schenkelhals ist verkürzt, verbreitert und erscheint in Höhe des Trochanter minor wie schräg abgeschnitten. Der Humeruskopf verknöchert verzögert und irregulär. Die übrigen Epiphysen sind nur wenig betroffen, die Handwurzelkernentwicklung verläuft verzögert.

Kasuistik:

S., R.: (Abb. 50) Eltern normal groß, keine Skeletterkrankung in der Familie, 3 gesunde Brüder. Geb-gew. 3650 g, Länge 48 cm! Wenig später fielen den Eltern die kurzen Beine auf. Statische Entwicklung verzögert, Sitzen mit 1 Jahr, Laufen mit $1^1/_2$ Jahren. Erstmalige Untersuchung im Alter von 1 9/12 Jahren konnte eine Rachitis ausschließen, das Krankheitsbild aber noch nicht sicher einordnen. Im Alter von 9 2/12 Jahren fand sich eine Körpergröße von 113 cm (—19 cm > —3 s). Watschelnder Gang, doppelseitiges Trendelenburgsches Hinken, normale Intelligenz. Angedeutet kielartige Brust, Furchung des Brustkorbes, Brustkyphose, verstärkte Lendenlordose, verkürzte Oberarme und Oberschenkel. Schädel, Hände und Füße normal. Beweglichkeit

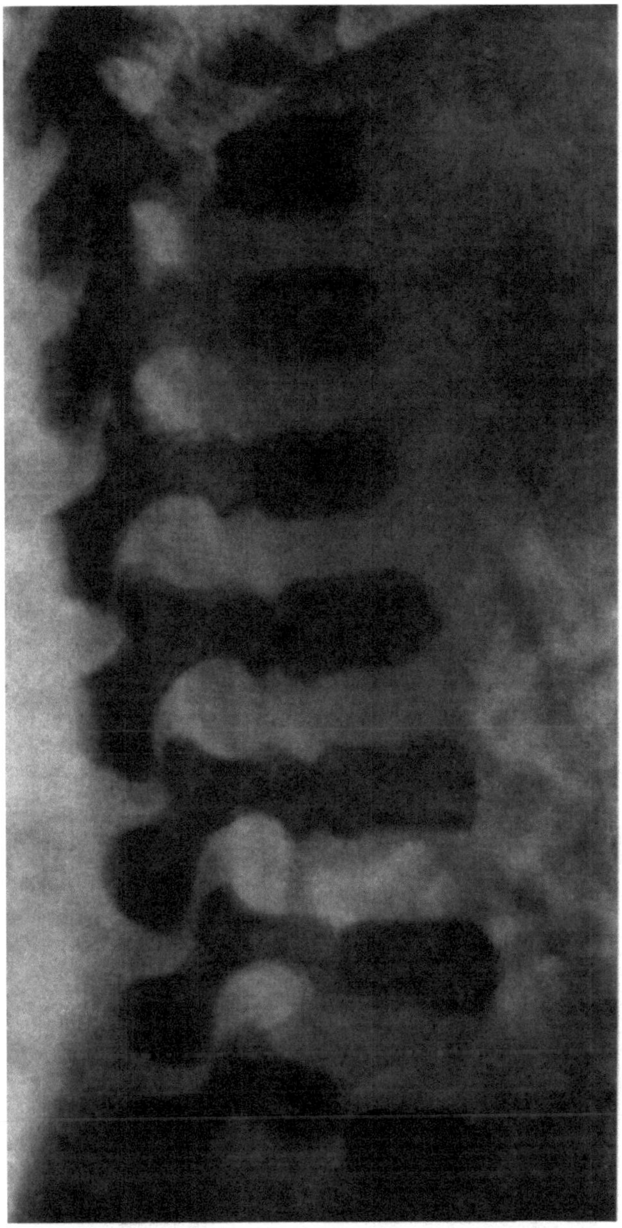

Abb. 51: *Wirbelsäule seitl.*: im Alter von 1 9/12 Jahren: Dysplasia spondylo-epiphysaria congenita, verschmälerte Wirbelkörper mit angedeuteter Dorsalabflachung („Birnenform") und erhöhte Zwischenwirbelräume

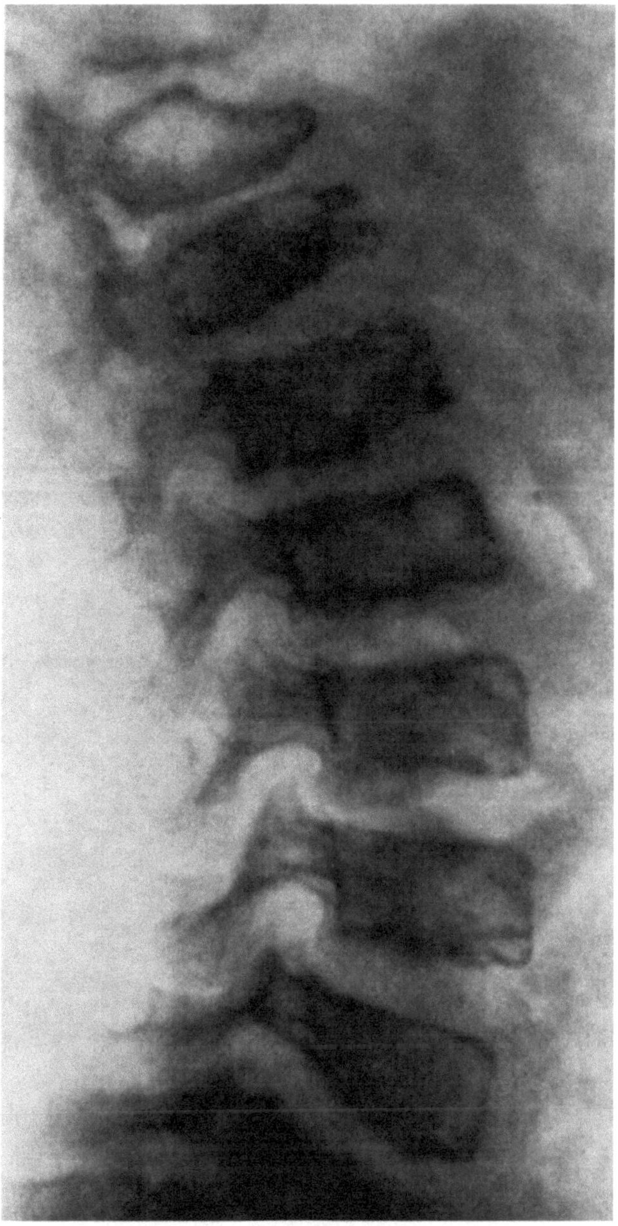

Abb. 52: *Wirbelsäule seitl.*: im Alter von 9 2/12 Jahren: Dysplasia spondylo-epiphysaria congenita, verstärkte Lendenlordose, Dorsalabflachung des 5. Lendenwirbelkörpers, ventrale Ossifikationsdefekte der Wirbelkörperoberkanten der unteren BWK und des 1. LWK

der Wirbelsäule, der Schulter- und Hüftgelenke mäßig eingeschränkt. Klinisch kein pathologischer Organbefund. Myopie und auffällige Pigmentierung des Augenhintergrundes. Mukopolysaccharidausscheidung im Urin quantitativ normal. Weitere Röntgenbefunde: Metaphysenbegrenzung von Tibia und Fibula geringfügig wellig begrenzt. Unauffälliges Fußskelett.

Differentialdiagnose:

In die Differentialdiagnose müssen alle Dysplasien, die mit einer Platyspondylie einhergehen, einbezogen werden. Die spondylo-epiphysären Dysplasien, der Morbus Morquio und die Dysplasia spondylo-epiphysaria tarda, zeichnen sich durch anderes Manifestationsalter, abweichende Wirbelveränderungen und andersartigen Erbgang aus. Die Pseudoachondroplasie ist ebenso wie die spondylo-metaphysäre Dysplasie durch den gleichzeitigen Metaphysenbefall auszuschließen. Die polyepiphysären Dysplasien zeigen generalisierte Epiphysenstörungen.

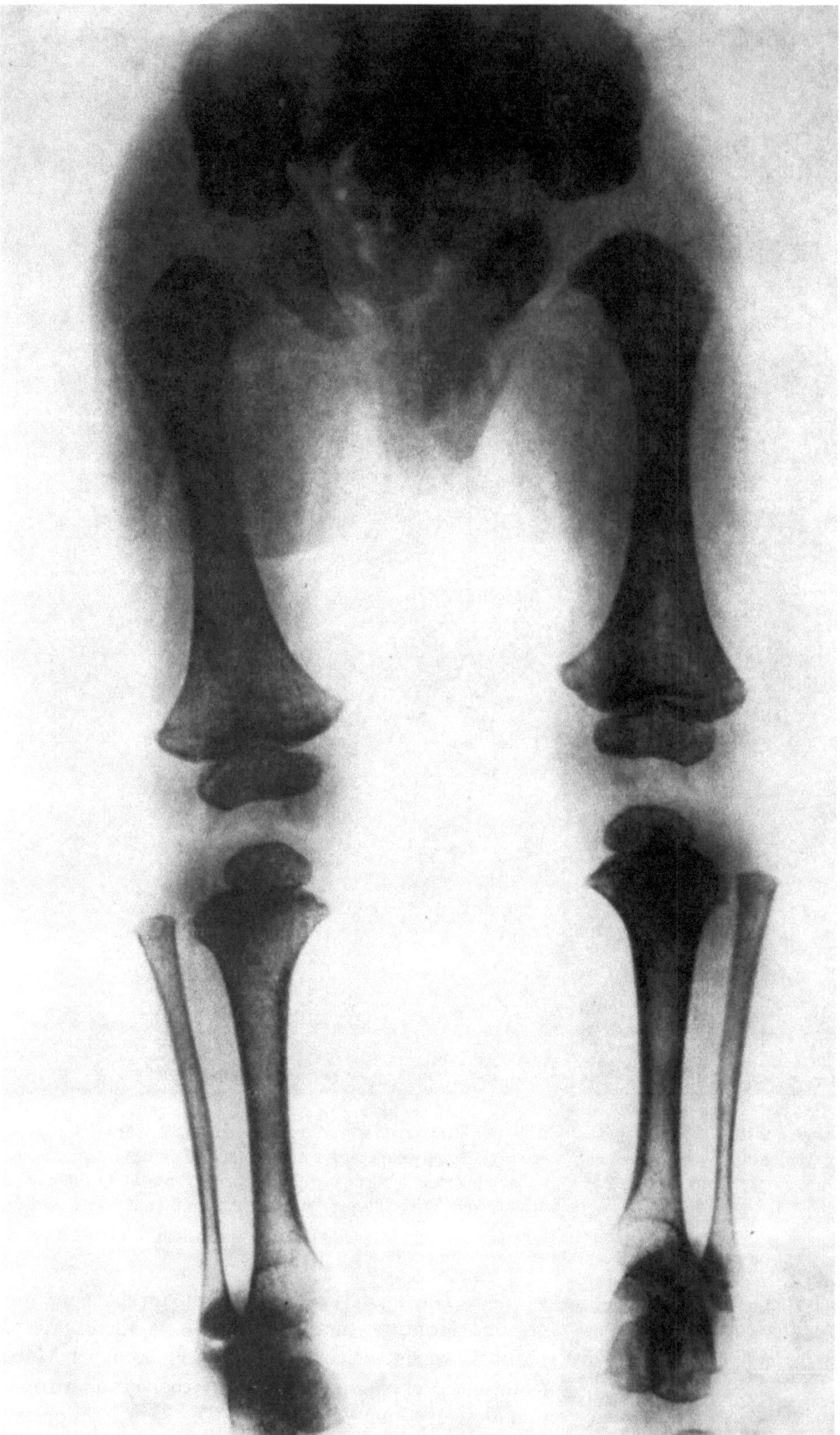

Abb. 53: *Becken:* im Alter von 1 9/12 J.: Dysplasia spondylo-epiphysaria congenita, plumpe Beckenform, verzögerte Verknöcherung der Schambeine und fehlende Femurkopfkerne

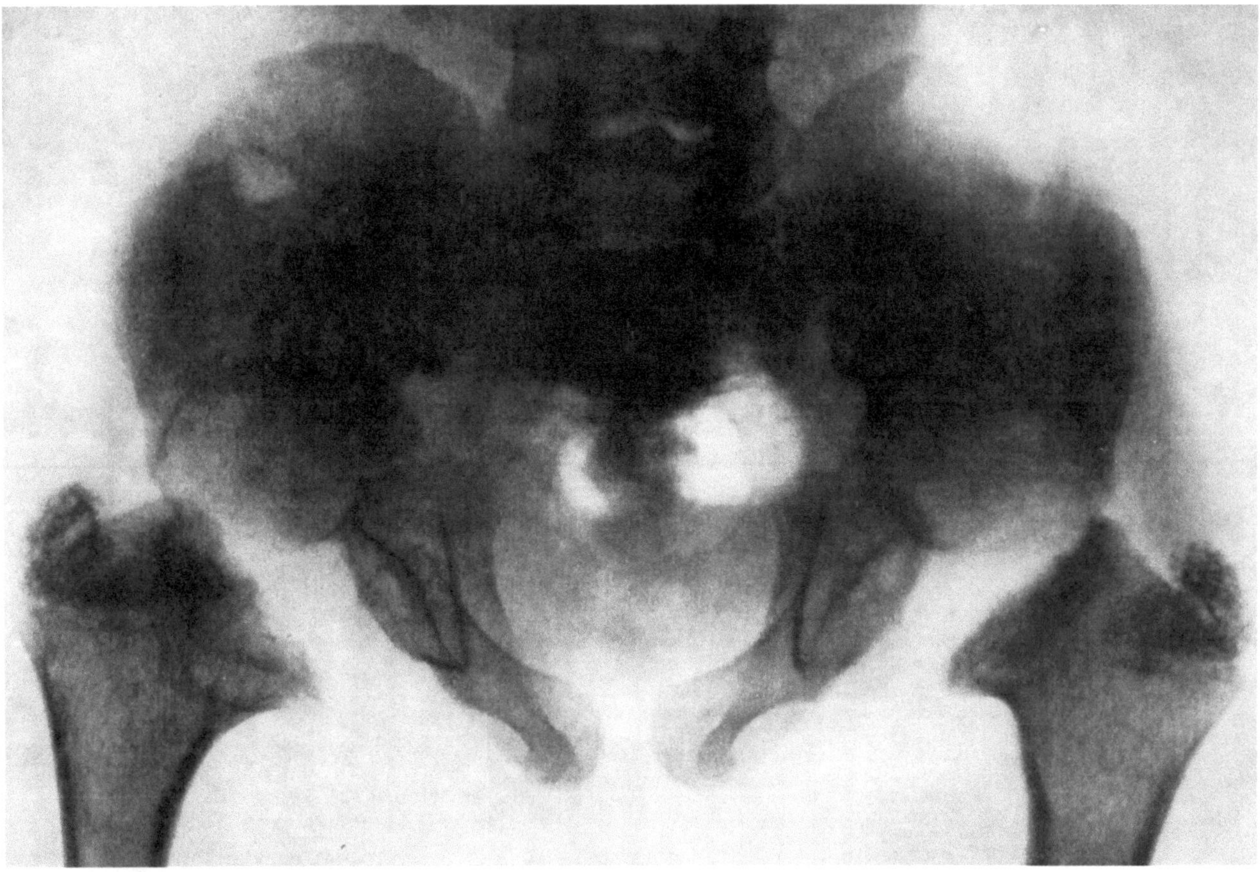

Abb. 54: *Becken:* im Alter von 9 2/12 J.: Dysplasia spondylo-epiphysaria congenita, nach vorn gekipptes Becken, tief nach caudal reichende hintere Acetabularbegrenzung, noch keine Anlage der proximalen Femurepiphysen, kurze breite Schenkelhälse

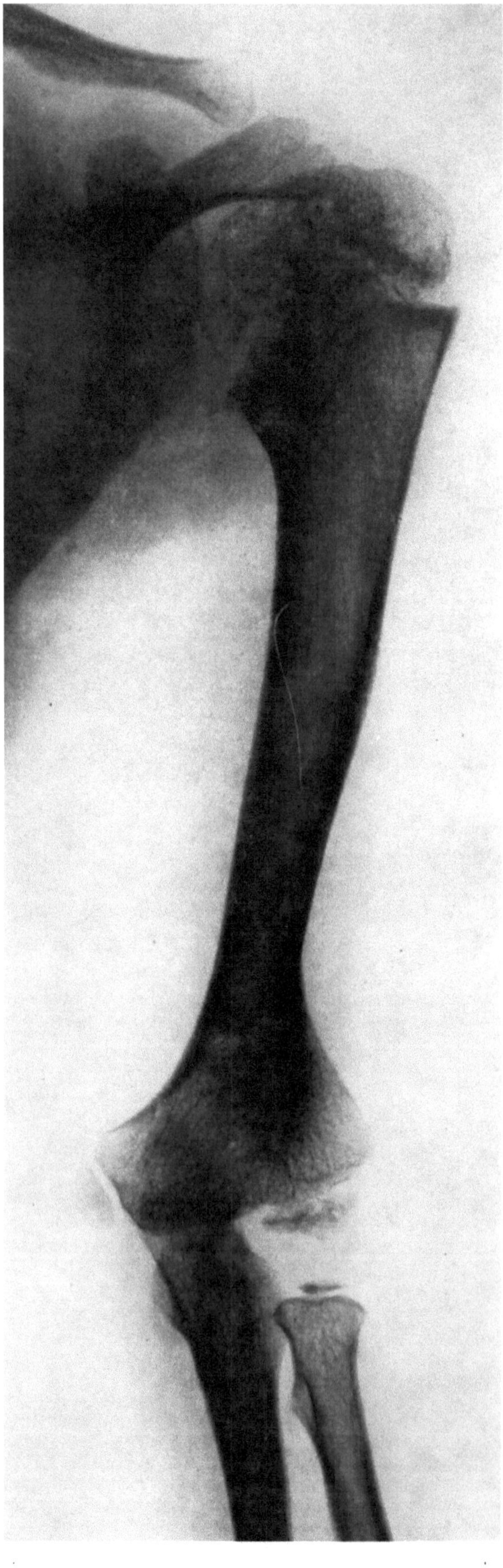

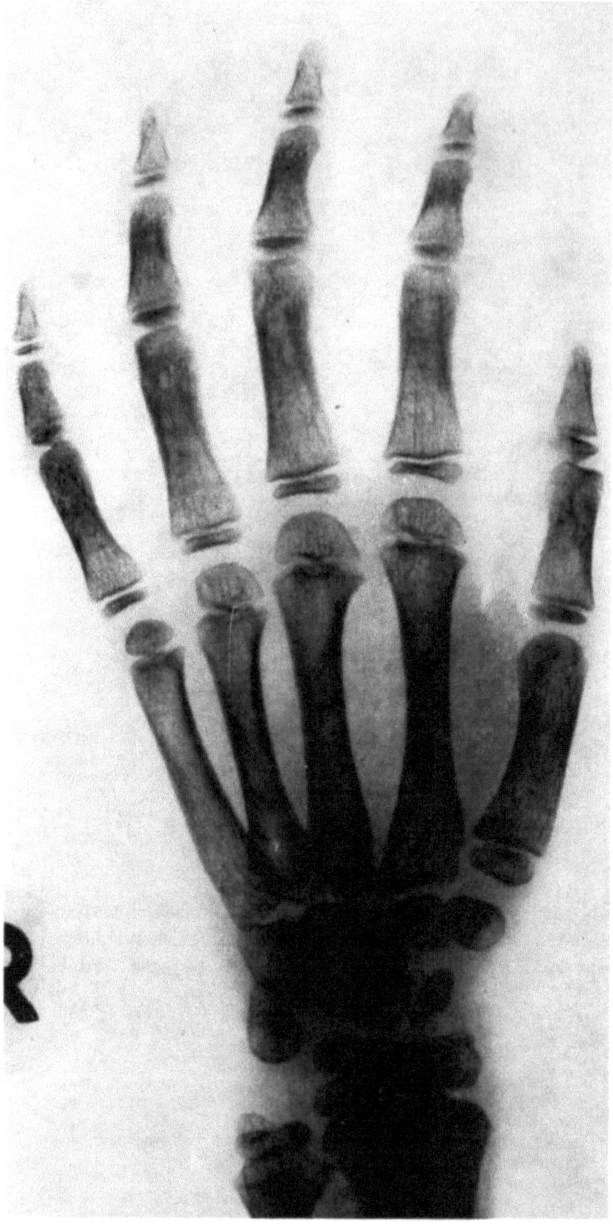

Abb. 56: *Hand:* Dysplasia spondylo-epiphysaria congenita, normales Handskelett, nur geringfügig wellige Begrenzung der Metaphysen von Radius und Ulna

Abb. 55: *Oberarm:* Dysplasia spondylo-epiphysaria congenita, verkürzter, plumper Humerus, aufgelockerte Knochenstruktur der proximalen Humerusepiphyse, geringe Unregelmäßigkeiten an der distalen Humerusepiphyse

Mesomeler Zwergwuchs

Typ Langer

Der mesomele Zwergwuchs Typ* Langer *ist durch hochgradige Mikromelie infolge Verkürzung besonders der Unterarme und Unterschenkel und Mandibulahypoplasie charakterisiert.

Die Eigenständigkeit der Krankheit wurde 1967 von Langer erkannt. Bisher sind etwa 10 Fälle unter verschiedenen Namen beschrieben worden. Die Krankheit wird autosomal rezessiv vererbt.

Der mesomele Zwergwuchs Typ Langer ist bereits bei Neugeborenen erkennbar. Am schwersten sind die Unterarme und Unterschenkel betroffen, weniger die Oberarme und Oberschenkel. Hände und Füße sind kaum verändert. Der Rumpf ist normal gestaltet. Beim Erwachsenen wird auch eine Hypoplasie der Mandibula deutlich. Die Körperhöhe nach Abschluß des Wachstums beträgt zwischen 120—130 cm. Die biochemischen Befunde zeigen keine Abweichungen von der Norm.

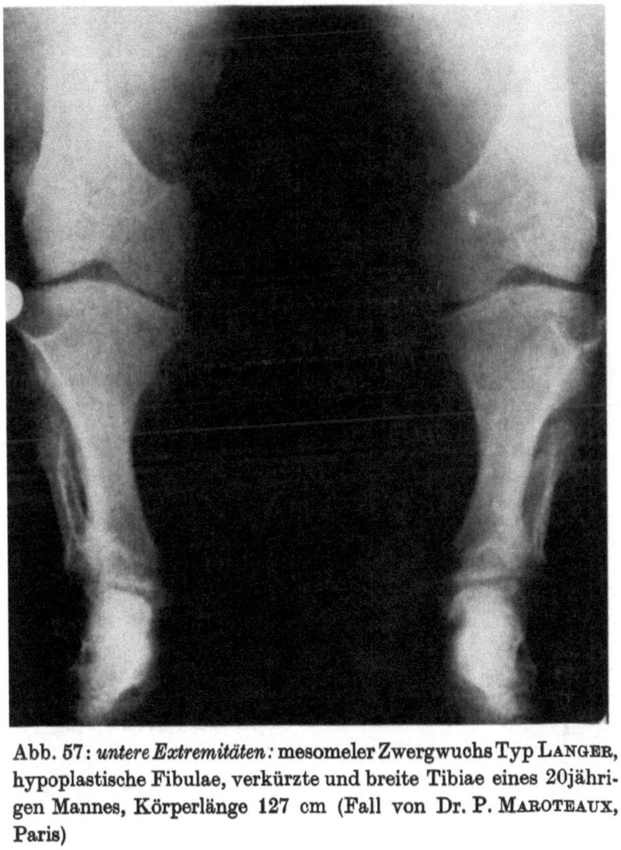

Abb. 57: ***untere Extremitäten:*** **mesomeler Zwergwuchs Typ Langer, hypoplastische Fibulae, verkürzte und breite Tibiae eines 20jährigen Mannes, Körperlänge 127 cm (Fall von Dr. P. Maroteaux, Paris)**

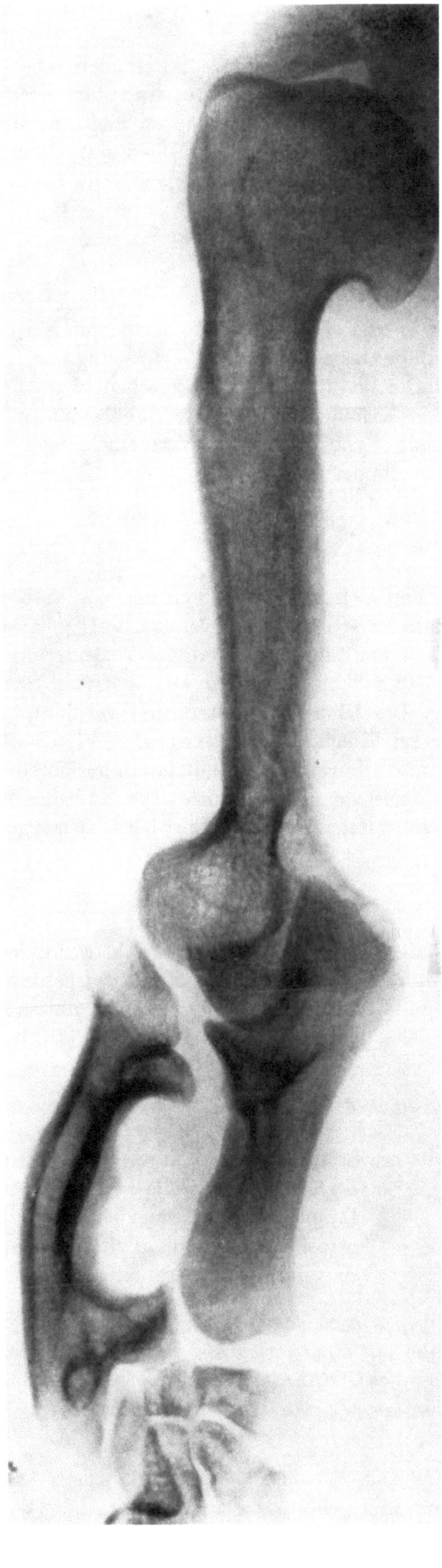

Abb. 58: ***obere Extremität:*** **mesomeler Zwergwuchs Typ Langer, stark verkürzte Unterarmknochen mit Verplumpung der Ulna und Verbiegung des Radius, Verkürzung und Verplumpung auch des Humerus**

Röntgenbefunde: (Abb. 57 u. 58)

Die Knochen der proximalen, besonders aber der mittleren Gliedmaßenabschnitte sind stark verkürzt mit Verbreiterung der Metaphysen und Andeutung der muskulären Ansatzstellen. Die Fibula ist hypoplastisch und kann bei Erwachsenen nur die Hälfte der Tibialänge aufweisen.

Typ Nievergelt

Bei diesem seltenen Erbsyndrom hat eine Verplumpung und extreme dreieckige Verformung der Tibiae eine starke Verkürzung der Unterschenkel zur Folge. Daneben bestehen radio-ulnare Subluxationen und proximale Synostosen und Verschmelzungen von Fußwurzelknochen.

Typ Reinhardt-Pfeiffer

Es handelt sich bei diesem Typ um eine autosomal dominant vererbbare charakteristische Dysplasie der Ulna und der Fibula mit geringer Veränderung von Radius und Tibia sowie der angrenzenden Skelettanteile. Die Ulna ist verkürzt und verplumpt, der Radius im Ellenbogen subluxiert. Die Fibula ist beträchtlich verkürzt und zeigt eine lateral gerichtete dreieckige Exostose in Schaftmitte. Der Malleolus tibiae kann völlig fehlen. Der Minderwuchs ist nur gering.

Differentialdiagnose:

Auch die Dyschondrosteose mit Madelungscher Deformität ist eine mesomele Minderwuchsform. Sie ist an anderer Stelle beschrieben. Bei ihr gibt es keine Hypoplasie der Fibula.

Dysplasia cleido-cranialis

Synonyma: Scheuthauer-Marie-Sainton-Syndrom, Dysostosis generalisata, osteodentale Dysplasie, Mutationsdysostose, Dysostosis cleido-cranio-digitalis, Dysostosis pelvico-cleido-cranialis

Die Dysplasia cleido-cranialis ist eine Konstitutionsanomalie mit einer vorwiegend desmalen, jedoch auch enchondralen Ossifikationsstörung und besonderer Manifestation am Schädel, den Schlüsselbeinen und am Becken.

Die Erkrankung wurde bereits 1765 durch Martin erwähnt und gehört damit zu den am längsten bekannten Skelettanomalien. Ihre Variationsbreite ist an weit über 500 Fällen belegt worden. Die Atypie wird autosomal dominant vererbt. Für die sporadisch vorkommenden Einzelfälle wird mutative Neuentstehung angenommen.

Die gering minderwüchsigen Patienten fallen durch verhältnismäßig großen Kopf bei kleinem Gesichtsschädel auf. Die Stirn- und Scheitelhöcker springen vor, oberhalb der Glabella findet sich eine Eindellung. Die Fontanellen und Nähte sind mitunter bis in das Schulalter weit offen tastbar. Das Gesicht ist durch Hypoplasie der Oberkiefer und anderer Knochen des Gesichtsschädels verändert. Dentitionsanomalien mit Verzögerung beider Dentitionen, Persistenz von Milchzähnen und Disposition zu schwerer Caries sind für die Patienten bedeutsam (Dentinogenesis imperfecta). Der Thorax ist schmal, die Supra- und Infraklavikulargruben fehlen oder sind kaum ausgebildet. Die Schultern hängen und sind abnorm beweg-

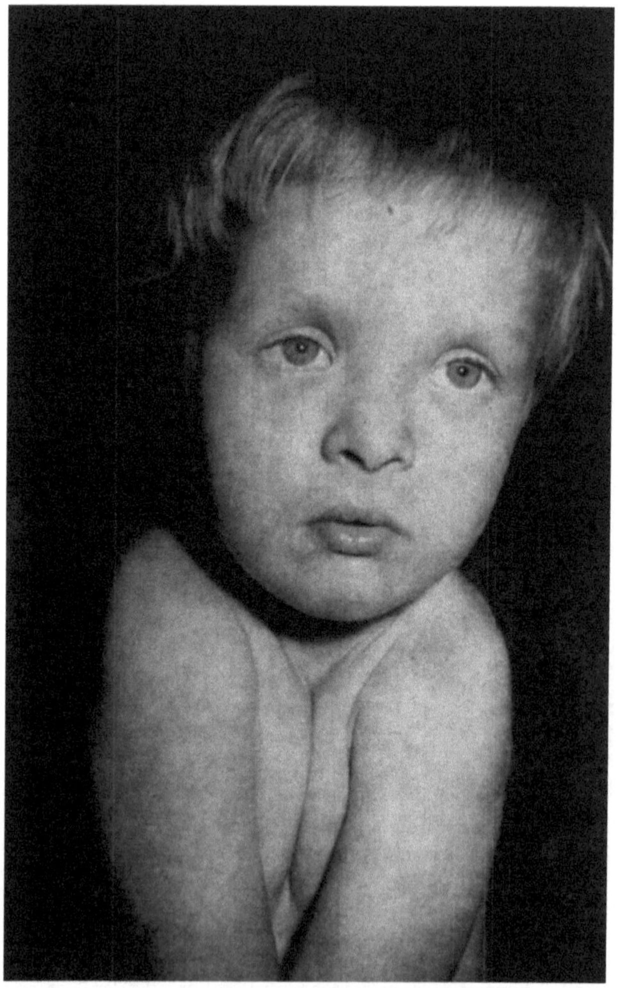

Abb. 59: H., J.: Dysplasia cleido-cranialis, 4jähriger Knabe, Hypermobilität der Schultern, typischer Gesichtsausdruck

lich, so daß sie teilweise vorn zusammengeführt werden können. Oft liegt eine Trichterbrust vor. Die Hüften sind schmal, häufig entwickeln sich Skoliose oder Kyphoskoliose und Coxa vara, was zu Gangstörungen führen kann. Weiterhin finden sich Anomalien von Finger- und Zehennägeln, Bänderschlaffheit, Überstreckbarkeit von Gelenken, Neigung zu Subluxationen und Luxationen, zu Genua valga und Plattknickfüßen. Die Lebenserwartung ist nicht allgemein herabgesetzt, neurologisch-psychische Störungen sind jedoch relativ häufig.

Röntgenbefunde:

Röntgenologische Leitsymptome sind die Verknöcherungsstörungen des Schädeldaches, der Klavikel und des Beckens. Der Fontanellen- und Nahtschluß ist erheblich verzögert und kann zeitlebens ausbleiben. Die Knochen des Schädeldaches sind mit feinen Nähten durchzogen, und es bestehen zahlreiche Schaltknochen. Die Schädelbasis kann kyphotisch oder gar imprimiert sein. Am Gesichtsschädel sind besonders die Oberkiefer und Jochbeine hypoplastisch, der Mandibulawinkel abgeflacht, die Fusion der Unterkiefersymphyse verzögert und die Sinus unvollständig oder gar nicht pneumatisiert. Die Schlüsselbeine sind total aplastisch oder nur mehr oder weniger symmetrisch hypoplastisch. Häufig fehlen die lateralen Anteile, manchmal die Mittelstücke („congenitale Pseudarthrose"). Auch weitgehend normal ausgebildete Schlüsselbeine kommen vor. Das Becken zeigt typische Veränderungen in Form schmaler, relativ hoher Beckenschaufeln, so daß sich eine Verkürzung des Beckens im Querdurchmesser ergibt. Sitzbeine und besonders die Schambeine sind infolge ausgeprägter Ossifikationshemmung hypoplastisch, was sich bereits im Neugeborenenalter anzeigt. An dem auch späterhin mangelnden Symphysenschluß und der Form der Beckenschaufeln ist die Diagnose der Atypie bereits aus Beckenaufnahmen zu stellen. Im Bereich der Schenkelhälse kommt es häufiger zu einer Varusdeformität als zu Valgusstellung. An weiteren Begleitanomalien sind häufig zu finden: steil abfallende Rippen, bikonvexe Wirbelkörperform, Spina bifida, grazile Röhrenknochen, Verspätung der Epiphysenkernentwicklung, Pseudo- und Zapfenepiphysen im Hand- und Fußbereich, Dysplasie der Kleinfingermittelphalanx.

Differentialdiagnose:

Die besonders im Neugeborenenalter durch sehr dünne Schädelkalotte, weite Nähte und zahlreiche Schaltknochen gegebene Verwechslungsmöglichkeit mit einer Osteogenesis imperfecta läßt sich bei Berücksichtigung der Schlüsselbein- und Beckenbefunde vermeiden. Folgenschwer kann für den Patienten die wegen des verzögerten Fontanellenschlusses doch hin und wieder vorkommende Fehldiagnose einer Rachitis oder Hypothyreose sein. Nach dem Aspekt besteht eine Ähnlichkeit zur seltenen Pyknodysostose, die jedoch durch generalisierte Osteoklerose ausgezeichnet ist. Schlüsselbeindefekte bestehen auch bei der cleido-facialen Dysostose, die erst in 2 Fällen beschrieben wurde. Eine verwandte Atypie, die mit Dermatochalasis vergesellschaftet ist, zeigt erhebliche Ossifikationsstörungen des Schädeldaches und Klavikulaanomalien.

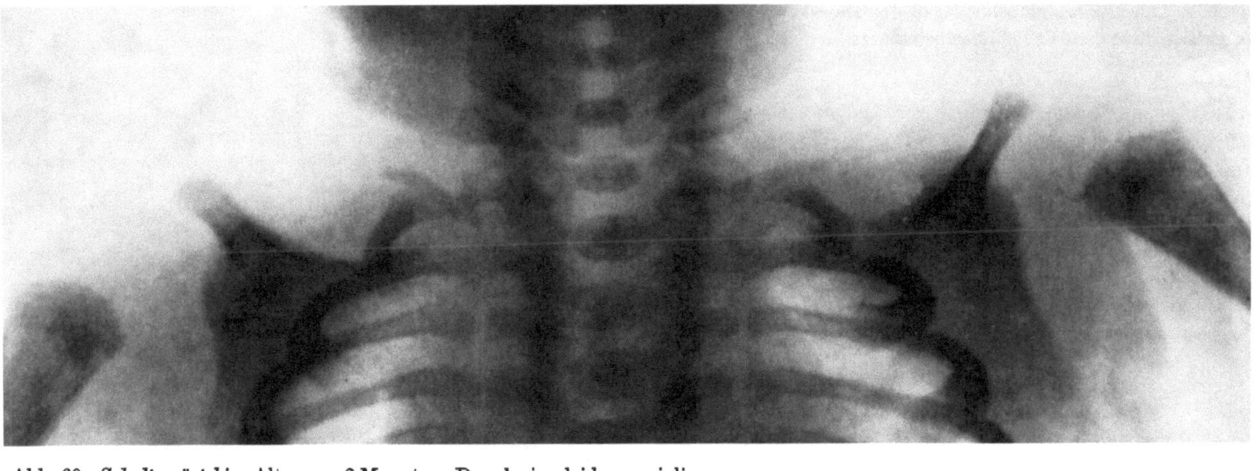

Abb. 60: *Schultergürtel* im Alter von 2 Monaten: Dysplasia cleido-cranialis, nur kleine mediale stummelförmige Klavikel

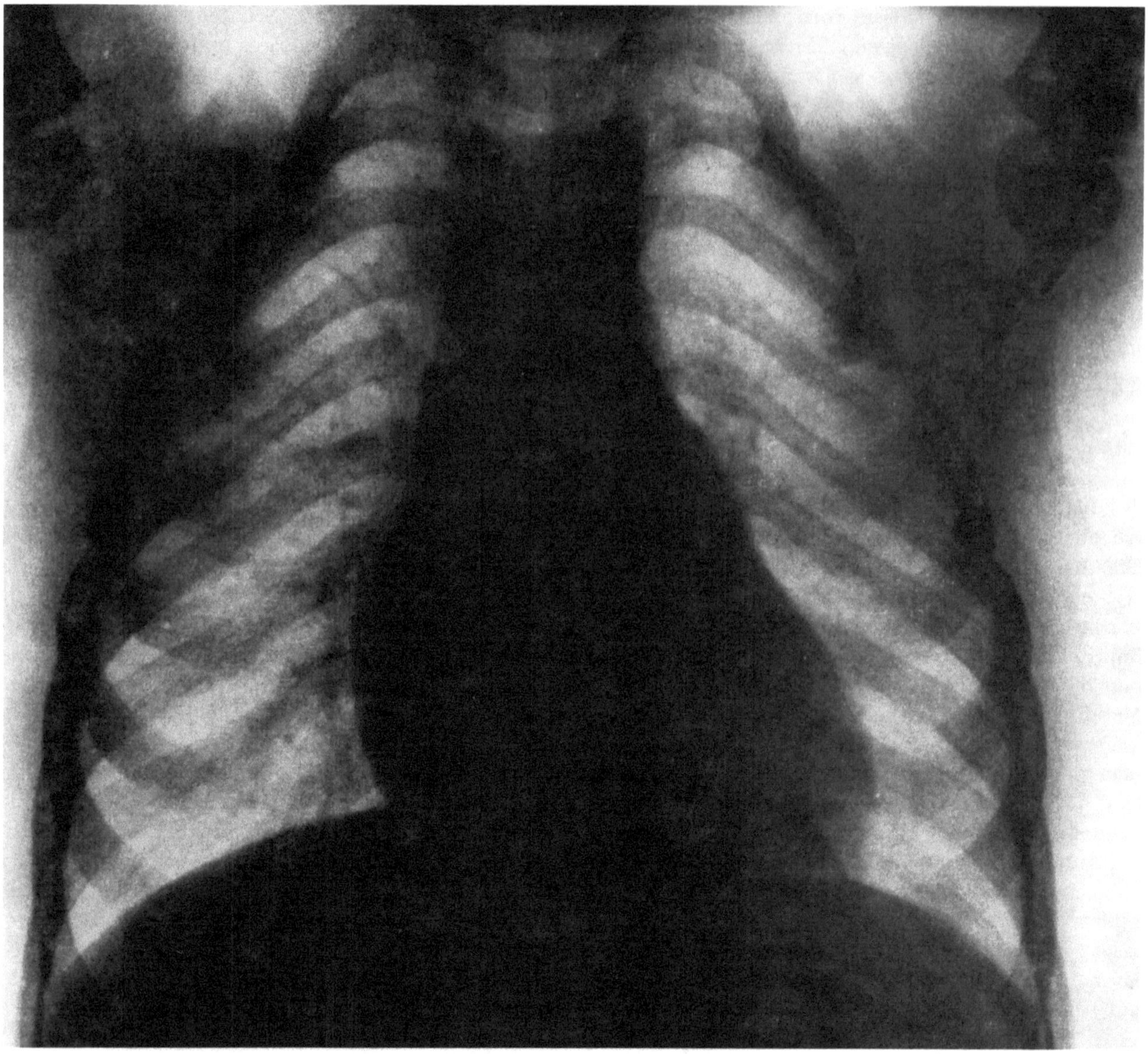

Abb. 61: *Thorax* mit 4 Jahren: Dysplasia cleido-cranialis, typische Thoraxform mit schmaler oberer Thoraxapertur, kaum sichtbare mediale Schlüsselbeinstummel

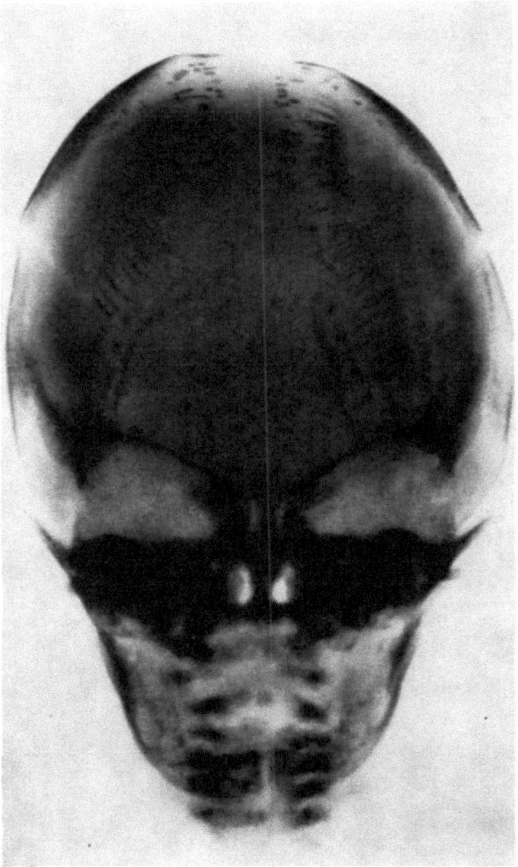

Abb. 62: *Schädel a. p.* im Alter von 2 Monaten:
Dysplasia cleido-cranialis,
sehr dünne Schädelknochen, weite Nähte,
zahlreiche Nahtknochen

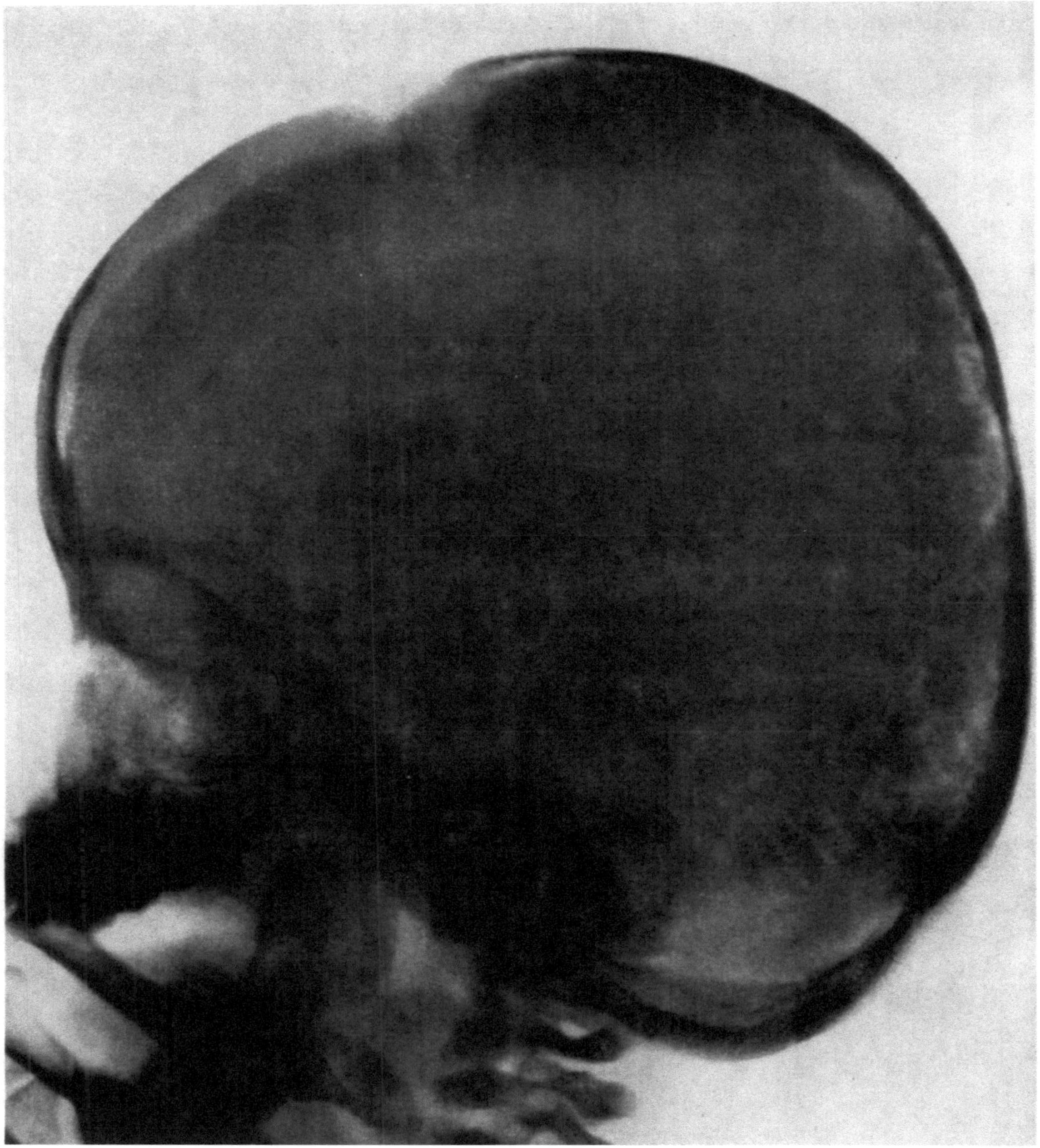

Abb. 63: *Schädel seitl.* im Alter von 1 1/2 Jahren:
noch sehr weit offene große Fontanelle, Nahtknochen,
Hypoplasie des Gesichtsschädels

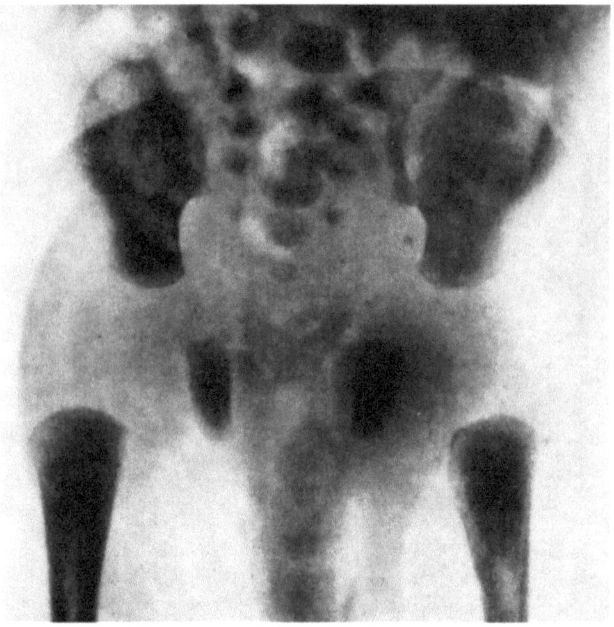

Abb. 64: *Becken:* im Alter von 2 Monaten:
Dysplasia cleido-cranialis,
schmale Beckenschaufeln, deutliche Ossifikationshemmung der Scham- und Sitzbeine (sog. „Spaltbecken")

Abb. 65: *Becken:* im Alter von 4 Jahren:
typische Beckenform, Coxa valga

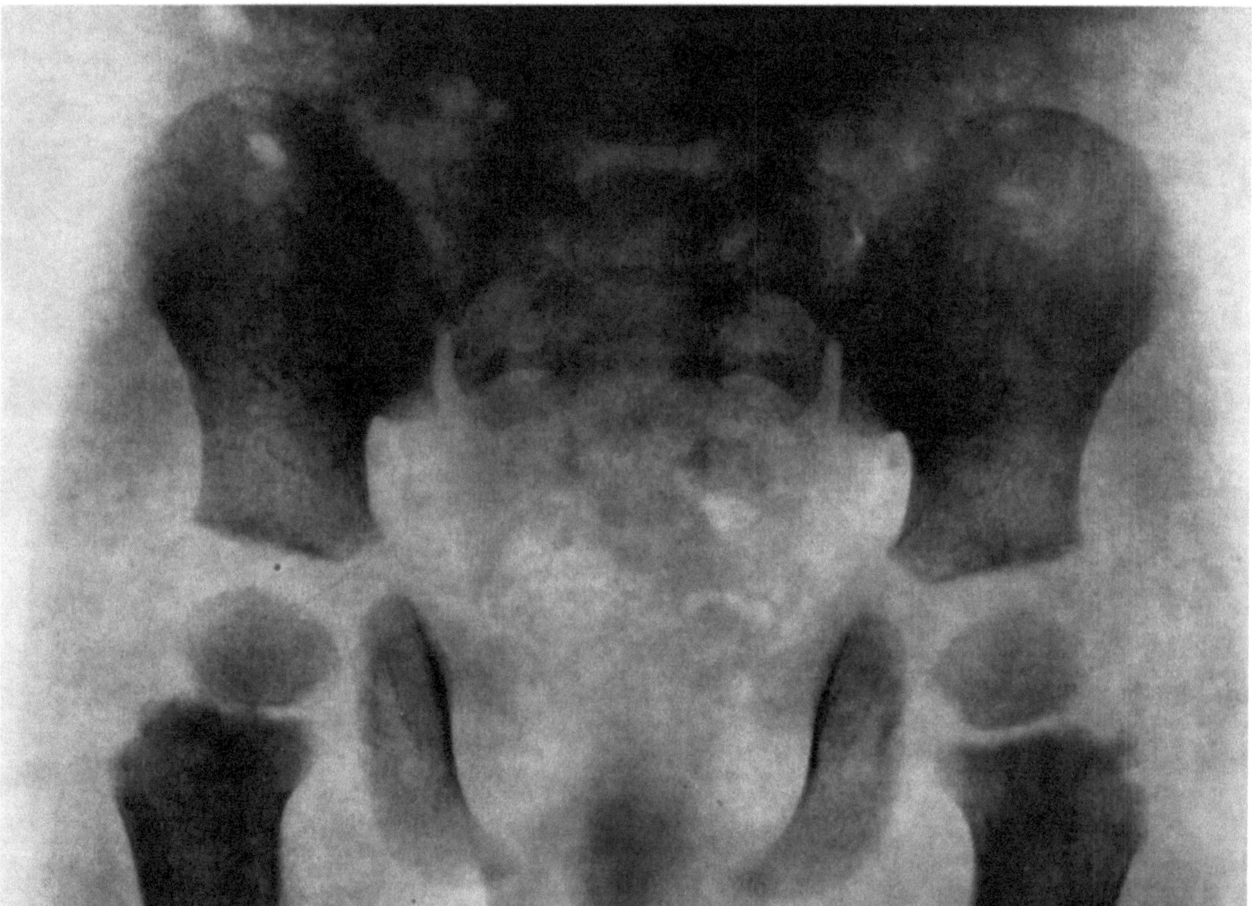

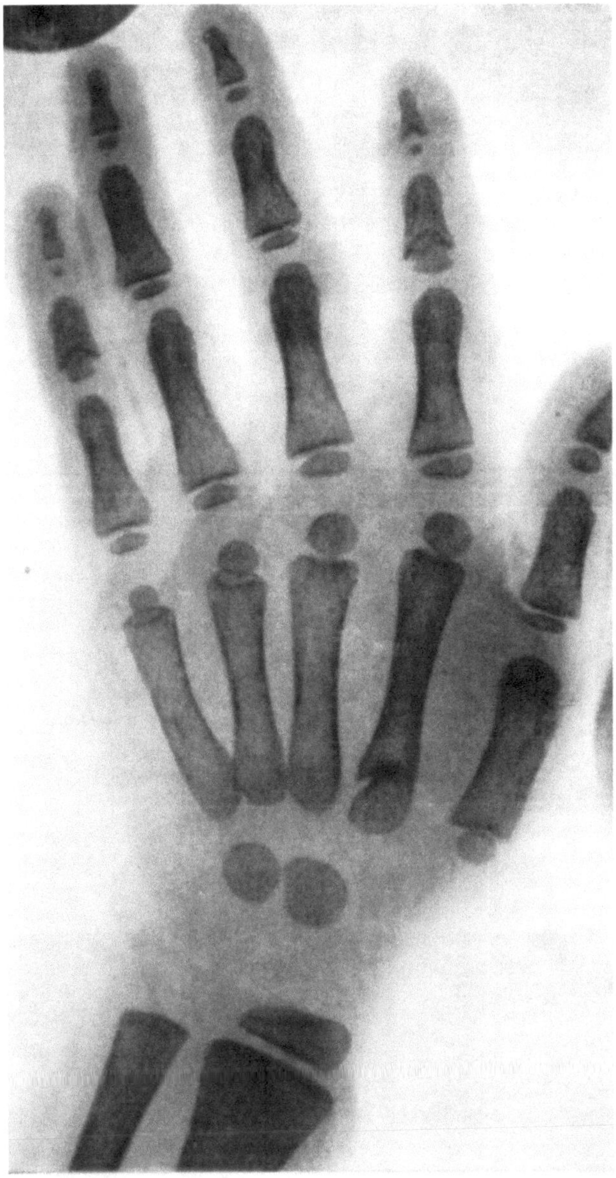

Abb. 66: *Handskelett* im Alter von 4 Jahren: Dysplasia cleidocranialis, retardierter Entwicklungsstand der Handwurzelkerne, Pseudoepiphyse am Os metacarpale II, Zapfenepiphysen der Mittelphalangen II und V

2. Sich später manifestierende Osteochondrodysplasien

Hypochondroplasie

Synonyma: Chondrohypoplasie, Chondrohypodysplasie

Die Hypochondroplasie ist eine polyostische, eigenständige Krankheit, die der Achondroplasie ähnlich ist, bei der aber die Patienten viel schwächere Veränderungen und eine normale Schädelform aufweisen.

Über die Häufigkeit der Krankheit liegen noch keine Angaben vor. Nach unserem Krankengut scheint sie öfter als die Achondroplasie vorzukommen. Das männliche und weibliche Geschlecht werden gleichhäufig betroffen. Die Krankheit wird dominant vererbt, aber die meisten von uns beobachteten Fälle waren sporadisch aufgetreten, was für eine hohe spontane Mutationsrate spricht.

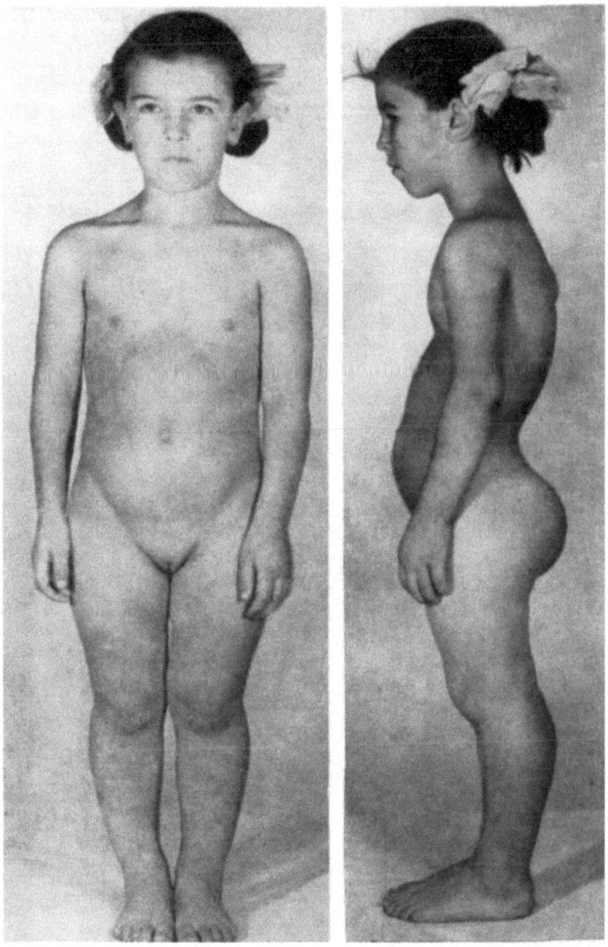

Abb. 67: D. K.: Hypochondroplasie, 12jähriges, minderwüchsiges Mädchen mit nur angedeutet achondroplastischen Proportionen, normaler Schädel

Die Kranken mit Hypochondroplasie zeigen keine großen Verunstaltungen und lenken darum weniger Aufmerksamkeit als die Achondroplasten auf sich. Die Neugeborenen weisen noch keine Abweichungen von der Norm auf, und erst nach dem ersten Lebensjahr, häufig später, wird ein Zurückbleiben des Längenwachstums bemerkt. Vorwiegend sind die Extremitäten verkürzt, später werden O-Beine und eine Hyperlordose ersichtlich. Die Schädelform ist normal. Die Erwachsenen erreichen eine Höhe von 130—150 cm. Oft weisen die Kranken mit Hypochondroplasie eine leichte Debilität auf.

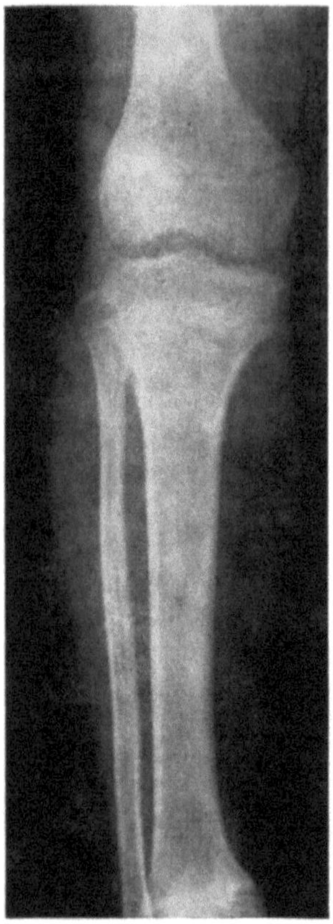

Abb. 69: *Unterschenkel:* Hypochondroplasie, Verkürzung der Diaphysen, angedeutete Verbreiterung der Metaphysen

Röntgenbefunde: (Abb. 68—72)

Die Röntgenbefunde sind bei Betrachtung des ganzen Skeletts pathognomonisch für Hypochondroplasie. Bei der Hypochondroplasie gibt es außer einer möglichen Verkleinerung des Foramen occipitale magnum keine wesentlichen Veränderungen im Bereich des Schädels. Am Thorax sind die Rippen verkürzt und zeigen verbreiterte parasternale Enden. Die Schlüsselbeine sind gerade, lang, ohne physiologische Krümmungen. Am Becken sind die Darmbeinknochen in der sagittalen Richtung verkürzt. Das

Abb. 70: *Becken:* Hypochondroplasie, nur angedeutete achondroplastische Beckenform, tiefer Ansatz der Sakroiliakalgelenke, Verengung des Wirbelkanals caudalwärts, kurze Schenkelhälse bei relativ großen Femurköpfen

Abb. 68: *Hand:* Hypochondroplasie, normales Handskelett

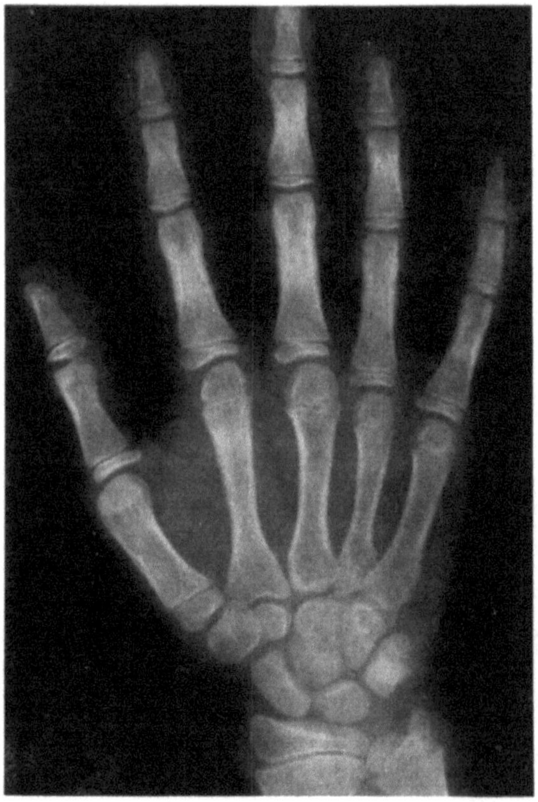

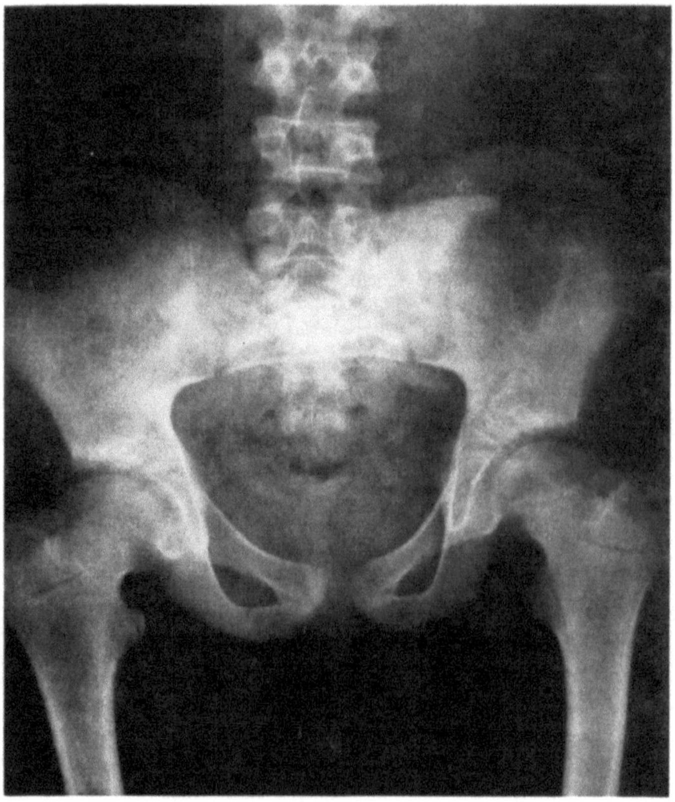

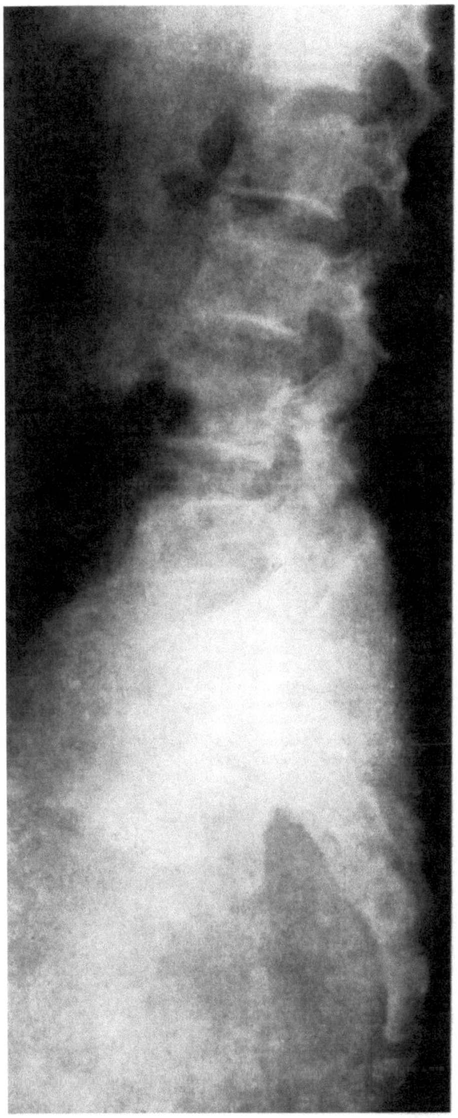

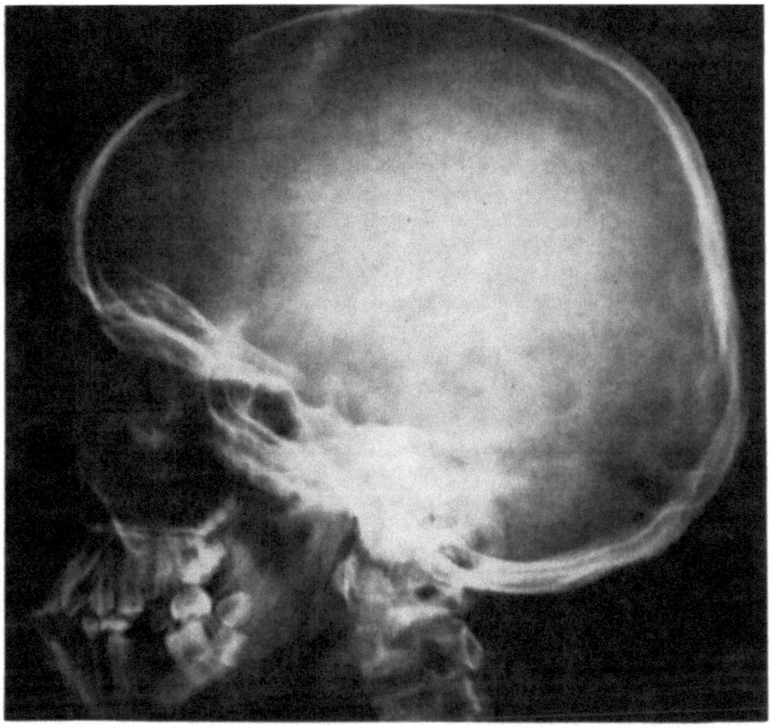

Abb. 72: *Schädel:* Hypochondroplasie, normale Schädelform

Abb. 71: *Lendenwirbelsäule seitl.:* Hypochondroplasie, dorsal gering konkave, normal hohe Wirbelkörper, verstärkte Abwinkelung des Kreuzbeines nach dorsal

Kreuzbein ist hypoplastisch und artikuliert tief mit den Darmbeinen. Die Wirbelveränderungen sind am deutlichsten an der Lendenwirbelsäule sichtbar. Sie charakterisieren sich durch die Pedunculusunterentwicklung, was eine Abflachung des Lendenwirbelsäulenkanals auf die Hälfte und eine Verengung in caudaler Richtung zur Folge hat. Die hinteren Konturen der Wirbel sind nach vorn konvex oder gerade. Die langen Röhrenknochen sind verkürzt, aber ihre Breite ist normal. Ein häufiger und für die Hypochondroplasie richtungsweisender Befund ist die Verbreiterung der Metaphysen und die Zuspitzung ihrer lateralen Enden, besonders im Bereich der Knie- und Handgelenke. Die metaphysären Abschlußplatten sind glatt. Das Periost ist nicht verdickt und die Spongiosa weist keine Veränderungen auf. Die Muskelansatzstellen wie auch die physiologischen Krümmungen sind betont.

Die Deformationen nehmen mit dem Alter zu, aber die Komplikationen, die bei Achondroplasie vorkommen, wurden bei der Hypochondroplasie nicht beschrieben. Die Prognose quoad vitam ist gut. In einzelnen Fällen kann eine orthopädische Korrektur der O-Beine nötig werden. Sonst ist keine Therapie erforderlich.

Kasuistik:

D., K.: Eltern, zwei Brüder und eine Schwester von normaler Körpergröße. Als 2. Kind geboren, Geburtsgewicht 3500 g, Länge 50 cm. Im ersten Lebensjahr normales Wachstum, geistige Entwicklung verzögert. Vorstellung wegen eines seit dem Kleinkindesalter immer deutlicher werdenden Wachstumsrückstandes.

Bei der Untersuchung des 13jährigen Mädchens fand sich eine Körpergröße von 116,5 cm (—25 cm) bei einem Gewicht von 28,6 kg (—5 kg). Verkürzung besonders der Beine mit seitwärts und nach hinten verkrümmten Unterschenkeln. Breiter Brustkorb, der im a.p. Durchmesser aber verschmälert ist. Hyperlordose der Lendenwirbelsäule. Normale Gelenkbeweglichkeit. Verspätete Zahnentwicklung. Normale Laborbefunde, Mukopolysaccharidausscheidung nicht geprüft. Weitere Röntgenbefunde: Schädel: auf 110° verkleinerter Schädelbasiswinkel, Thorax: verkürzte, am sternalen Ende gering verbreiterte Rippen, lange Schlüsselbeine ohne physiologische Krümmung.

Stammbäume von 2 Familien mit Hypochondroplasie und Achondroplasie:

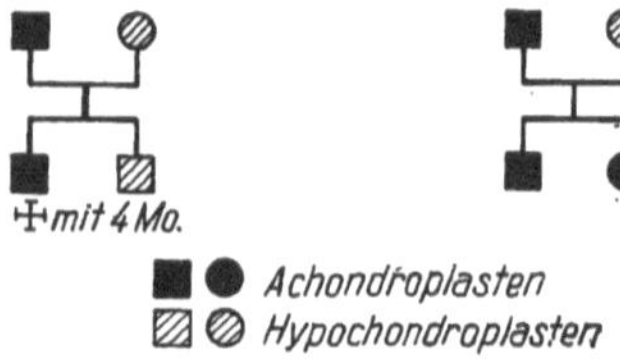

Differentialdiagnose:

In der Differentialdiagnose sollte zuerst die Achondroplasie berücksichtigt werden. Des weiteren muß die Hypochondroplasie vom konstitutionellen Minderwuchs differenziert werden.

Dyschondrosteose

Die Dyschondrosteose ist charakterisiert durch Minderwuchs, Verkürzung der mittleren Extremitätenabschnitte und Madelung*sche Deformität.*

Die Erkrankung wurde 1929 von Léri und Weill beschrieben. Bis 1966 wurden 42 Fälle bekannt. Die Krankheit wird autosomal dominant vererbt. Die aus der Literatur hervorgehende Mädchenwendigkeit scheint nicht echt zu sein, da oftmals Mädchen aus kosmetischen Gründen eher zur Vorstellung gelangen.

Das erste Symptom der Dyschondrosteose ist der Minderwuchs, der schon im Vorschulalter bemerkbar ist. Erst später werden die Verkürzung der Unterarme und die bajonettartige volare Verschiebung der Hände mit Luxierung der Ulnarköpfchen nach dorsal erkennbar. Die Erwachsenen erreichen eine Höhe von 130 bis 150 cm. Die geistige Entwicklung verläuft normal. Biochemische Untersuchungen ergeben normale Befunde. Eine Osteotomie wird nur in seltenen Fällen notwendig.

Röntgenbefunde: (Abb. 74—76)

Die Unterarmknochen sind verkürzt, der Radius nach oben — außen, die Ulna nach oben — konvex verbogen. Die Hypoplasie der distalen Ulna und die ulnare Abschrägung der distalen Radiusepiphyse hat eine Entrundung der Handgelenksfläche zur Folge mit pyramidenartig in das Handgelenk ragenden deformierten Carpalknochen. Auch die Unterschenkelknochen sind verkürzt. Der Condylus medialis der Tibia ist deformiert, an beiden Condylen können Exostosen auftreten.

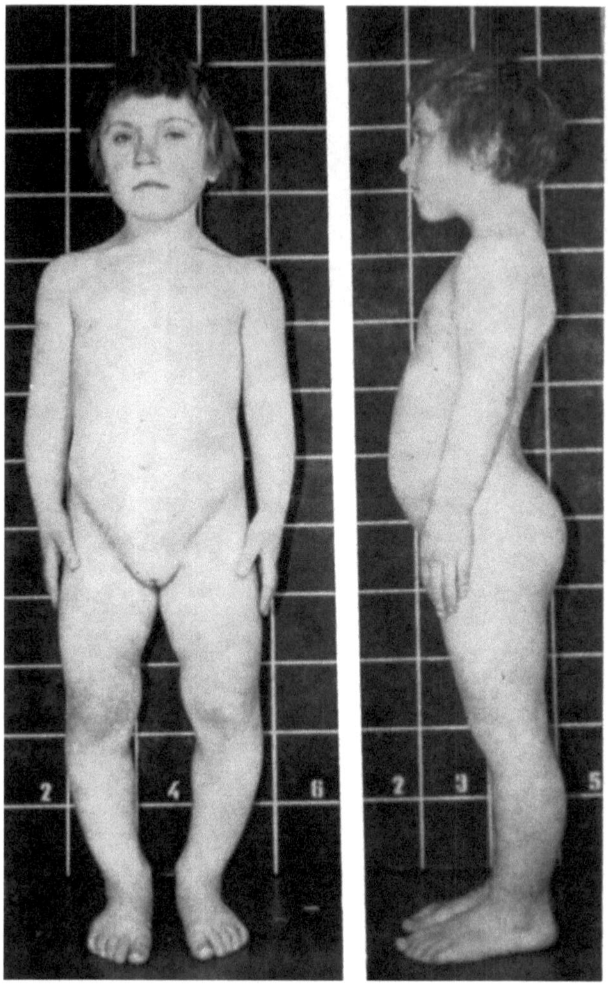

Abb. 73: D., K.: 8jähriges minderwüchsiges Mädchen, Verkürzung der Unterarme, Verkürzung und Verkrümmung der Unterschenkel

Kasuistik:

D., K.: 8jähriges Mädchen wird wegen Minderwuchs mit ihrer eineiigen Zwillingsschwester vorgestellt. Seit dem 2. Lebensjahr verlangsamtes Wachstum. Die sonstige psychosomatische Entwicklung verlief normal. Körpergewicht: 24,6 kg (+5,5 kg), Körperlänge: 110 cm (—15 cm > 2 s); Verkürzung der Unterarme und Unterschenkel, Madelungsche Deformität. Keine wesentliche Bewegungseinschränkung in den Handgelenken.

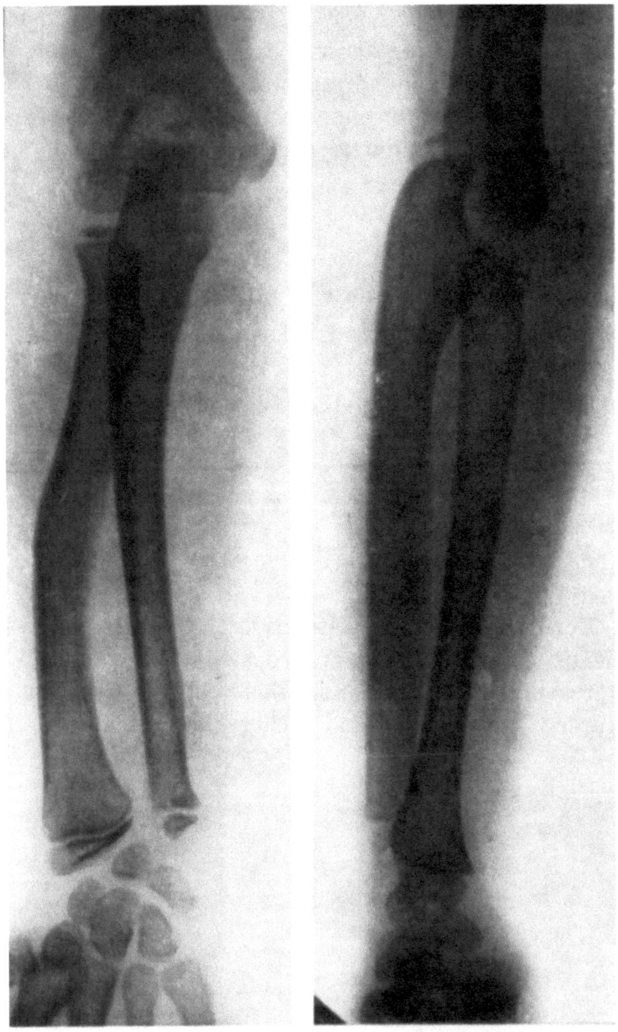

Abb. 74: *li. Unterarm* in 2 Ebenen: Dyschondrosteose, Verkürzung und Verplumpung der Unterarmknochen, Radialkurvation des Radius, betonte Crista interossea, verstärkte Ulnarneigung der distalen Radiusepiphyse, Auseinanderweichen der distalen Enden der Unterarmknochen, Angulation der Handwurzelknochen, MADELUNGsche Deformität nur schwach angedeutet

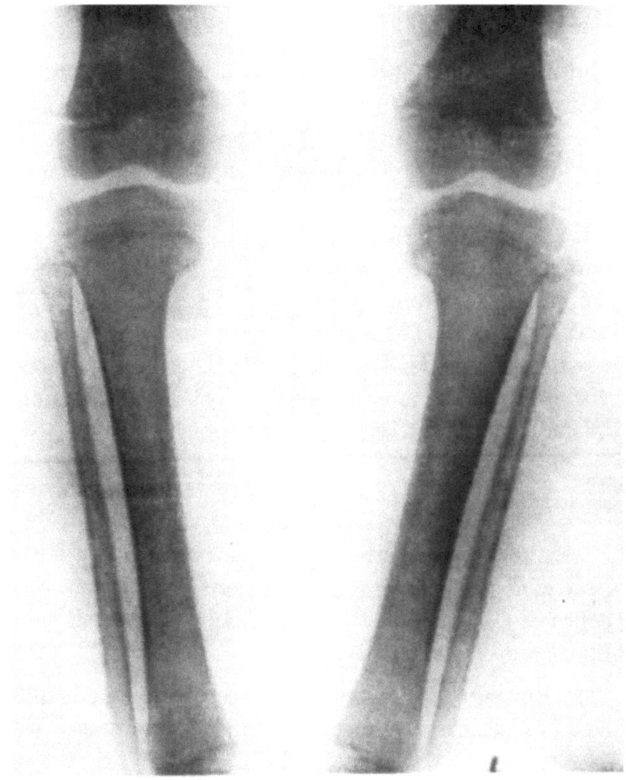

Abb. 75: *Unterschenkel:* Dyschondrosteose, Verkürzung der Unterschenkelknochen mit Verbreiterung des Querdurchmessers des Tibiaschaftes, Verplumpung der Tibiaepiphysen und Metaphysen mit Zuspitzung der medialen Teile der Metaphysen

Genua vara. Kopf und Rumpf unauffällig. Die Untersuchung der Familie ergab einen ähnlichen klinisch-radiologischen Befund bei weiteren zwei Geschwistern und dem Vater.

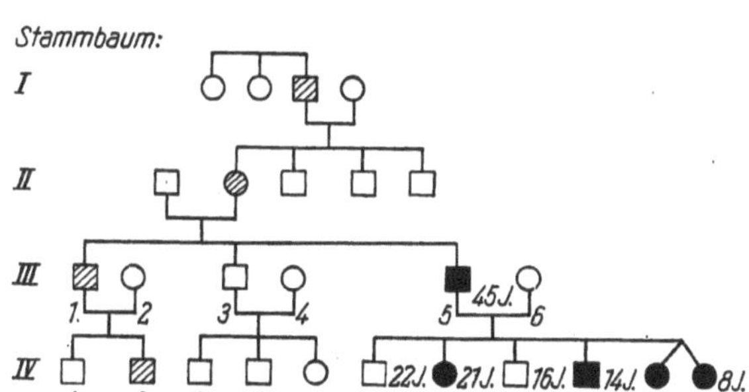

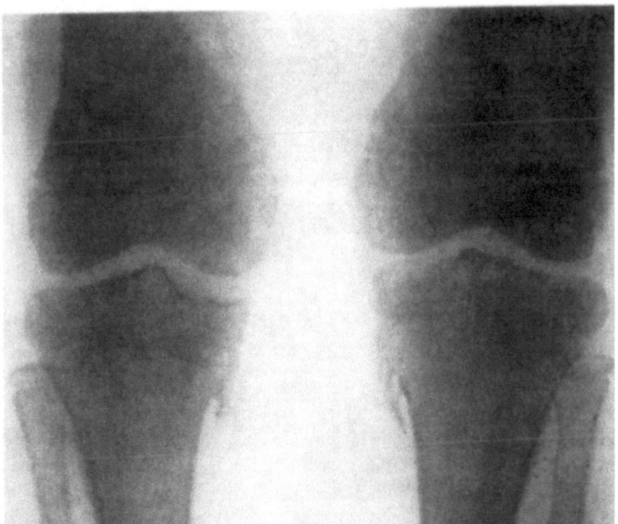

Abb. 76: *untere Extremitäten:* mediale proximale Tibiaexostosen und mediale distale Femurexostosen bei dem 14jährigen Bruder o. g. Patientin

Differentialdiagnose:

Multiple cartilaginäre Exostosen und die Enchondromatose können Unterarmdeformationen bewirken. Verwechslungen mit dem TURNER-Syndrom sind bei Berücksichtigung der Gesamtsymptomatik vermeidbar. Die Dyschondrosteose muß weiterhin von Fällen mit sekundärer MADELUNGscher Deformität nach Infektionen und Traumen der distalen Radiusepiphyse abgegrenzt werden. Wir glauben, daß die MADELUNGsche Deformität auch ohne Minderwuchs, gewissermaßen als Sonderform der Dyschondrosteose, vorkommen kann und haben selbst derartige Fälle beobachtet.

Metaphysäre Chondrodysplasien

Die metaphysären Chondrodysplasien umfassen sämtliche mehr oder weniger generalisierte, verschieden ausgeprägte Ossifikationsstörungen im Bereich des Wachstumsknorpels der Metaphysen.

Die Einteilung der metaphysären Chondrodysplasien in mehrere Formen erfolgt vorwiegend auf Grund charakteristischer Röntgenbefunde, da das klinische Bild wenig kennzeichnend ist und die biochemischen Befunde normal ausfallen.

Zur Zeit werden folgende Formen der metaphysären Chondrodysplasien unterschieden:

1. Typ JANSEN
2. Typ SCHMID
3. Typ McKUSICK (Knorpel-Haar-Hypoplasie)
4. metaphysäre Chondrodysplasie mit Malabsorption und Neutropenie
5. metaphysäre Chondrodysplasie mit Thymolymphopenie
6. Typ VAANDRAGER-PENA
7. milder Typ
8. Sonderformen

Der Typ JANSEN der metaphysären Chondrodysplasien ist eine sehr seltene Form des Zwergwuchses, und nur wenige Fälle dieser Krankheit sind veröffentlicht worden. Die Kranken sind hochgradig verkrüppelt.

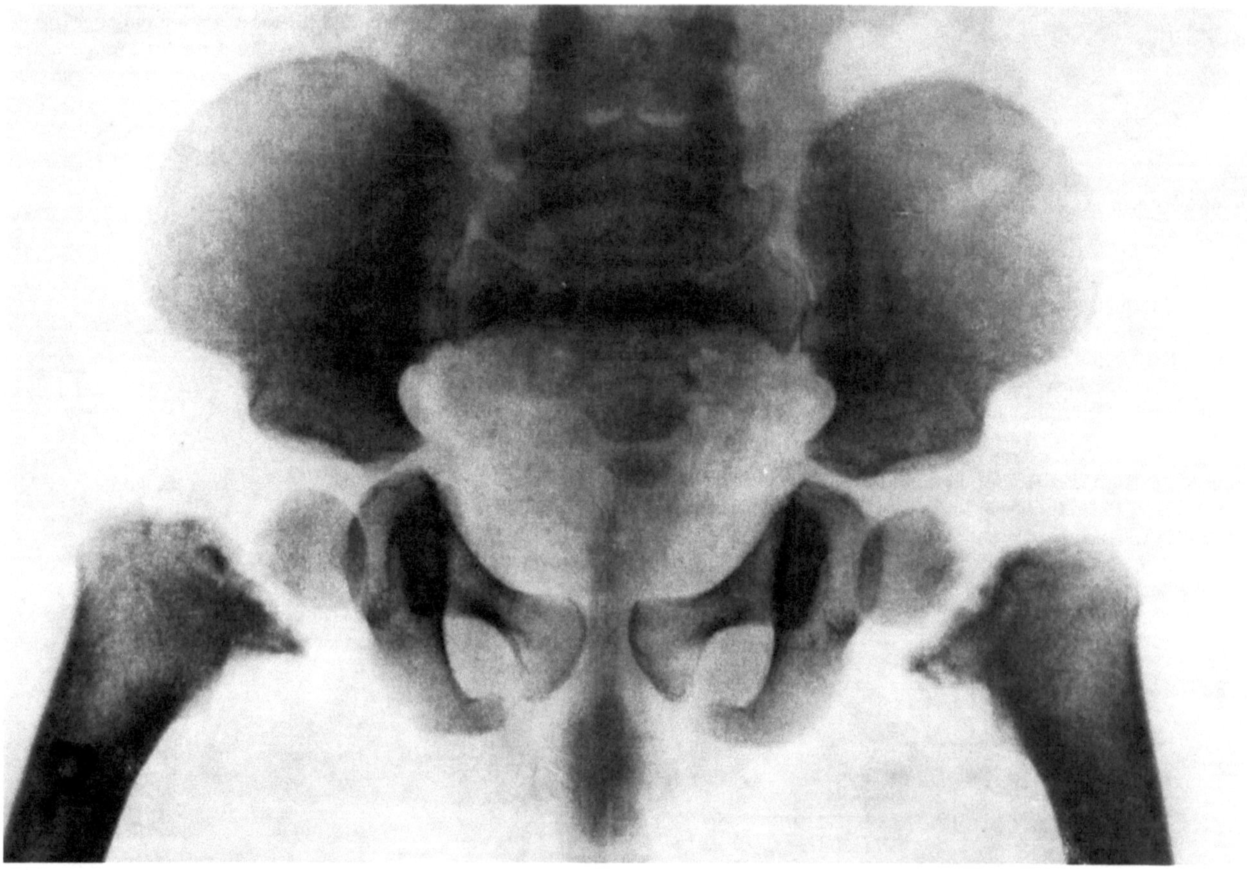

Abb. 77: *Becken:* Typ SCHMID, erhebliche metaphysäre Störungen an den proximalen Femurmetaphysen mit starker Verkürzung des Schenkelhalses, Coxa vara

Röntgenbefunde:

Radiologisch zeigen alle Metaphysen eine fleckig-bröckelige Knochenstruktur, wobei die Metaphysen der langen Röhrenknochen trichterförmig gestaltet sind und grob unregelmäßige Vorsprünge und Ausbuchtungen zeigen.

Differentialdiagnose:

Differentialdiagnostisch müssen vor allem Hypophosphatasie und Enchondromatose bedacht werden.

Der Typ SCHMID stellt eine wesentlich mildere und häufiger vorkommende Form der metaphysären Chondrodysplasien dar. Mehrfach wurden in der Literatur Erkrankungen in aufeinanderfolgenden Generationen einer Familie beschrieben. Ein autosomal dominanter Erbgang gilt als erwiesen. Auch ein sporadisches Vorkommen wurde bekannt, wie auch bei 3 unserer Patienten, was für eine hohe Spontanmutationsrate spricht.

Klinisch ergeben sich durch die Auftreibungen der Knochenknorpelgrenzen Ähnlichkeiten mit der Rachitis. Neben einer gering verzögerten statischen Entwicklung fallen O-förmige Verkrümmungen der Beine und ein watschelnder Gang auf. Mit dem Alter nimmt der disproportionierte Minderwuchs zu. Der Kopf ist von normaler Form. Die Erwachsenengröße liegt zwischen 130—160 cm. Die Lebensprognose ist gut. In einzelnen Fällen kann eine orthopädische Korrektur der O-Beine nötig werden, jedoch sollten chirurgische Eingriffe am Hüftgelenk in der Regel nicht vor dem Epiphysenfugenverschluß vorgenommen werden.

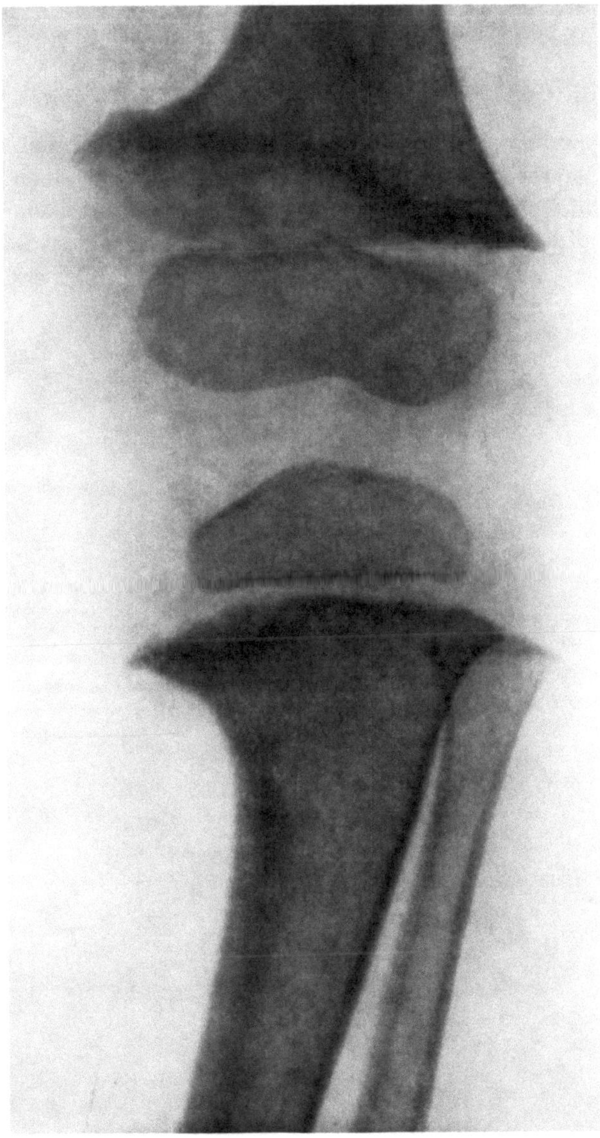

Abb. 78: *Kniegelenk:* Typ SCHMID, mäßige Auftreibung der proximalen Femur- und distalen Tibiametaphyse mit sehr unregelmäßiger Metaphysenbegrenzung

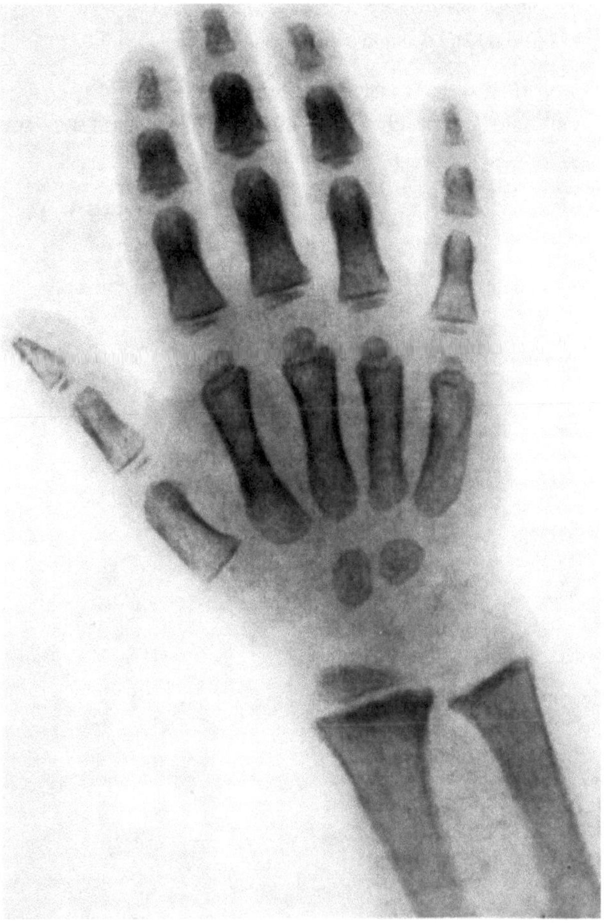

Abb. 79: *Hand:* Typ SCHMID, gering unregelmäßige Metaphysenbegrenzung von Ulna und Radius

Röntgenbefunde: (Abb. 77—79)

Radiologisch ist die Verbreiterung der Metaphysen mit unregelmäßiger Begrenzung und Verbreiterung der Epiphysenfugen charakteristisch. Die Veränderungen sind an den Hüften — wo eine Coxa vara besteht — und an den Metaphysen, die das schnellste Wachstum aufweisen, am besten sichtbar. Der Kalkgehalt des Skeletts ist normal. Mit dem Epiphysenfugenschluß ist die Diagnose kaum mehr möglich.

Kasuistik:

R., J.: 2. Kind junger, gesunder Eltern, ein gesunder älterer Bruder. Geburtsgewicht 3500 g. Normale Entwicklung während des 1. Lebensjahres; Laufen mit 15 Monaten. Dann bemerkten die Eltern die Verkrümmung der Beine. Trotz Behandlung mit Vitamin D_3 unter der Annahme einer Rachitis keine Besserung.

Zur Untersuchung kam ein 3jähriger Junge mit einer Körperlänge von 78,5 cm (—16,5 cm), Genua vara, „Rosenkranz", normaler Schädel, watschelnder Gang. Keine laborchemischen Veränderungen. Weitere Röntgenbefunde: Normaler Schädel, kein pathologischer Befund an der Wirbelsäule.

Differentialdiagnose:

Die von Spahr-Hartmann beschriebene metaphysäre Dysplasie unterscheidet sich vom Typ Schmid nur durch einen scheinbaren autosomal rezessiven Erbgang. Da aber bei der wechselnden Expressivität der autosomal dominanten Schmidschen Form einzelne Genträger klinisch gesund erscheinen können, ist die Sonderstellung des Typs Spahr nicht gesichert.

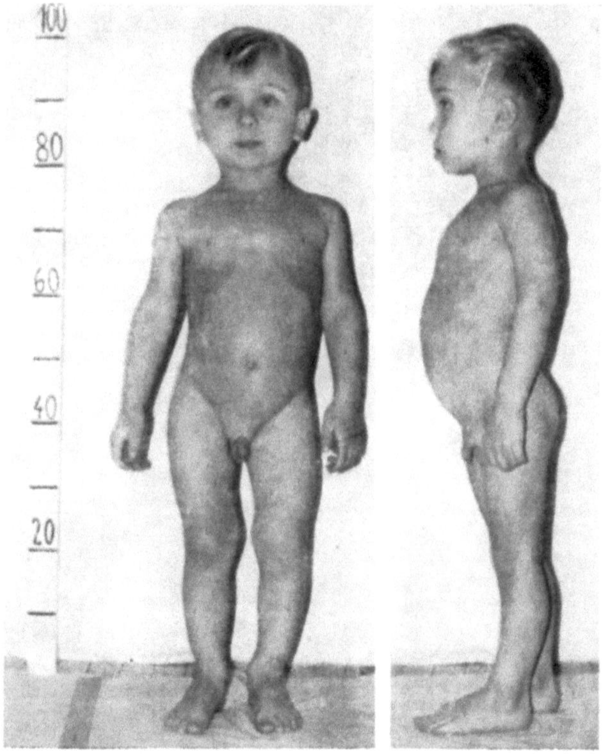

Abb. 80: B., J.: Typ McKusick, minderwüchsiger, 5 4/12 Jahre alter Junge mit blondem, dünnem Haar

Der Typ McKusick stellt eine 1964 in einem Inzuchtgebiet der USA entdeckte Knorpel-Haar-Hypoplasie dar. Seitdem wurden auch in Europa mehrere Fälle beobachtet. Die Erkrankung wird autosomal rezessiv vererbt. Klinisch sind die Kranken dem Typ Schmid ähnlich, sie sind aber durch blonde, brüchige Haare mit Verminderung des Haardurchmessers auf die Hälfte charakterisiert. Auch die Nägel können brüchig sein. Intestinale Erkrankungen sind öfter beschrieben worden.

Röntgenbefunde: (Abb. 81)

Röntgenologisch unterscheidet sich die Knorpel-Haar-Hypoplasie vom Typ Schmid durch einen stärkeren Befall der kniegelenknahen Metaphysen und der kurzen Knochen.

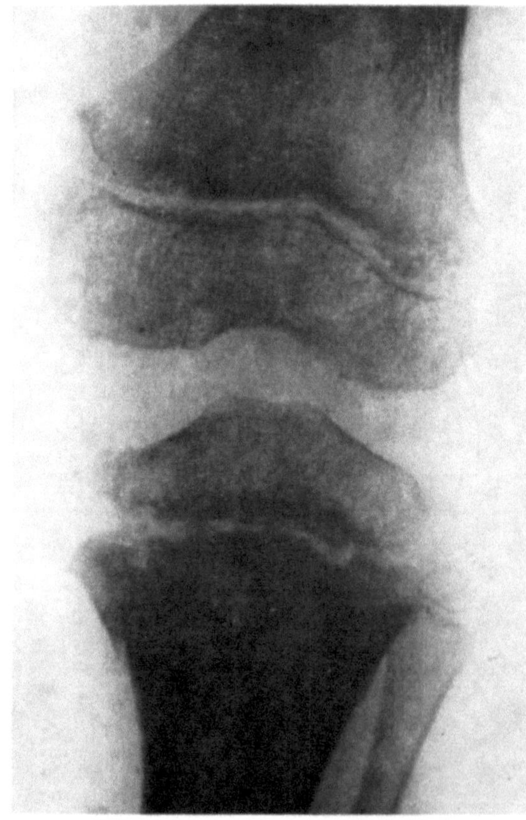

Abb. 81: *Kniegelenk:* Typ McKusick, erhebliche Metaphysenstörungen besonders an der proximalen Tibiametaphyse, weite Epiphysenfuge; Strukturauflockerung auch der Epiphysen

Kasuistik:

B., J.: (Abb. 80) 5 4/12 Jahre alter Junge, Mutter 154 cm groß, Vater 170 cm groß, Zwillingsschwester wächst normal. Geburtsgewicht 2870 g, Länge 48 cm, mit 1 Jahr 71 cm groß. Verlangsamung des Wachstums zwischen 3. bis 5. Lebensjahr. Bei Vorstellung Körperlänge 97 cm (—13 cm > 2 s), blonde, weiche Haare, Extremitäten verkürzt, Verbiegung der Unterschenkel nach außen, Hände und Füße verhältnismäßig lang. Laboruntersuchungen negativ.

Differentialdiagnose:

In die Differentialdiagnose vom Typ SCHMID und der Knorpel-Haar-Hypoplasie muß zuerst die Vitamin D-restistente Rachitis einbezogen werden. In seltenen Fällen können die Hypophosphatasie und die erworbene Hypothyreose diagnostische Schwierigkeiten bereiten. Diese Krankheiten weisen aber charakteristische biochemische Veränderungen auf. Achondroplasie, Hypochondroplasie und ELLIS-VAN CREVELD-Syndrom können leicht auf Grund des klinischen und radiologischen Bildes ausgeschlossen werden. An die BLOUNTsche Krankheit ist bei starkem Befall der kniegelenknahen Metaphysen zu denken.

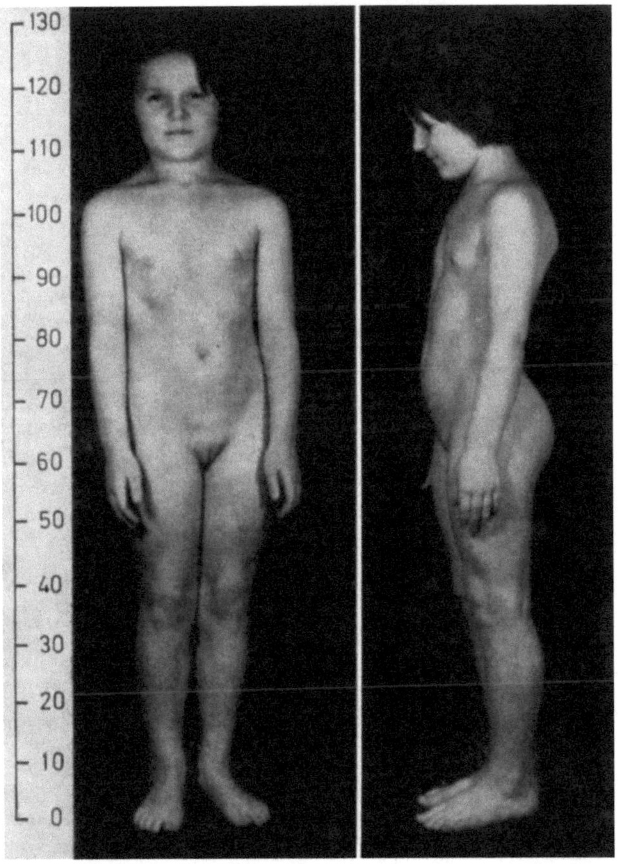

Abb. 82: P., B.: Typ VAANDRAGER-PENA, 11 10/12 Jahre altes Mädchen, proportionierter Minderwuchs, angedeutete Auftreibung der distalen Unterarmknochen

Die *metaphysäre Chondrodysplasie mit Malabsorption und Neutropenie* ist ein Syndrom, bei dem neben der metaphysären Dysplasie mit Kleinwuchs eine exokrine Pankreasinsuffizienz und eine Neutropenie besteht. Die metaphysären Veränderungen sind vorwiegend am Schenkelhals sichtbar und gehen oft mit Coxa vara einher. Die anderen, besonders die schnell wachsenden Metaphysen, weisen eine grobsträhnige Trabekelstruktur auf. Mitunter bestehen kleine Aufhellungen besonders an den distalen Unterarmknochen, die an die Veränderungen bei Phenylketonurie erinnern.

Bei der *metaphysären Chondrodysplasie mit Thymolymphopenie* sind die metaphysären Wachstumsstörungen Begleitsymptome einer Allgemeinerkrankung. Sie ist als der letale, schweizerische Typ der Agammaglobulinaemie bekannt und zeigt eine Hypoplasie oder Aplasie des Thymus mit Fehlen kleiner Lymphozyten und HASSALscher Körperchen. Die Kinder sind dystroph und erkranken an rezidivierenden Infektionen der Luftwege und des Darmtraktes. Die Knochenveränderungen charakterisieren sich durch diskrete generalisierte metaphysäre Wachstumsstörungen, als auch durch Beckenveränderungen, die etwas an die Achondroplasie erinnern.

Der Typ VAANDRAGER-PENA ist bisher nur in 4 Fällen beschrieben worden. Wir haben einen Fall beobachtet. Die Krankheit wird wahrscheinlich autosomal rezessiv vererbt. Klinisch charakterisiert sich die Erkrankung durch einen proportionierten mäßigen Minderwuchs. Erwachsenenbeobachtungen liegen noch nicht vor.

Röntgenbefunde: (Abb. 83 u. 84)

Röntgenologisch sind die Schaftenden der langen Knochen kolbenartig aufgetrieben, und die unregelmäßige längssträhnige Knochenstruktur reicht von den metaphysären Endplatten bis tief in den Schaft hinein.

Kasuistik:

P. B.: (Abb. 82) 11 10/12 Jahre altes Mädchen, Mutter verstorben, Vater in psychiatrischer Behandlung, ein jüngerer Bruder gesund. Das Mädchen wurde wegen Erziehungsschwierigkeiten in eine psychiatrische Anstalt eingewiesen. I. Q. 77. Vorstellung wegen Minderwuchs. Körperlänge 127 cm (—19 cm > 2 s), Gewicht 27,5 kg (+2 kg), Auftreibung der distalen Unterarmknochen, sonst klinisch kein krankhafter Befund. Laborchemisch einschließlich der Ausscheidung saurer Mukopolysaccharide im Harn ohne Abweichungen von der Norm.

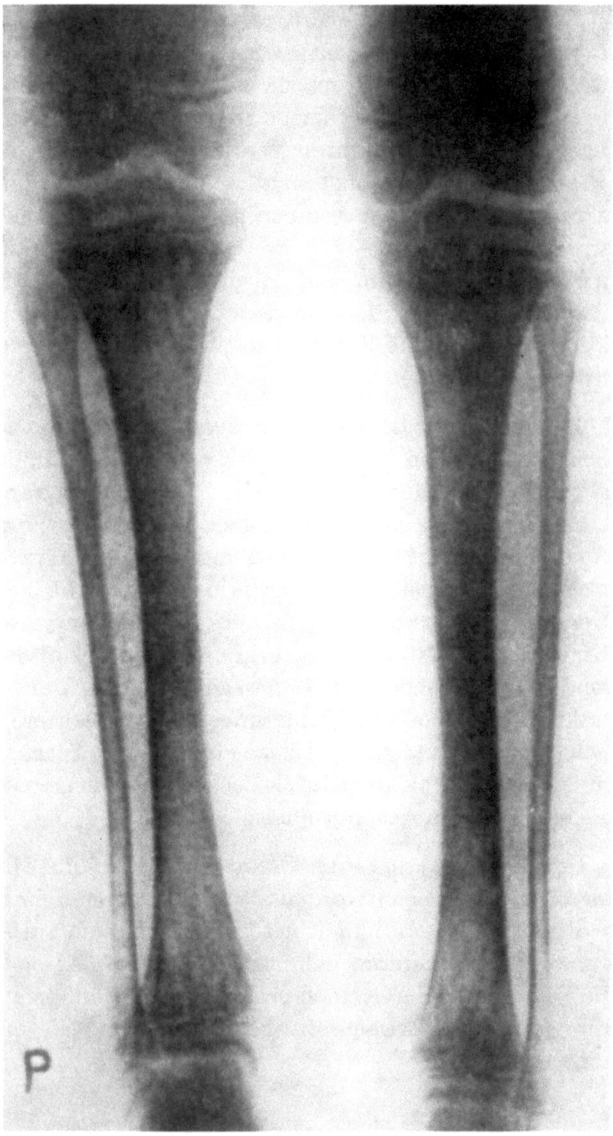

Abb. 83: *Unterschenkel:* Typ VAANDRAGER-PENA, schwere metaphysäre Veränderungen mit weit in den Schaft reichenden längssträhnigen Knochenstrukturen und cystenartigen Aufhellungen

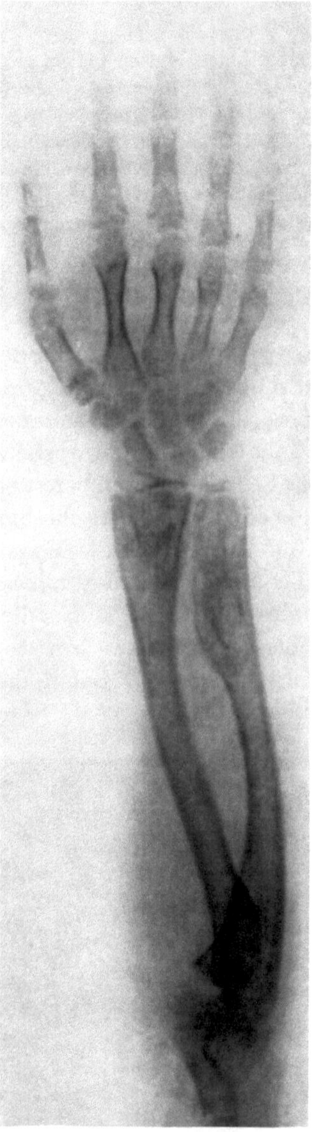

Abb. 84: *Unterarm und Hand:* Typ VAANDRAGER-PENA, Auftreibung der distalen Radius- und Ulnametaphysen und identische Veränderungen wie an den Unterschenkeln, unregelmäßige metaphysäre Begrenzungen an den distalen Metacarpalia und proximalen Phalangenenden mit angedeuteten Zapfenepiphysen am 3. und 4. Finger

Differentialdiagnose:

Die metaphysären Veränderungen der spondylometaphysären Dysplasie sind ähnlich, die Wirbelkörper bei der metaphysären Dysplasie Typ VAANDRAGER-PENA aber normal.

Der *milde Typ* ist durch einen geringeren proportionierten Minderwuchs gekennzeichnet. Familiäre und sporadische Fälle wurden beobachtet. Die radiologischen Veränderungen sind schwach ausgeprägt und nur an den Metaphysen, die das größte Wachstum aufweisen, sichtbar (kniegelenknahe Metaphysen, distale Radius- und Ulnametaphysen). Die Knochenkernentwicklung verläuft normal.

Kasuistik:

B., A.: (Abb. 85) 12 10/12 Jahre alter Junge, 2. Kind gesunder, junger Eltern. Die verstorbene Mutter und 2 Schwestern von ihm sollen klein gewesen sein. Normale Entwicklung während der ersten Lebensjahre. Mit 6 Jahren Minderwuchs auffällig. In den letzten Jahren besonders deutlicher Wachstumsrückstand, deshalb Vorstellung. Länge 127 cm (—24 cm > 3 s), Gewicht 31 kg (+5 kg), Verkürzung besonders der Extremitäten, sonst klinisch kein auffälliger Befund. Keine laborchemischen Normabweichungen.

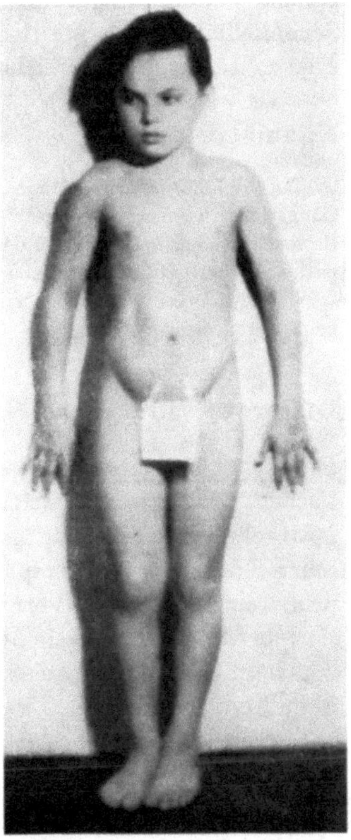

Abb. 85: B., A.: 12 10/12 Jahre alter Junge
mit proportioniertem Minderwuchs (−24 cm)

Abb. 86: *Hand:* milder Typ,
geringe Unregelmäßigkeiten an den Radius- und Ulnametaphysen
und an den distalen Metaphysen der Grundphalangen

Abb. 87: *Kniegelenk:* milder Typ,
metaphysäre Unregelmäßigkeiten an der proximalen
Tibiametaphyse, weite Epiphysenfugen

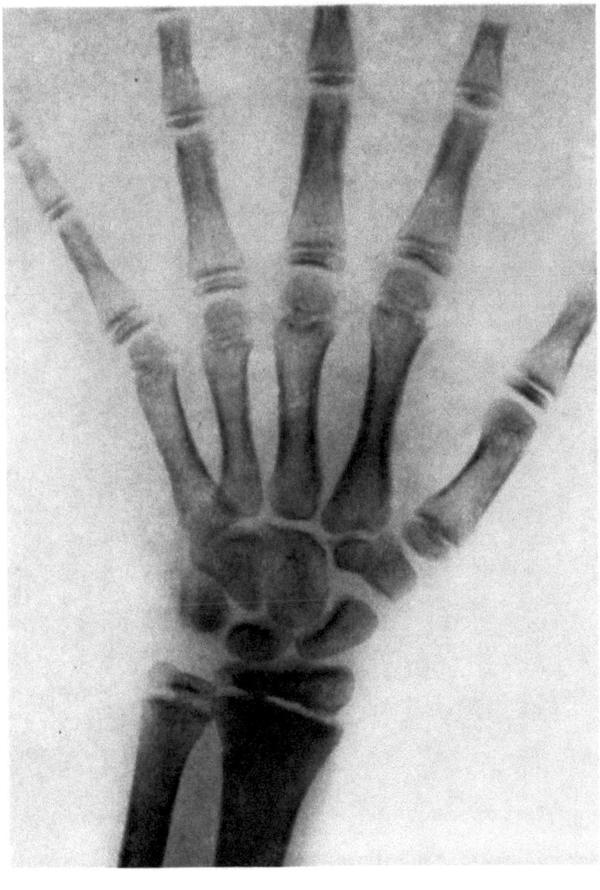

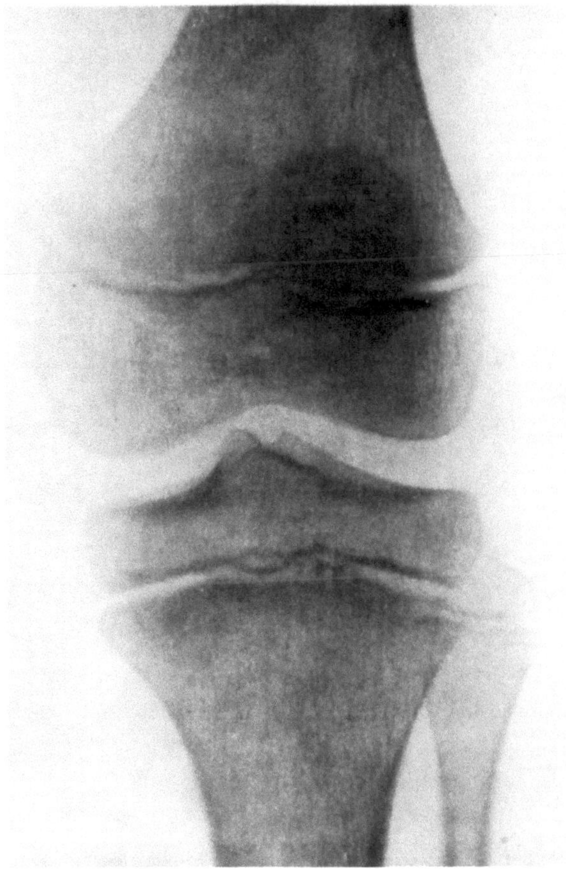

Differentialdiagnose:

Abzugrenzen sind der hypophysäre und der konstitutionelle Minderwuchs.

Sonderformen

a) Als *idiopathische Coxa vara* werden die Fälle betrachtet, bei denen der Schenkelhalswinkel ursprünglich normal gewesen ist und infolge mechanischer Insuffizienz der im Wachstum gestörten Schenkelhalsepiphysenfuge sekundäre Deformation erleidet. Sie wird von uns als eine lokalisierte Form einer metaphysären Dysplasie angesehen.

Sie soll in einer Häufigkeit von 1:25000 beobachtet werden können. Die Krankheit tritt sporadisch auf. Sie wird meist im frühen Schulalter erkannt, obwohl sie bereits in den ersten Lebensjahren zu einem watschelnden Gang führt, der sich mit der Zeit verstärkt. Mit der Verknöcherung des Femurkopfes mit dem Schaft hört die Verminderung des Schenkelhalswinkels auf. In der Folge kommt es zu frühen arthrotischen Veränderungen. Die operative Korrektur des Schenkelhalswinkels vor dem Schluß der Epiphysenfuge sollte vermieden werden.

Kasuistik:

G., L.: (Abb. 88) 5jähriges Mädchen, seit 1/2 Jahr watschelnder Gang, der sich zunehmend verschlechtert. Größe 105 cm (−2 cm), Gewicht 18,8 kg (+1,3 kg). An den inneren Organen klinisch kein pathologischer Befund, keine laborchemischen Veränderungen.

Weitere Röntgenuntersuchungen des gesamten Skeletts ergeben keine Veränderungen.

Differentialdiagnose:

Die Krankheit muß von der sekundären symptomatischen Coxa vara (posttraumatisch, postinfektiös, postrachitisch, nach Hüftgelenksluxation, PERTHESscher Krankheit und Epiphysenlösung) und von der primären Coxa vara in Verbindung mit einer generalisierten Knochendysplasie abgegrenzt werden. Besonders häufig kommt sie bei den anderen metaphysären Chondrodysplasien vor.

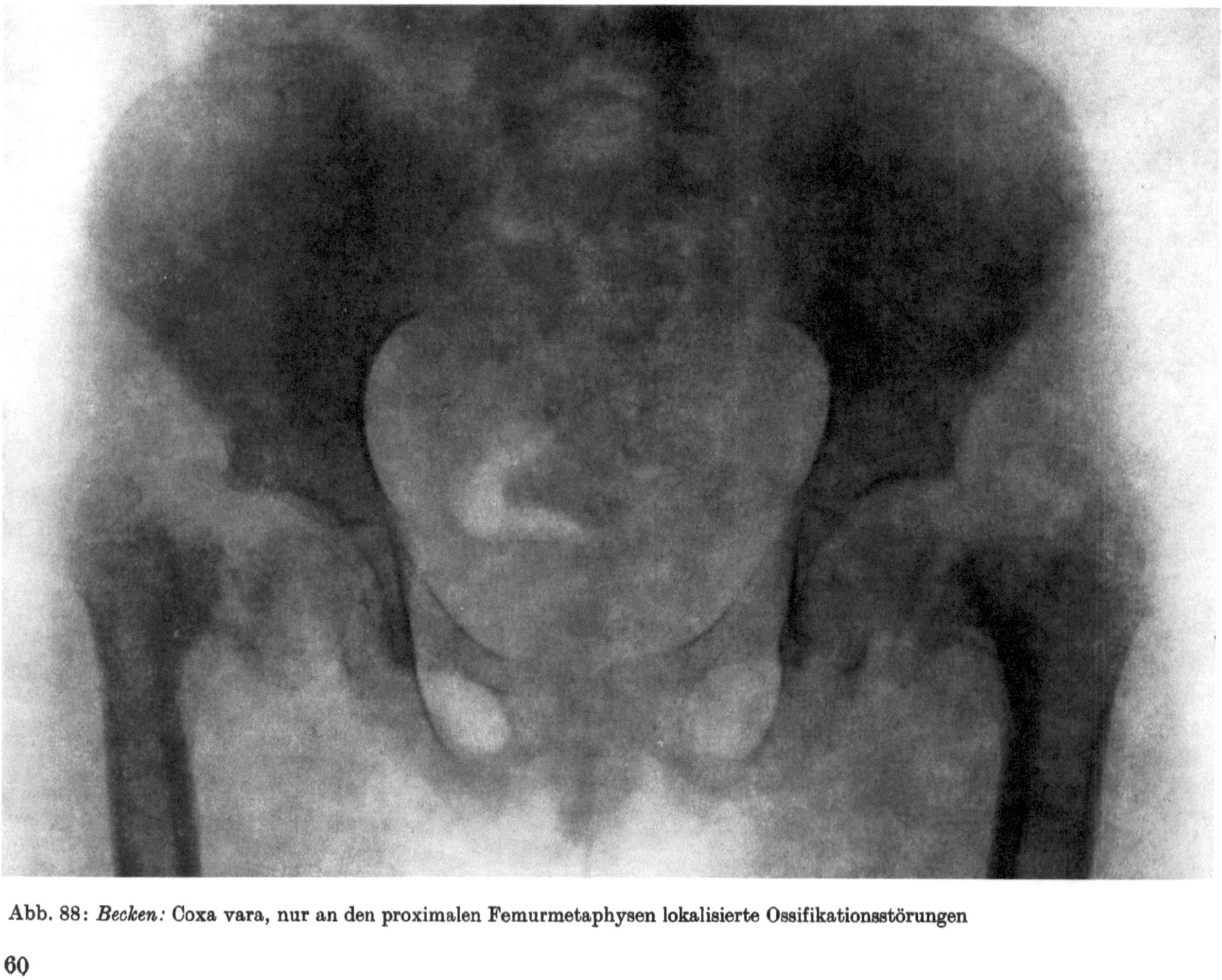

Abb. 88: *Becken:* Coxa vara, nur an den proximalen Femurmetaphysen lokalisierte Ossifikationsstörungen

b) Als eine weitere Form einer lokalisierten metaphysären Ossifikationsstörung sehen wir die *Tibia vara* (BLOUNTsche Krankheit) an, die sich an der medialen proximalen Tibiametaphyse manifestiert. Die proximale Tibiaepiphyse ist erst sekundär in den Prozeß einbezogen. Bisher sind über 200 Fälle beschrieben, die meist sporadisch aufgetreten waren. Auch nach unserem Material scheint die Krankheit nicht so selten zu sein. Sie tritt in einer infantilen Form, die bereits in den ersten Lebensjahren beginnt und zu einer zunehmenden Deformation der Unterschenkel innerhalb der nächsten Jahre führt und einer adoleszenten Form auf, die oft einseitige, ähnliche, aber viel schwächere Veränderungen aufweist. Die Therapie der Wahl ist die Osteotomie.

Röntgenbefunde:

Im Röntgenbild stellt sich ein Genu varum mit unregelmäßiger Mineralisation der medialen Tibiacondylen mit schnabelartiger Zuspitzung nach unten dar. Eine sekundäre Deformation der medialen Teile der proximalen Tibiaepiphyse findet sich immer.

Abb. 89: *Knie:* BLOUNTsche Krankheit mit nur an den medialer Abschnitten der proximalen Tibiametaphysen lokalisierten Ossifikationsstörungen

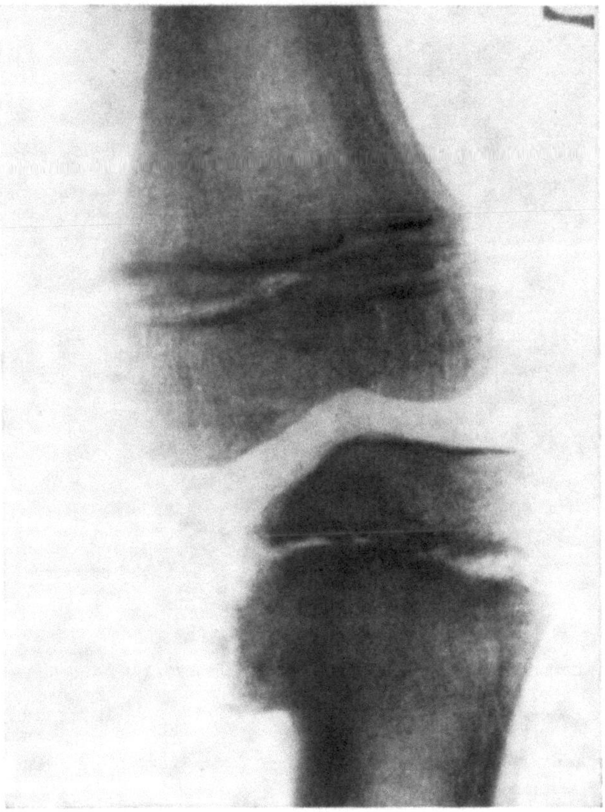

Differentialdiagnose:

Eine Tibia vara im Rahmen einer generalisierten Dysplasie ist durch zusätzliche Röntgenaufnahmen leicht auszuschließen. Ebenso gelingt unter Zuhilfenahme der Anamnese der Ausschluß postrachitischer Veränderungen. Die postinfektiös entstandene Tibia vara läßt die Symmetrie der Befunde vermissen.

c) *Einen eigenen Typ* einer metaphysären Dysplasie stellt möglicherweise auch der von WIEDEMANN und SPRANGER beschriebene Fall dar. Hier manifestierte sich ein rhizomeler Minderwuchs bereits im Säuglingsalter. Die metaphysären Strukturanomalien betrafen nur die langen Röhrenknochen und bildeten sich im Laufe der Zeit zurück. Eine Besonderheit stellte eine jahrelang nachweisbar gebliebene Ossifikationsentwicklungsverzögerung zahlreicher Wirbelkörper im Sinne „frontaler Wirbelspalten" dar.

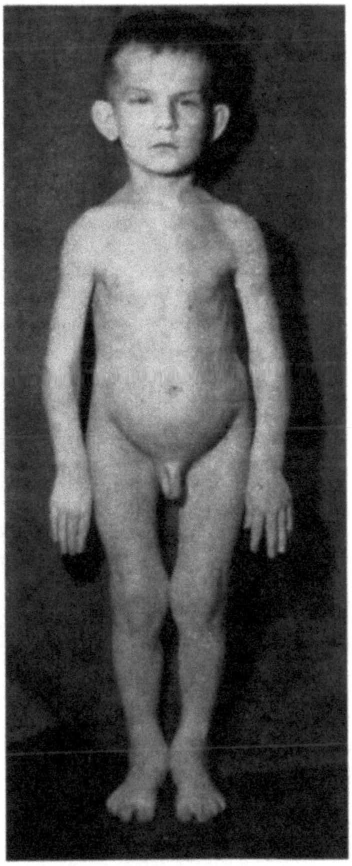

Abb. 90: N., P.:
spondylo-metaphysäre Dysplasie,
5 9/12 Jahre alter Knabe.
Körpergröße 105 cm (—7 cm),
Verkürzung des Rumpfes
und Kyphoskoliose

Spondylo-metaphysäre Dysplasie

Die spondylo-metaphysäre Dysplasie ist eine zum Minderwuchs führende und durch den fast ausschließlichen Befall der Wirbelsäule und der Metaphysen gekennzeichnete Dysplasie.

Die Erkrankung wurde von KOZLOWSKI u. Mitarb. 1966 als eigenständig abgegrenzt. Die meisten Fälle sind sporadisch aufgetreten, einmal wurde die Erkrankung bei Mutter und Kind beschrieben. Ein autosomal dominanter Erbgang erscheint möglich.

Der Minderwuchs wird in den ersten Lebensjahren bemerkbar. Vorwiegend der Rumpf, aber auch die Extremitäten sind verkürzt. Weiterhin bestehen eine leichte Brustwirbelsäulenkyphose, rachitisähnliche Thoraxverformungen, kurze Hände und Füße. Die Beweglichkeit in den großen Gelenken kann eingeschränkt sein. Hornhauttrübung kommt nicht vor. Die biochemischen und hämatologischen Untersuchungen zeigen keine Auffälligkeiten. Die Prognose ist noch unbekannt, da noch keine Erwachsenenbeobachtungen vorliegen.

Röntgenbefunde: (Abb. 91—95)

Die Wirbelsäule zeigt eine generalisierte Platyspondylie. Die Wirbelkörper sind wie beim Morbus MORQUIO nach vorn ausgezogen. Das Becken ist in

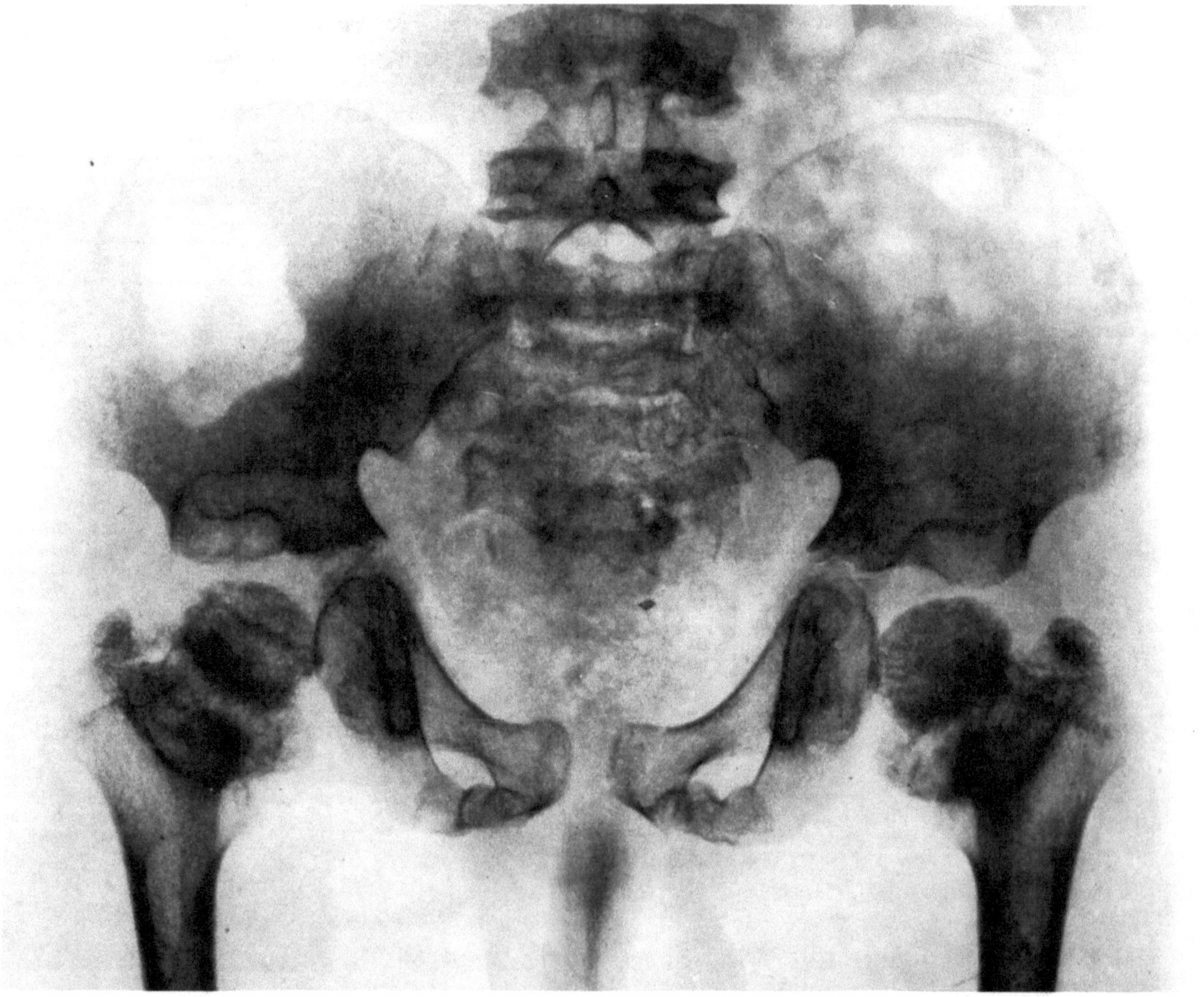

Abb. 91: *Becken:* spondylo-metaphysäre Dysplasie, breit ausladend, verkürzt im sagittalen Durchmesser. Generalisierte, besonders metaphysäre Ossifikationsstörungen mit starker Verkürzung des Schenkelhalses

→

Abb. 92: *Brustwirbelsäule seitl.:* spondylo-metaphysäre Dysplasie, generalisierte Platyspondylie mit nach ventral zungenförmig ausgezogenen Wirbelkörpern, Kyphose. Multizentrische Ossifikation des Sternums

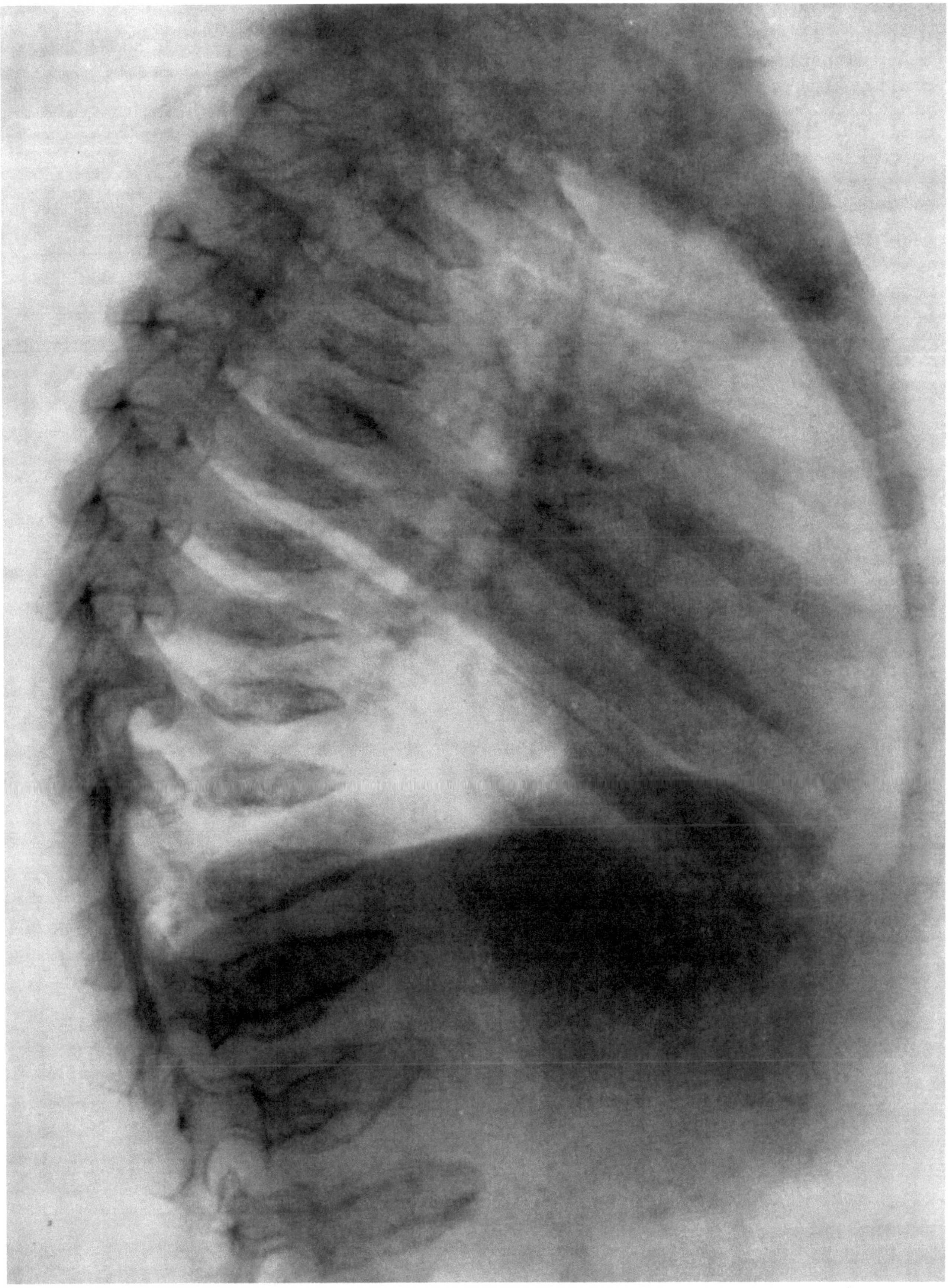

sagittaler Richtung verkürzt, die Hüftpfannengelenke sind horizontal gestellt. Die äußere Kontur der Beckenschaufeln kann unregelmäßig sein. Die proximale Femurmetaphyse ist stark verbreitert und unregelmäßig begrenzt, der Schenkelhals stark verkürzt. Die übrigen Metaphysen sind gewöhnlich ebenfalls betroffen, wobei die Ausprägung der Veränderungen recht verschieden sein kann. Die Carpal- und Tarsalknochen entwickeln sich verspätet.

Kasuistik:

N., P.: (Abb. 90) 5 9/12 Jahre alter Knabe gesunder Eltern. 3 gesunde Geschwister. Entwicklung im 1. Lebensjahr normal. Laufen mit 13 Monaten. In dieser Zeit bemerkte die Mutter eine Verbiegung der unteren Extremitäten und eine Verdickung der distalen Unterarmknochen. Antirachitische Behandlung blieb erfolglos. Bei einer Körperlänge von 105 cm (—7 cm) findet sich eine vorwiegende Rumpfverkürzung. Im Stehen reichen die mittleren Finger bis zum distalen Drittel der Oberschenkel. Die Metaphysen sind aufgetrieben, die Beweglichkeit in den großen Gelenken ist eingeschränkt. Das Kind läuft mit gespreizten Beinen. Die psychische Entwicklung ist normal. Keine Hornhauttrübung, keine erhöhte Mukopolysaccharidausscheidung im Urin.

Differentialdiagnose:

Die spondylo-epiphysären Dysplasien sind ebenso wie die Pseudoachondroplasie durch den gleich-

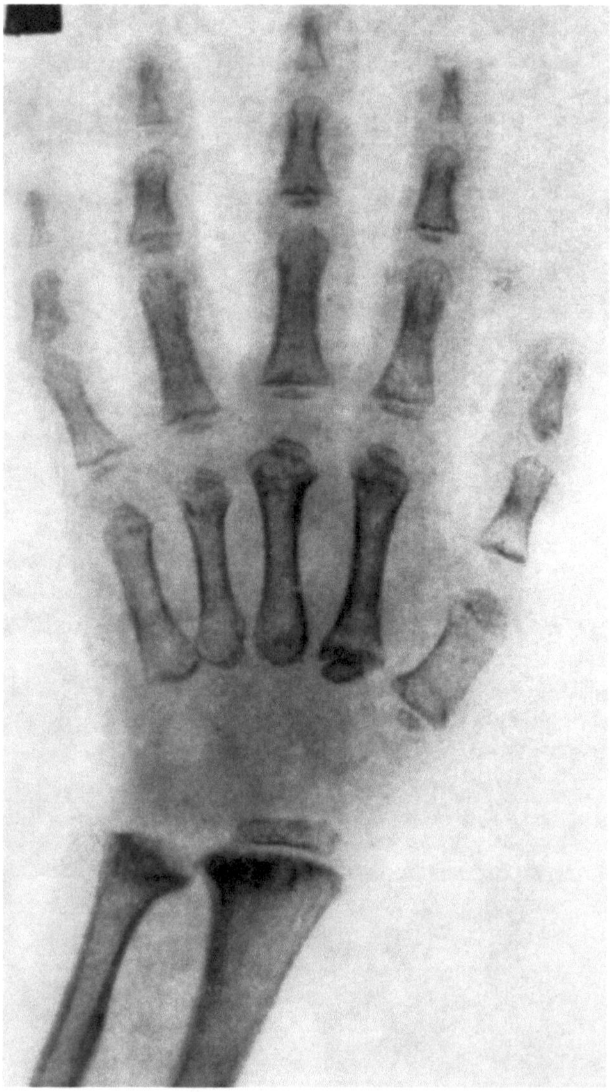

Abb. 93: *Hand:* spondylo-metaphysäre Dysplasie, unregelmäßige Metaphysenbegrenzung von Ulna und Radius wie auch der tubulären Knochen der Hand, hochgradige Verzögerung der Knochenentwicklung der Handwurzelkerne

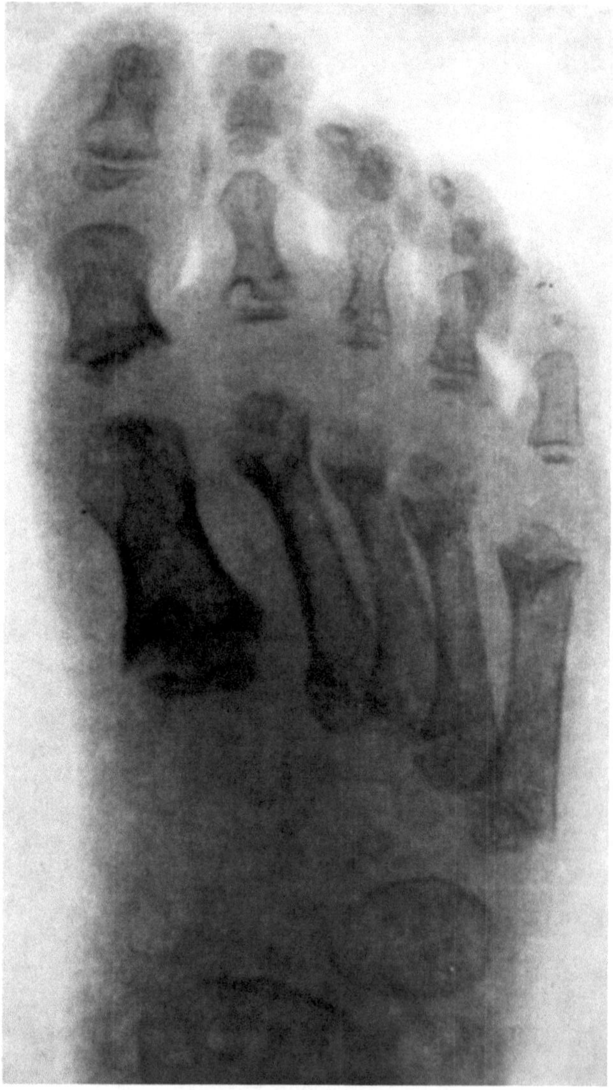

Abb. 94: *Fuß:* spondylo-metaphysäre Dysplasie, ähnliche Veränderungen wie an der Hand

zeitigen Befall der Epiphysen abzugrenzen. Eine Sonderform der spondylo-metaphysären Dysplasie stellen die von Sutcliffe beschriebenen Fälle dar. Bei ihr bestehen neben einer Vertebra plana Ossifikationsdefekte im Bereich zahlreicher Metaphysen und Coxa vara. Außer den Femurköpfen, die sich als sehr kleine Ossifikationsinseln darstellen, sind alle Epiphysen normal. Eine von Schmidt mitgeteilte spondylo-metaphysäre Dysplasie kann auf Wirbelsäule und Hüftgelenke beschränkt sein.

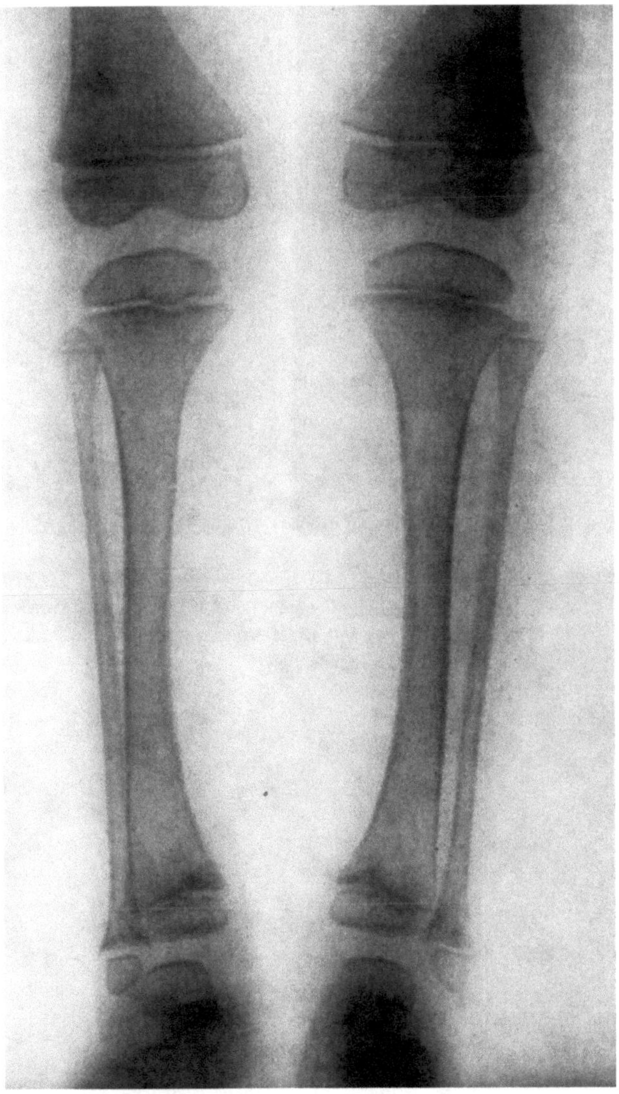

Abb. 95: *Unterschenkel:* spondylo-metaphysäre Dysplasie, Verbreiterung der Schaftenden mit gering unregelmäßiger Metaphysenbegrenzung

Dysplasia epiphysealis multiplex

Synonyma: Ribbing-Fairbanksche Krankheit, dysplasie polyépiphysaire dominante

Die Dysplasia epiphysealis multiplex ist eine polyepiphysäre Ossifikationsstörung, die zu hypoplastischen, unregelmäßig strukturierten Epiphysen und zu einem disproportionierten Minderwuchs führt.

Die Krankheit scheint nicht so selten zu sein, wie sie noch bis vor wenigen Jahren angesehen wurde. Beide Geschlechter werden betroffen. Die Vererbung erfolgt autosomal dominant. Die Mutationsrate scheint hoch zu liegen.

Die Patienten fallen im mittleren Kindesalter durch ihren Kleinwuchs, verkürzte Hände und ihre Beschwerden beim Laufen auf. Die Intelligenz ist nicht gestört. Später kommt es zu starken sekundären Gelenkarthrosen, die eine körperliche Schonung der Kinder, eine geeignete Berufswahl und evtl. symptomatische Therapie erforderlich machen.

Röntgenbefunde: (Abb. 97—103)

Stets sind mehrere Gelenke betroffen. Die stärksten Veränderungen finden sich an den Hüft- und Schultergelenken sowie an den Handwurzelkernen. Die Epiphysenkerne treten verzögert auf, können multizentrisch angelegt sein. Die Epiphysen bleiben stark verkleinert und sind unregelmäßig, aber scharf strukturiert. Die Femurkopfkerne sind zum Teil hochgradig abgeflacht. Die Verkürzung der Hände ist vorwiegend durch die Verkleinerung der Mittelhand, weniger durch geringe Verkürzung der Phalangen und Metacarpalia bedingt. Geringe metaphysäre Verplumpungen sind sekundärer Art.

Kasuistik:

In zwei Generationen einer Familie beobachteten wir 9 Merkmalsträger (s. Stammbaum). Von 6 Söhnen eines Elternpaares, von dem der Vater nach anamnestischen Angaben wahrscheinlich an

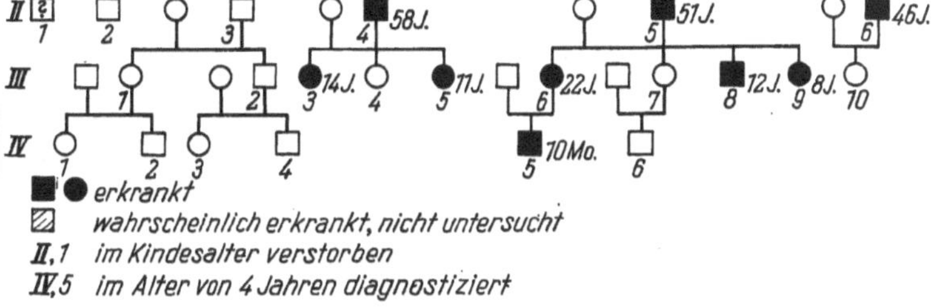

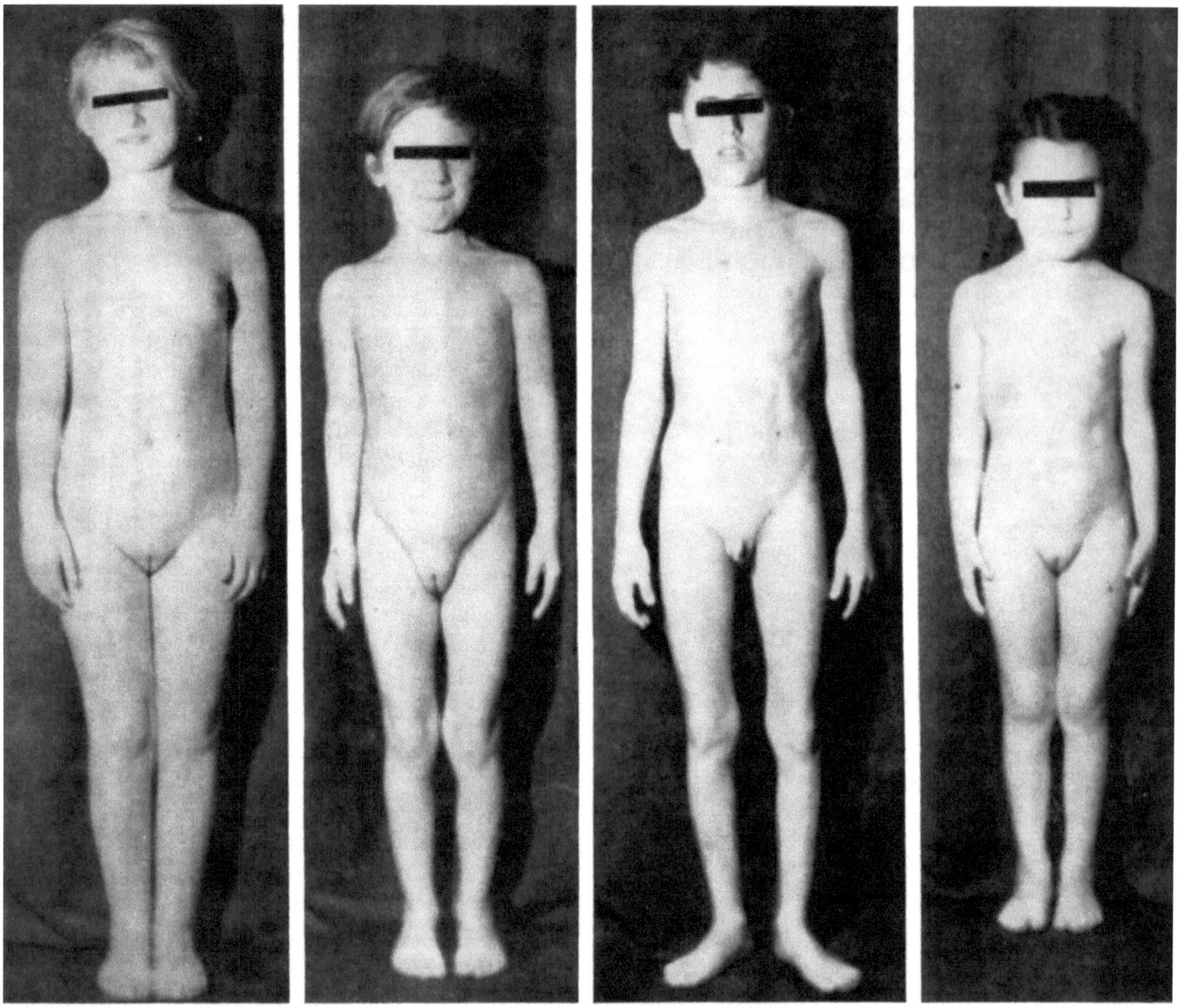

Abb. 96: (oben) Patienten III,3, III,5, III,8 (Proband) und III,9 aus zwei Familien mit Befall von Dysplasia epiphysealis multiplex

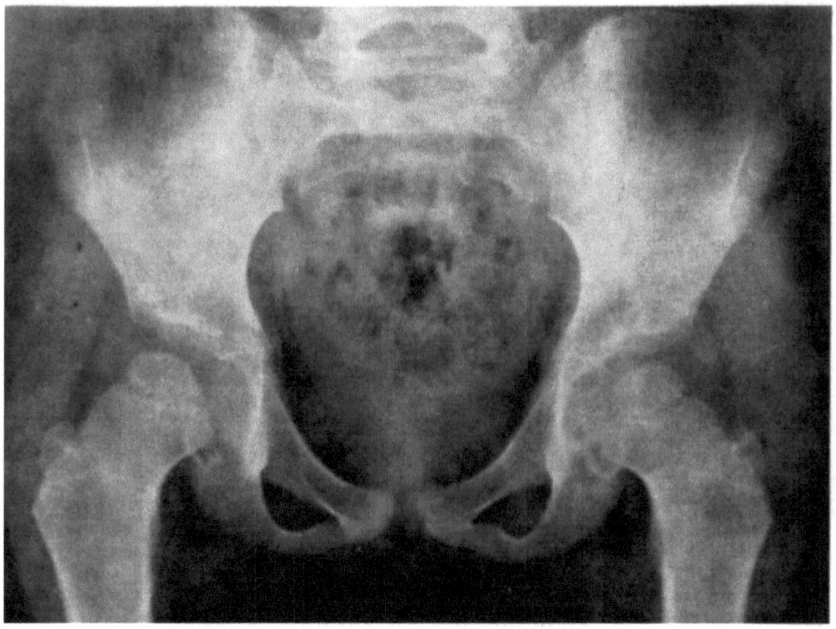

Abb. 97: (unten) *Becken* von III,9: 8jähriges Mädchen, deutliche Verkleinerung der etwas weiter lateral gelegenen Femurkopfkerne, gering verplumpte Schenkelhälse

der Krankheit litt, waren 3 erkrankt und wurden wegen „rheumatoid-arthritischer Beschwerden“ teilweise auch stationär in auswärtigen Krankenhäusern ohne Erfolg behandelt. III,8, der Proband der Familie, hatte in der frühen Kindheit keine ernsthaften Erkrankungen durchgemacht. Seine motorische und geistige Entwicklung verlief, so wie auch bei den anderen erkrankten Geschwistern, zunächst normal. Im 3. Lebensjahr fiel ein „schwerer Gang“ auf, und später äußerte er Schmerzen nach längerem Laufen. Er war immer kleiner als gleichaltrige Kinder und wurde im Alter von 12 Jahren wegen des Minderwuchses vorgestellt. Die auf Grund der Röntgenbefunde vorgenommene Überprüfung aller anderen Familienmitglieder ließ den Erbgang der Erkrankung erkennen.

Differentialdiagnose:

Aseptische Knochennekrosen entwickeln sich in der Mehrzahl der Fälle nur an einer Stelle des Skelettsystems. Bei der bilateralen PERTHESschen Krankheit

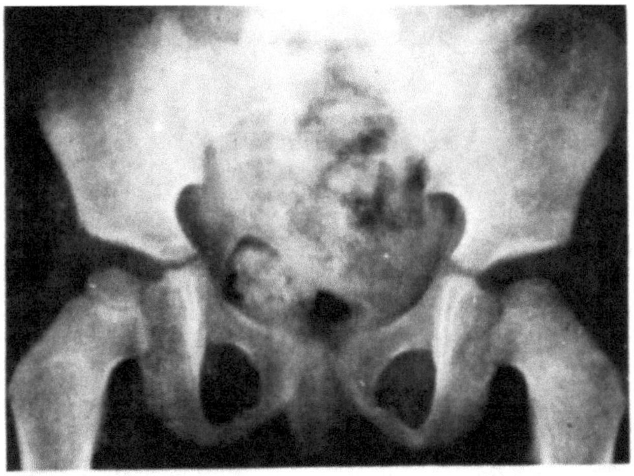

Abb. 99: *Becken* von III,6:

a) im Alter von 8 Jahren identische Veränderungen wie bei der Schwester III, 9

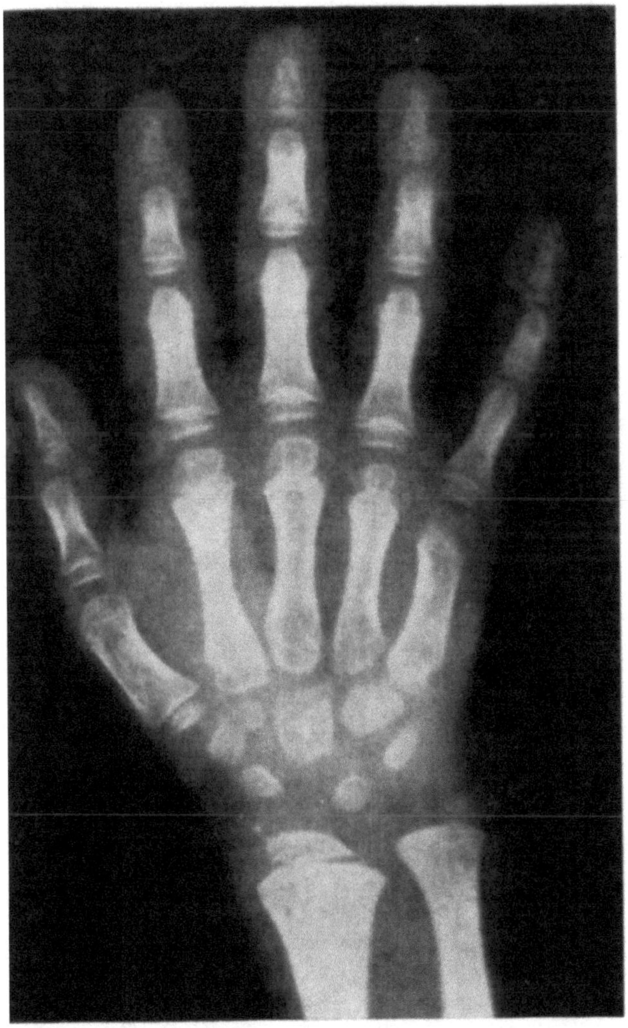

Abb. 98: *Hand* von III,9: Verkleinerung und unregelmäßige Begrenzung der Handwurzelkerne und der Radius- und Ulnaepiphysen

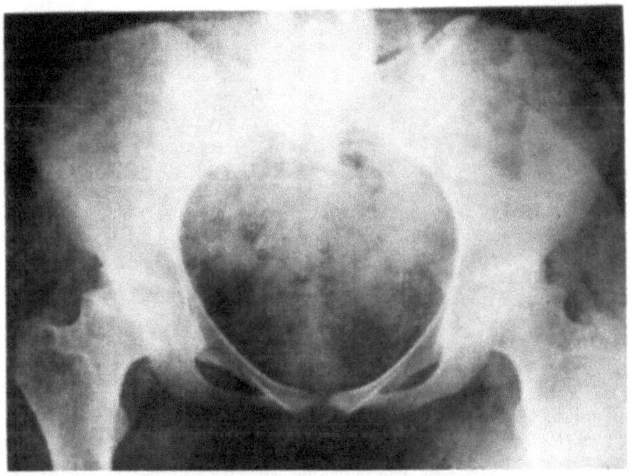

Abb. 100: *Becken* von III,6:

b) im Alter von 22 Jahren erhebliche Verschlechterung des Befundes mit bereits starken arthrotischen Veränderungen

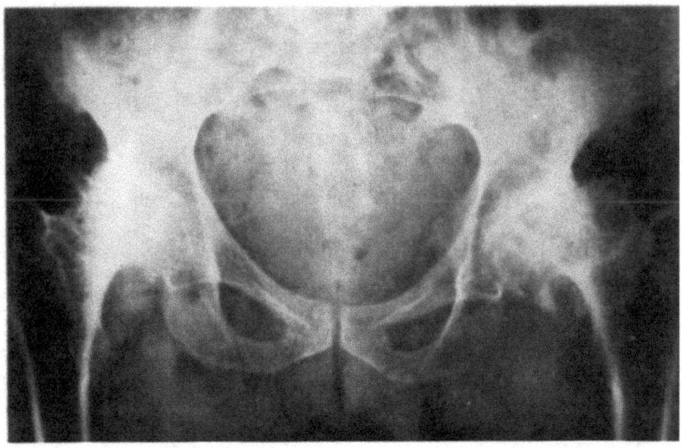

Abb. 101: *Becken* von II,5: Weitere Zunahme der sekundär arthrotischen Veränderungen bei dem 51jährigen Vater

sind weitere Aufnahmen zum Ausschluß einer Dysplasia epiphysealis multiplex zu fordern. Weiterhin sollte bei kleineren Kindern an eine Hypothyreose gedacht werden, später hat die Abgrenzung gegenüber der Rheumatoid-Arthritis zu erfolgen. Schwere Coxarthrosen bei Erwachsenen sollten zu Familienuntersuchungen Anlaß geben.

Unklassifizierbare multiple epiphysäre Dysplasien

Die Gruppe der multiplen epiphysären Dysplasien umfaßt mehrere Krankheiten, die durch polyostische Ossifikationsstörungen der Epiphysen, bisweilen auch der Metaphysen, der Wirbelsäule wie auch der Tarsal- und Carpalknochen gekennzeichnet sind. Von dieser mannigfaltigen Gruppe wurden in den vergangenen 15 Jahren mehrere klinisch-radiologisch gut definierbare Krankheiten abgegrenzt. Nichtsdestoweniger bleibt eine große Anzahl von Krankheiten bestehen, die zwar untereinander gewisse Ähnlichkeiten zeigen, andererseits aber große Differenzen aufweisen und zur Zeit nicht genau einzuordnen sind. Die unzureichende klinische und besonders radiologische Dokumentation von vielen Fällen, wie auch die relative Seltenheit dieser

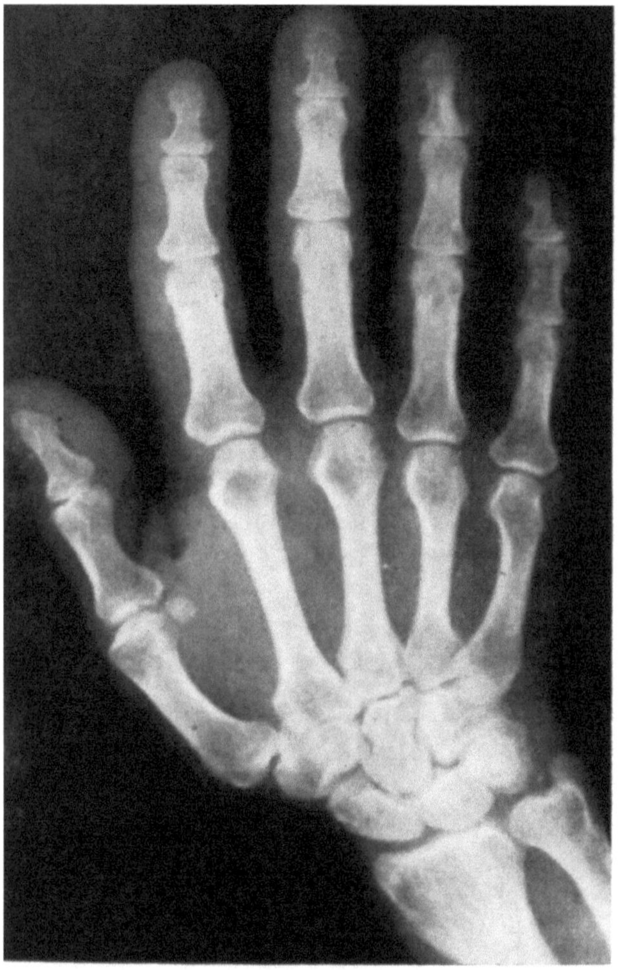

Abb. 102: *Hand* von II,5: Verkürzung besonders der Mittelhand, weniger der kurzen Röhrenknochen

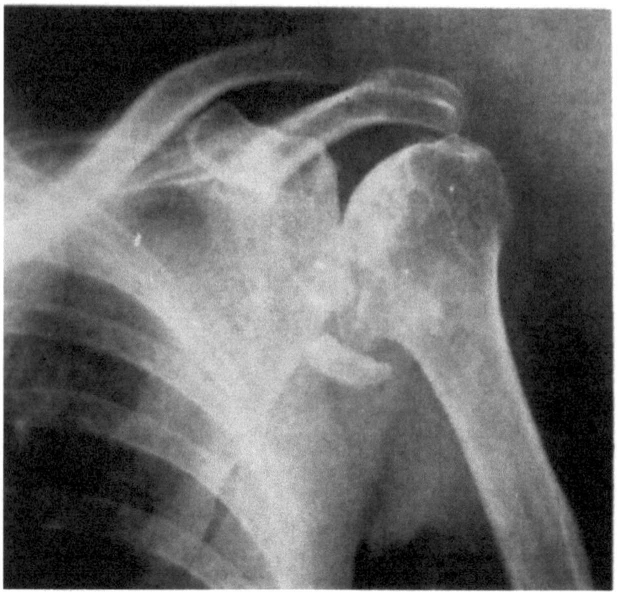

Abb. 103: *li. Schulter* von II,5: Abplattung des Femurkopfes und Arthrose des Schultergelenks, freie Gelenkmaus

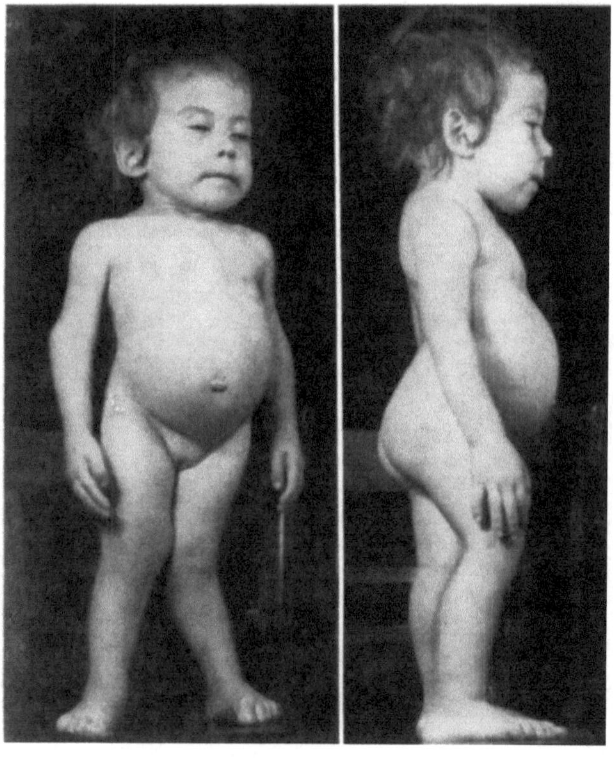

Abb. 104: M., B.: meta-epiphysäre Dysplasie, 3 6/12 Jahre altes minderwüchsiges Mädchen, Genua valga

Krankheiten erschweren den Fortschritt auf diesem Gebiete der angeborenen Knochenkrankheiten.

Die Häufigkeit dieser multiplen epiphysären Dysplasien ist unbekannt. Ihre Vererbung ist uneinheitlich, oft handelt es sich um Einzelfälle. Klinisch sind für diese Erkrankungen Gelenkbeschwerden häufig die ersten Symptome. Verkürzung des Rumpfes oder Verunstaltung einzelner Glieder können ebenfalls auftreten.

Die multiplen epiphysären Dysplasien werden im 2.—3. Lebensjahr bemerkt, selten früher, manchmal später. Normales Wachstum in den ersten Lebensjahren schließt schwere Formen von multiplen epiphysären Dysplasien, die zu Verkrüppelung führen können, nicht aus. Im allgemeinen sind die Krankheiten dieser Gruppe von keinen anderen Anomalien begleitet. Der Verlauf der Krankheit ist nicht vorherzusagen.

Obwohl keine kausale Therapie zur Zeit bekannt ist, ist eine frühe Erkennung auch dieser Krankheiten ungeheuer wichtig, da durch frühzeitige orthopädische Maßnahmen die Progredienz dieser Leiden günstig beeinflußt werden kann. Orthopädisch-chirurgische Behandlung sollte nur mit größter Vorsicht vorgenommen werden, da nicht ein normaler Knochen operiert wird und die Resultate nach der Operation oft schlechter sind als zuvor. Entsprechende Berufslenkung ist wichtig.

Die Verschiedenartigkeit der Röntgenveränderungen in dieser Krankheitsgruppe macht eine all-

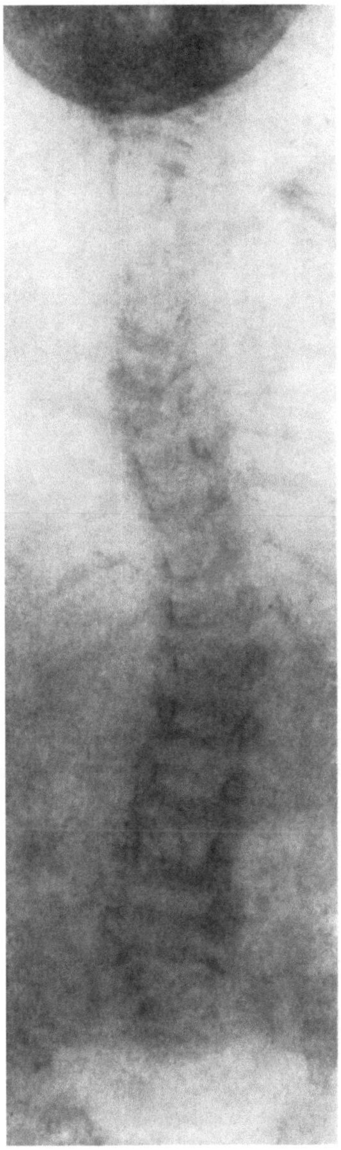

Abb. 105: *Wirbelsäule a.p.:* meta-epiphysäre Dysplasie, Skoliose, Wirbelkörperdeformationen besonders an der oberen und unteren Brustwirbelsäule

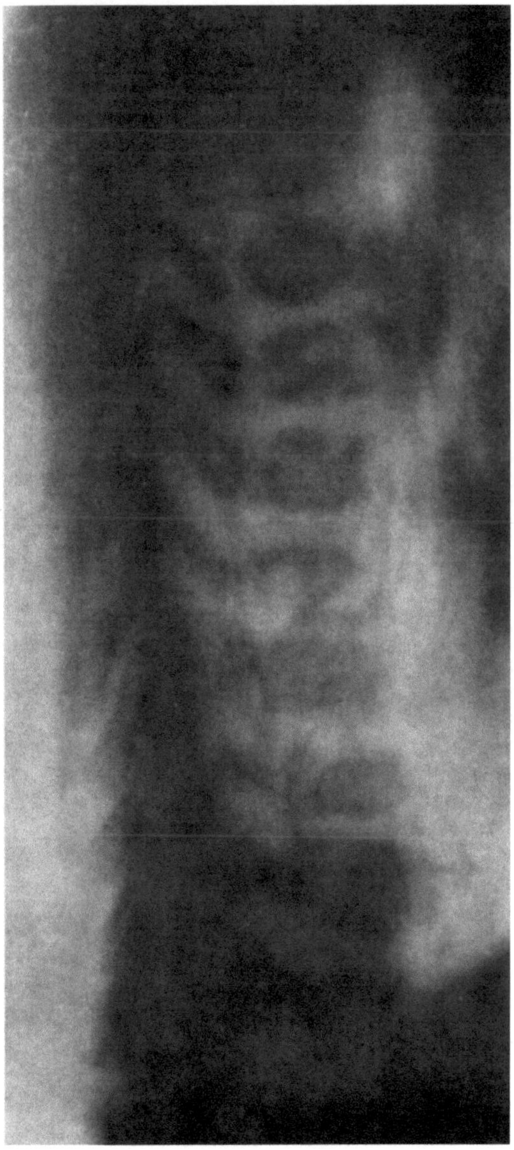

Abb. 106: Tomogramm seitlich

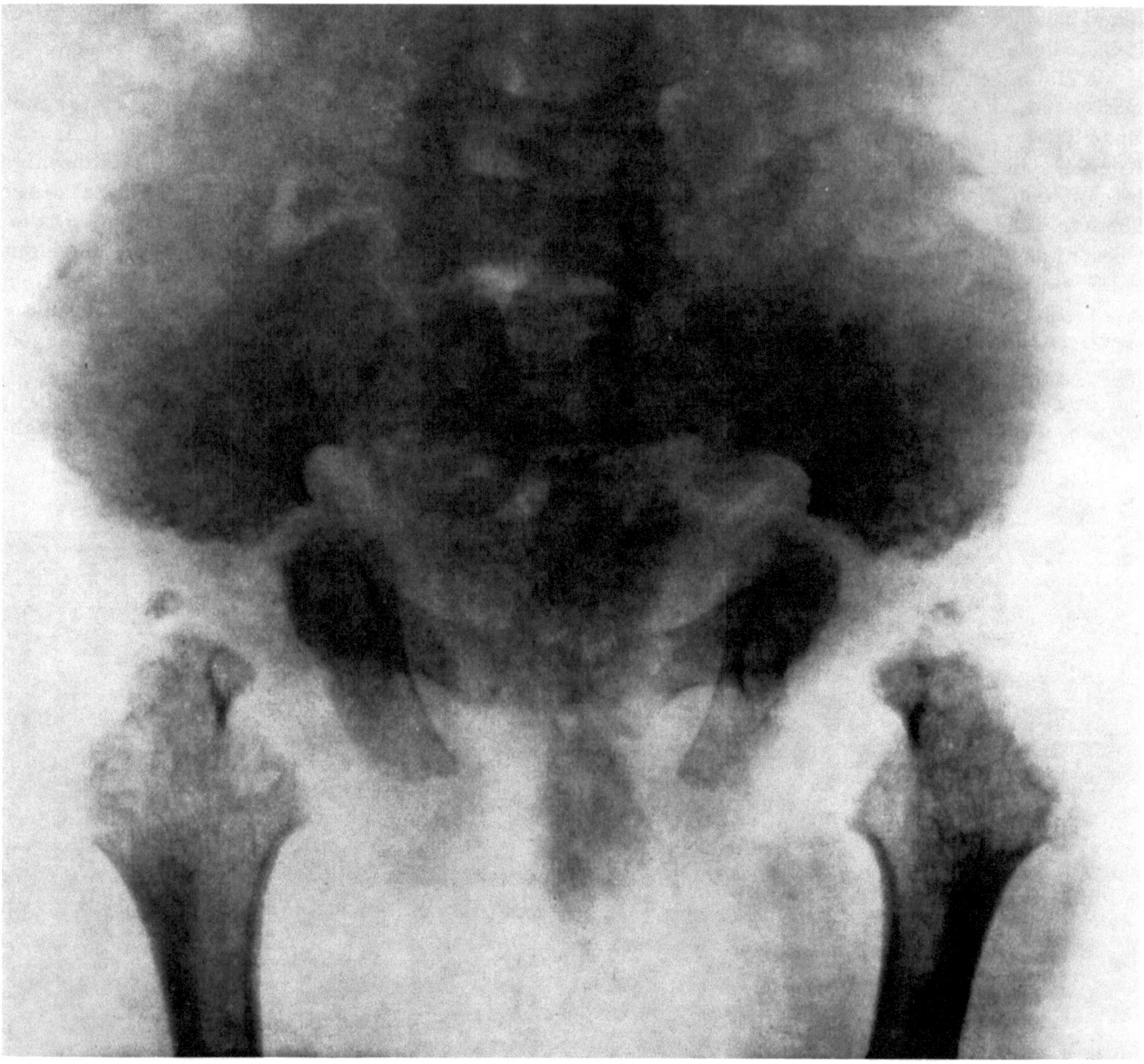

Abb. 107: *Becken:* meta-epiphysäre Dysplasie, breites, niedriges Becken, Verknöcherungsstörung am Beckenkamm und im Bereich der Acetabula, fast waagerechte, unregelmäßige Acetabularbegrenzung, sehr kleine Femurkopfkerne, metaphysäre Störungen, Coxae valgae

gemeine Beschreibung unmöglich. Es sollen einige Beispiele vorgestellt werden, die die große Variationsbreite der klinisch-radiologischen Veränderungen demonstrieren.

1. *Multiple epiphysäre Dysplasie mit gleichzeitigem besonderem Befall der Metaphysen (meta-epiphysäre Dysplasie):* (Abb. 104—110)

Kasuistik:

M., B.: (Abb. 104) 2. Kind gesunder Eltern, zwei gesunde Geschwister. Geburtsgewicht 3200 g, Geburtslänge 46 cm! Im Alter von 5 Monaten wurde außerhalb eine Rachitis angenommen. Im Alter von 3 6/12 Jahren kommt das Mädchen unter der Verdachtsdiagnose Achondroplasie zur Untersuchung. Körperlänge 75 cm (—21 cm 3 s); Kyphoskoliose und Verkürzung des Rumpfes, Genua valga, rhizomele Verkürzung der Extremitäten, „Rosenkranz“, normaler Schädel. Watschelnder Gang. Keine laborchemischen Veränderungen.

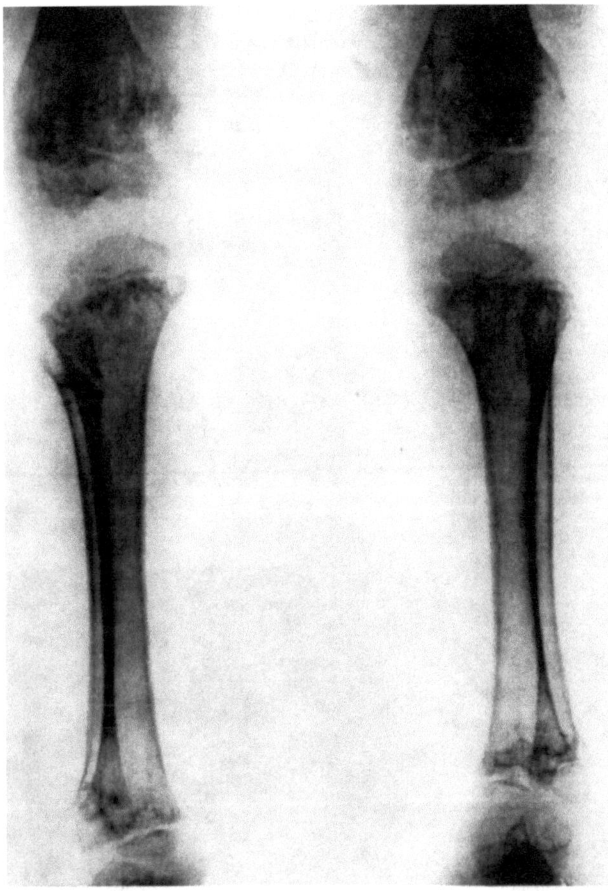

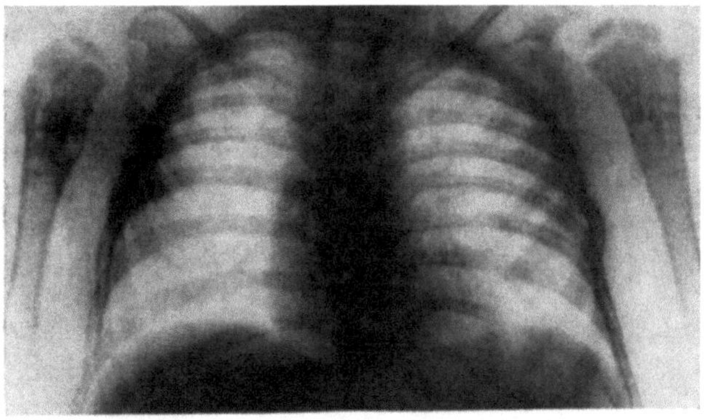

Abb. 109: *Thorax:* meta-epiphysäre Dysplasie, schwerste Strukturunregelmäßigkeiten und cystenartige Aufhellungen in den proximalen Humerusmetaphysen, Strukturauflockerung auch an den proximalen Humerusepiphysen, Ossifikationsstörungen an den gelenkbildenden Anteilen der Schulterblätter, dünne Rippen

Abb. 108: *Unterschenkel:* meta-epiphysäre Dysplasie, schwerste, teilweise cystenartige metaphysäre und geringere epiphysäre Störungen mit sehr unregelmäßigen Epiphysenfugenbegrenzungen, Verkürzung der Unterschenkelknochen

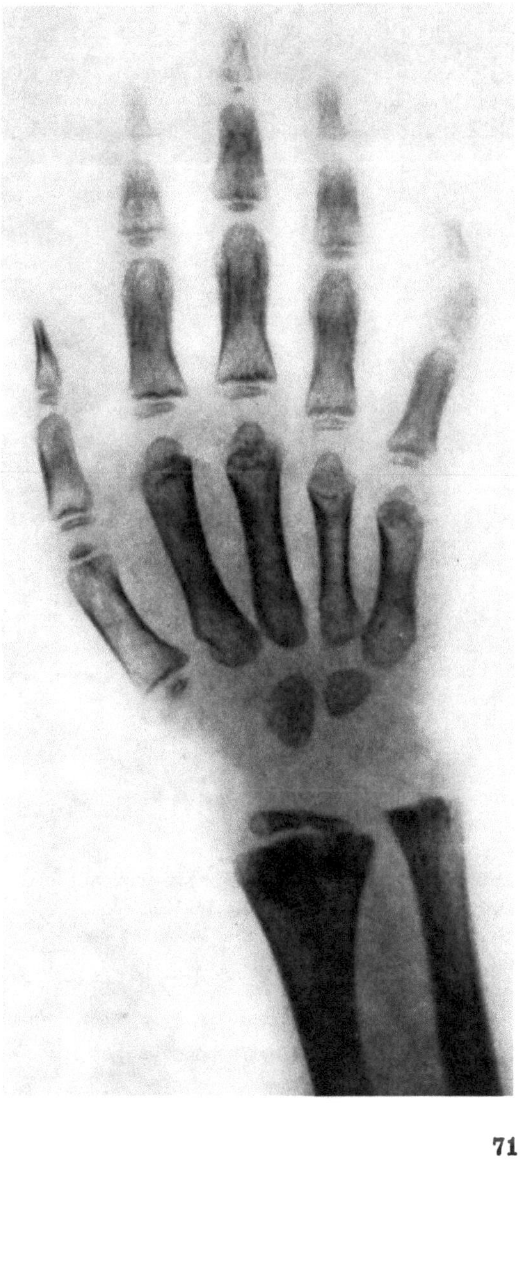

Abb. 110: *Hand:* meta-epiphysäre Dysplasie, geringe metaphysäre Veränderungen und unregelmäßige Abschlußplatten der Röhrenknochen, rückständige Handwurzelkernentwicklung

2. Multiple epiphysäre Dysplasie mit gleichzeitigem besonderem Befall der Wirbelsäule (spondylo-epiphysäre Dysplasie): (Abb. 111—122)

Kasuistik:

L., B.: (Abb. 111) 1. Kind. Großvater leidet an generalisierter Knochenkrankheit; die 32jährige Mutter gibt keine Beschwerden an, sie ist 150 cm groß. Vater gesund. Geburtsgewicht 3000 g, Geburtslänge 51 cm. Normale Entwicklung während des ersten Lebensjahres, dann bemerkten die Eltern eine Wirbelsäulenverkrümmung, die sich trotz ständiger orthopädischer Behandlung verstärkte. Zur Untersuchung kam ein 5jähriges Mädchen mit einer Körperlänge von 98,5 cm (—9 cm), Gewicht 17,5 kg (+2 kg). Kyphoskoliose der Wirbelsäule, etwas watschelnder Gang. Keine laborchemischen Veränderungen.

Aus den Abbildungen geht hervor, daß das Mädchen am stärksten betroffen ist, sich aber auch deutliche Veränderungen bei der Mutter finden, die ähnlich auch beim Großvater nachgewiesen werden können.

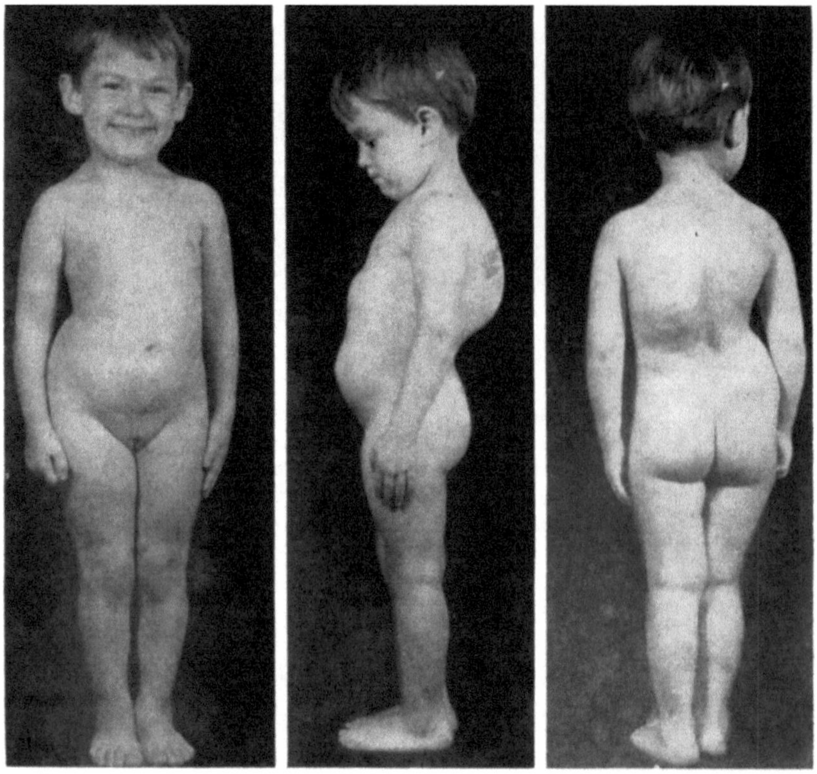

Abb. 111: L., B.: spondylo-epiphysäre Dysplasie, 5jähriges minderwüchsiges Mädchen mit bevorzugter Verkürzung des Rumpfes durch Kyphoskoliose

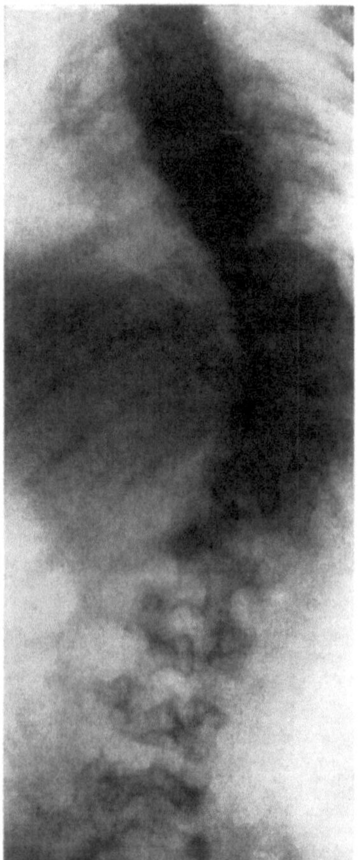

Abb. 112: *Wirbelsäule a.p.*: spondylo-epiphysäre Dysplasie, Kyphoskoliose, Wirbelkörperverschmälerung und -verformung besonders am thoraco-lumbalen Übergang

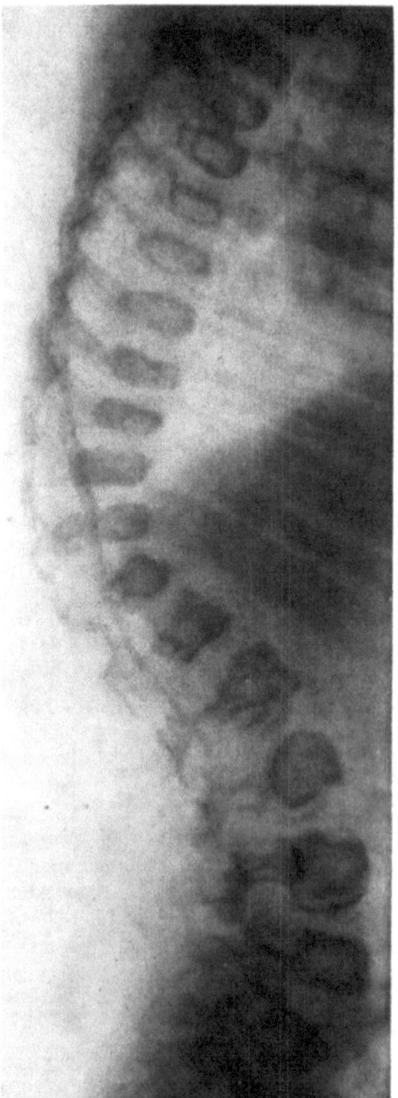

Abb. 113: *Wirbelsäule seitlich:* spondylo-epiphysäre Dysplasie

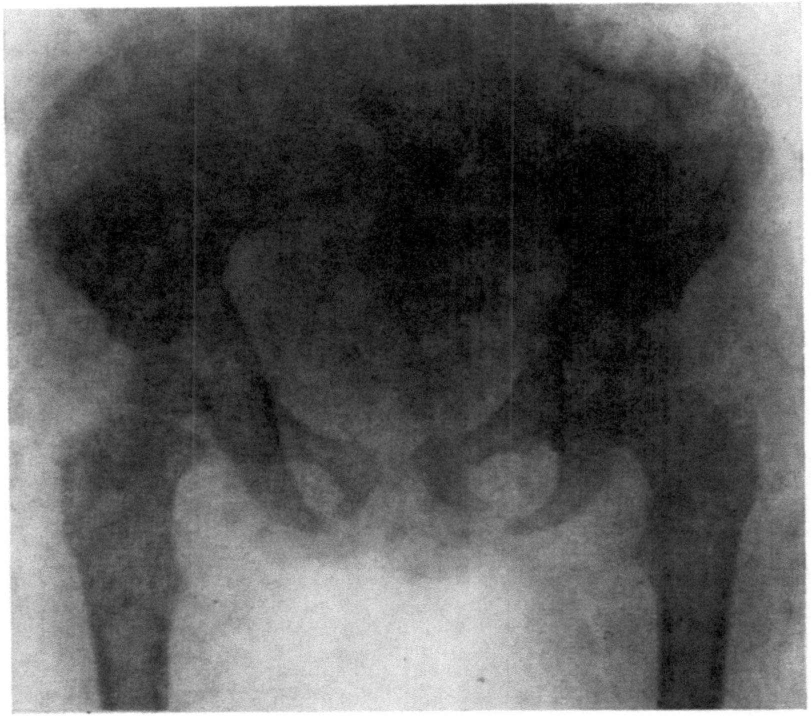

Abb. 114: *Becken:* spondylo-epiphysäre Dysplasie, relativ große Femurkopfkerne, verkürzte Schenkelhälse mit mäßigen metaphysären Unregelmäßigkeiten, Coxa valga, gering hypoplastische Beckenschaufeln

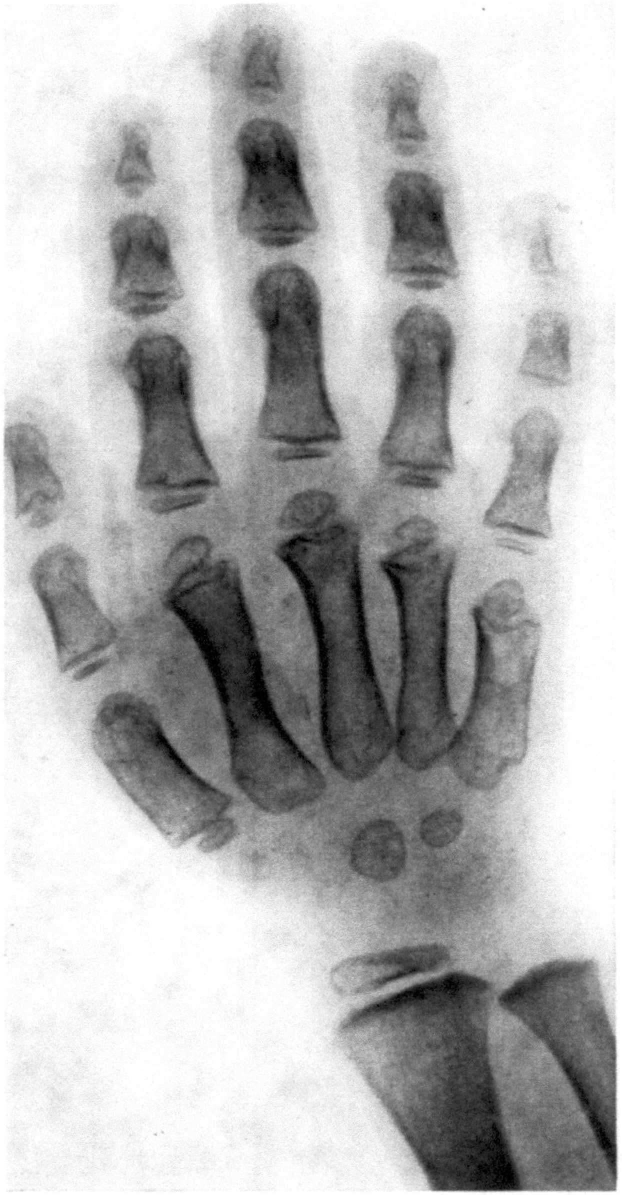

Abb. 115: *Hand:* spondylo-epiphysäre Dysplasie, Ossifikationsrückstand der Epiphysenkerne, geringe metaphysäre Unregelmäßigkeiten

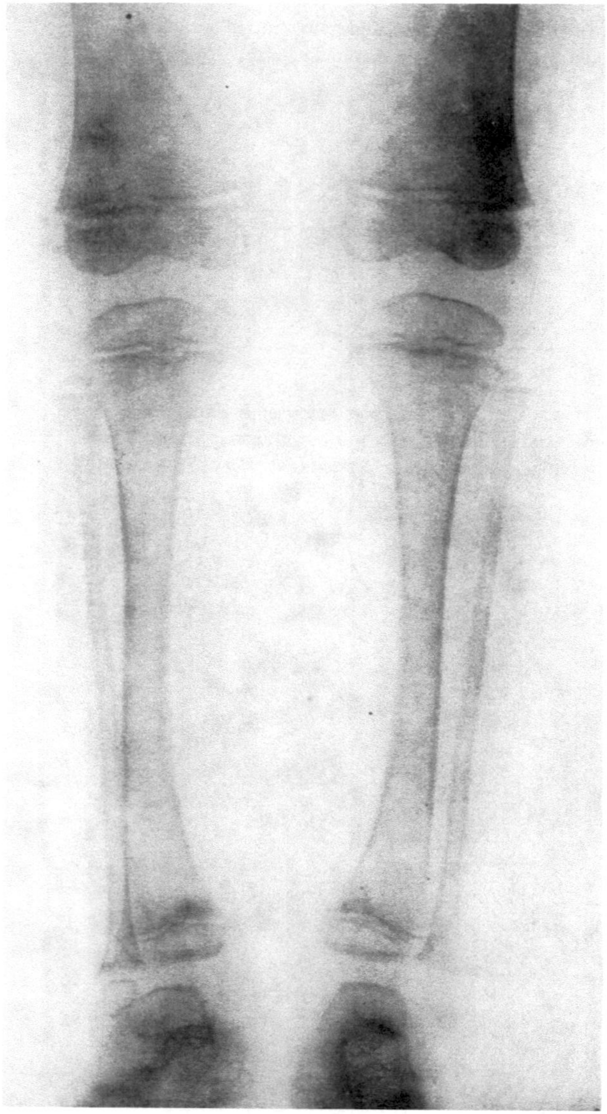

Abb. 116: *Unterschenkel:* spondylo-epiphysäre Dysplasie, nur diskrete Epiphysenhypoplasie, geringe metaphysäre Unregelmäßigkeiten

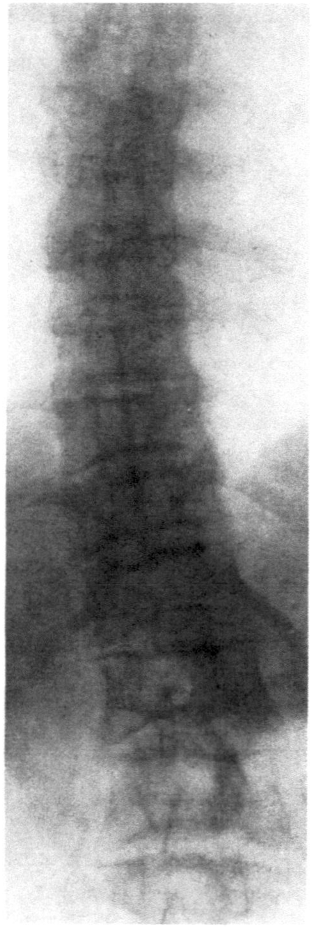

Abb. 117: *Wirbelsäule a.p.* der Mutter der Pat.: leichte Kyphoskoliose, schmale Wirbelkörper mit unregelmäßigen Deck- und Grundplatten

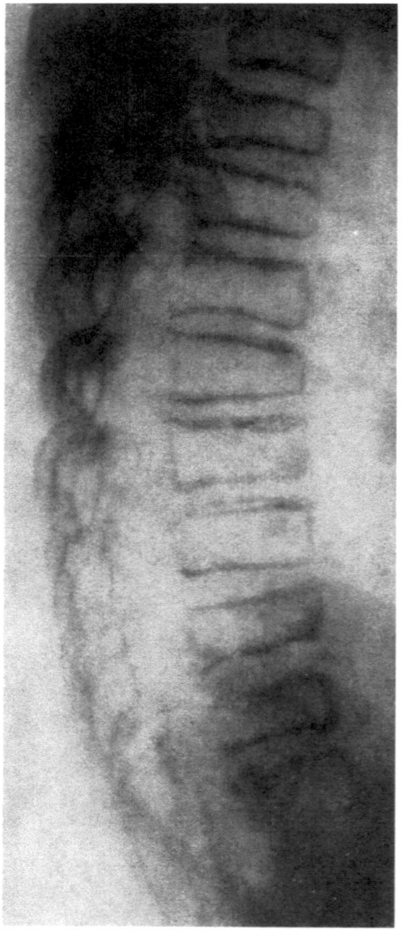

Abb. 118: *Wirbelsäule seitl.*

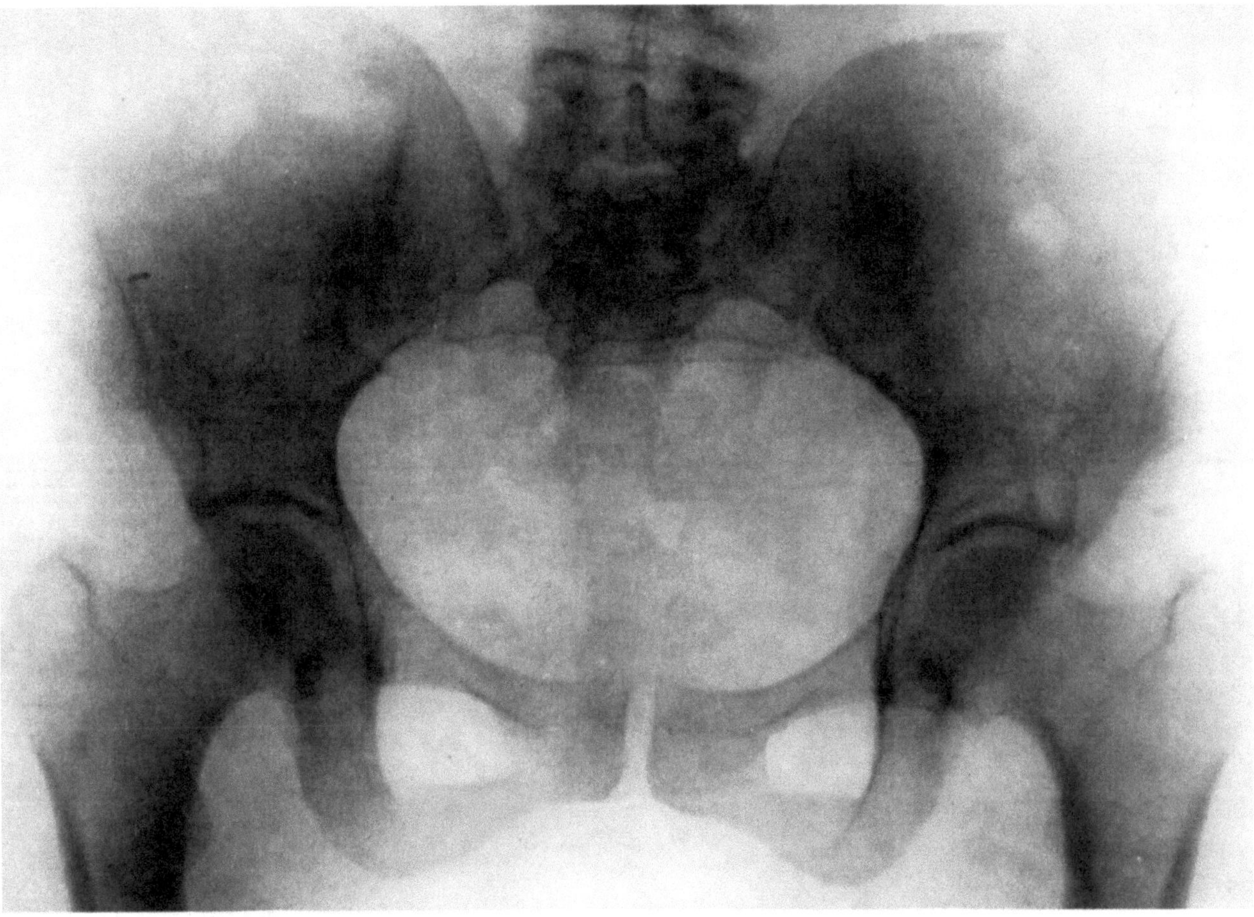

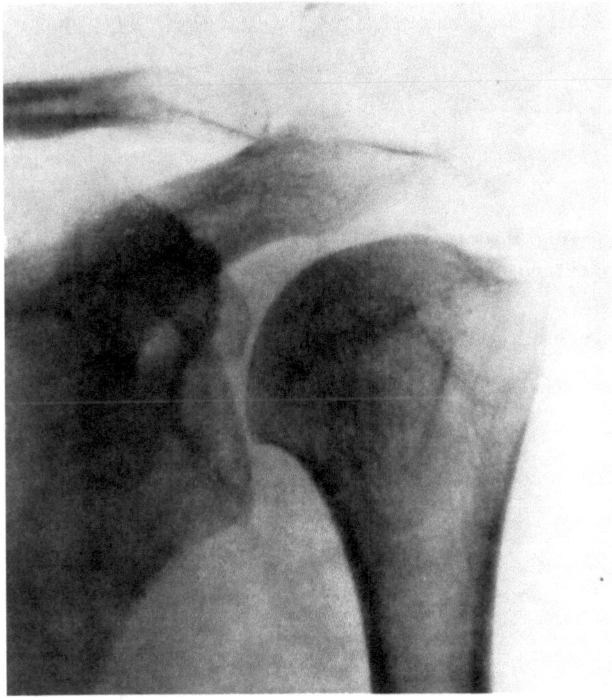

Abb. 119: *Becken* der Mutter der Pat.: hypoplastische Femurköpfe, mäßige Coxa vara und Verkürzung der Schenkelhälse

Abb. 120: *Schultergelenk* der Mutter der Pat.: deutlich verkleinerter, abgeflachter Humeruskopf, hypoplastische Gelenkpfanne

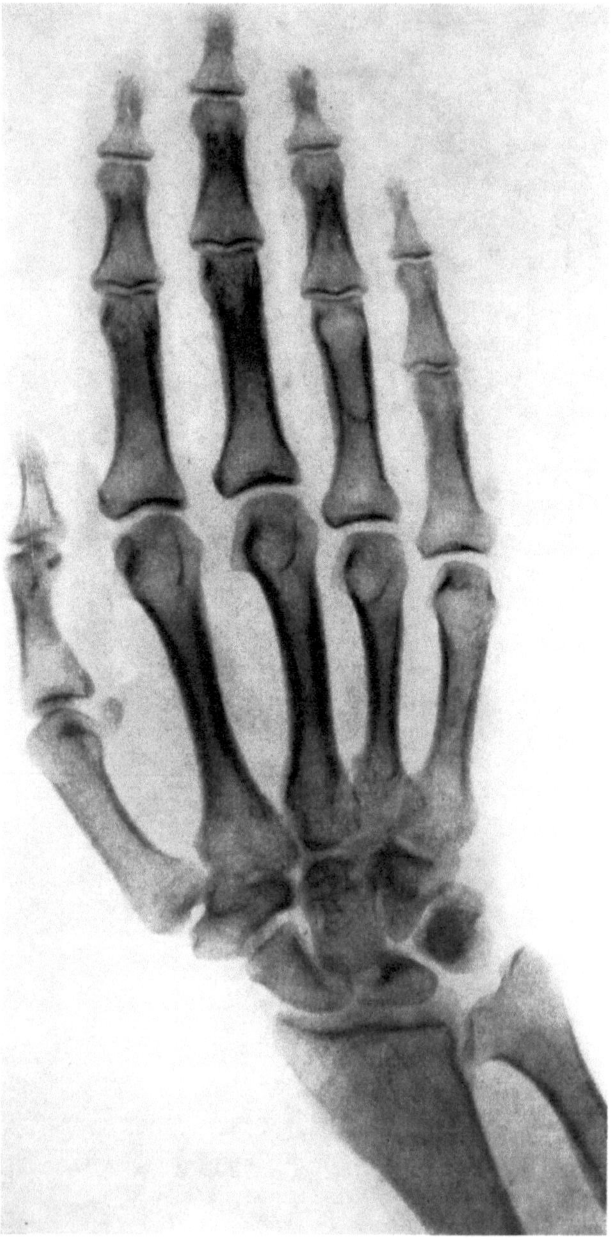

Abb. 121: *linke Hand* der Mutter der Pat.: gering hypoplastische Carpalknochen und Auftreibung der distalen Enden von Radius und Ulna, leichte Verkürzung der Hand

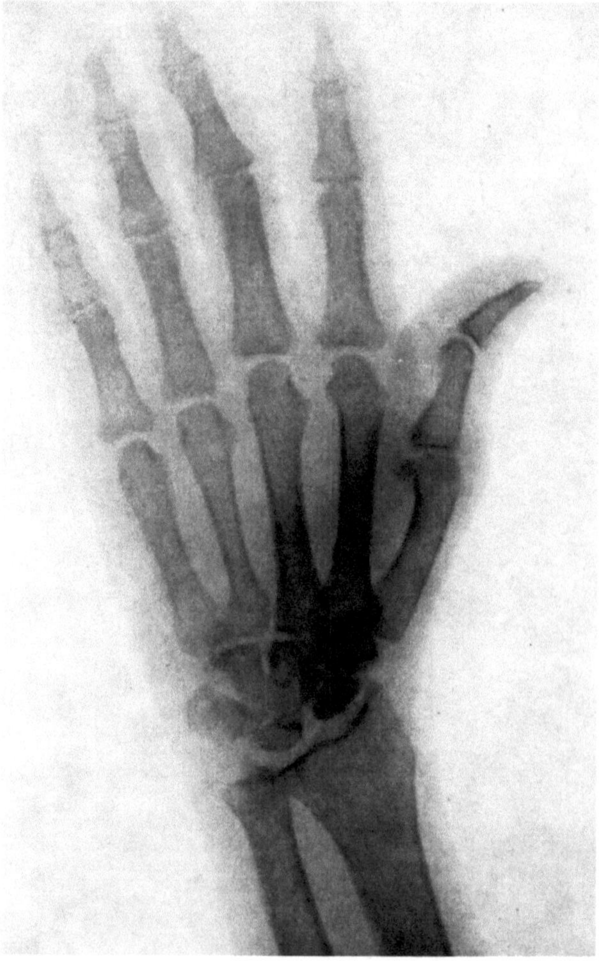

Abb. 122: *linke Hand* des Großvaters der Pat.: Verkürzung der Mittelhand, ähnliche Veränderungen wie bei der Mutter

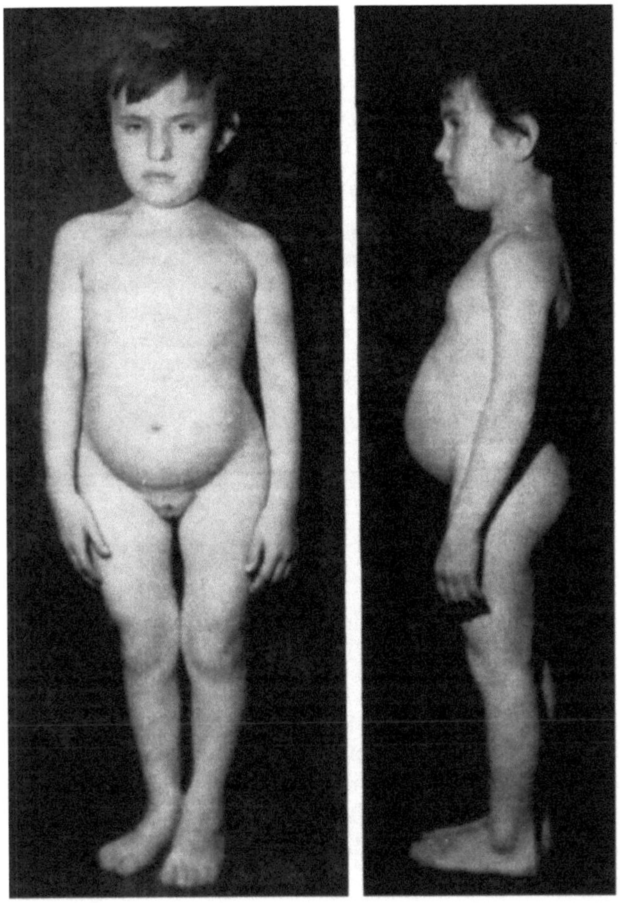

Abb. 123: H., D.: Brachyrhachie, 9jähriges Mädchen, starke Rumpfverkürzung, verstärkte Lendenlordose, Länge 118 cm (—23 cm)

3. Multiple epiphysäre Dysplasie mit fast ausschließlichem Befall der Wirbelsäule (Brachyrhachie, Brachyolmie):

Als Brachyrhachie werden Dysplasien bezeichnet, die sich durch generalisierte Platyspondylie auszeichnen. Die übrigen Knochen, besonders die Epiphysen, zeigen geringe oder keine Veränderungen.

Die Brachyrhachie ist keine einheitliche Krankheit, und der Terminus ist nur beschreibend. Die Krankheit ist nicht häufig. Wir selbst haben nur zwei Fälle beobachtet, die sporadisch aufgetreten waren.

Klinisch wird eine Verkürzung des Rumpfes oft mit Hyperlordose, Kyphose oder Kyphoskoliose beobachtet. Die Extremitäten sind etwas verkürzt. Die proximalen Femurepiphysen können Verände-

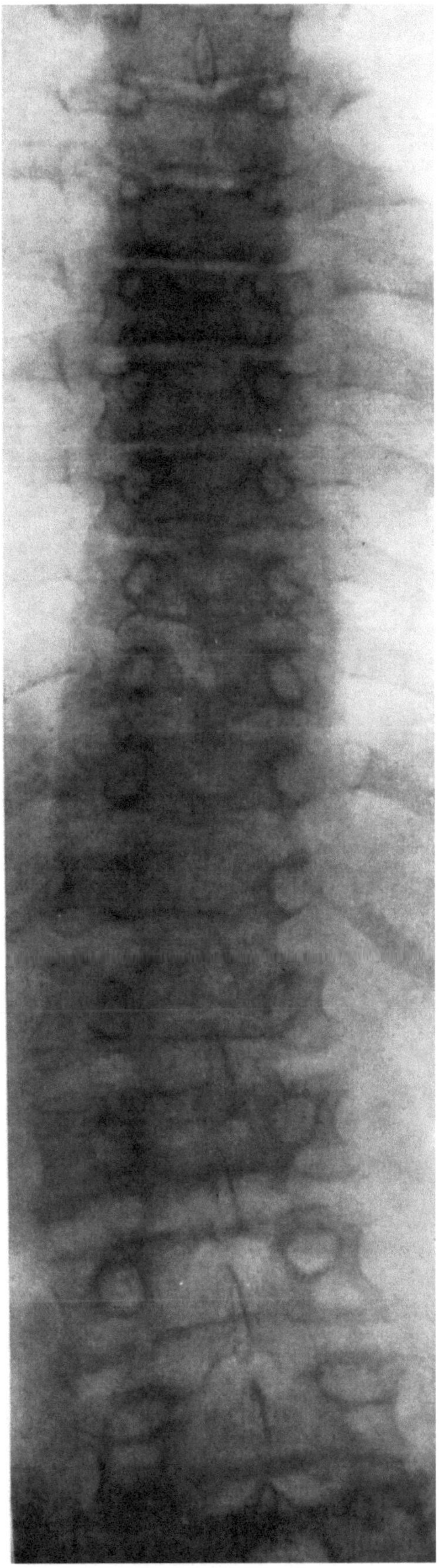

Abb. 124: *Wirbelsäule a.p.:* Brachyrhachie, generalisierte Platyspondylie, Unregelmäßigkeiten an den Deck- und Grundplatten

rungen im Sinne von Hypoplasie bzw. Abflachung zeigen. Der Verlauf der Krankheit ist relativ gutartig. Im Erwachsenenalter sind sekundäre degenerative Veränderungen zu erwarten.

Kasuistik:

H., D.: (Abb. 123) 11jähriges Mädchen, Eltern gesund. Geburtsgewicht 3000 g. Im 3. Lebensjahr wurde Minderwuchs bemerkt, der in den folgenden Jahren noch deutlicher wurde. Mit 11 Jahren Länge 118 cm (−23 cm > 3 s), Gewicht 25 kg (+3,4 kg). Keine wesentlichen Beschwerden. Keine laborchemischen Normabweichungen.

Hereditäre Arthro-ophtalmopathie

Die hereditäre Arthro-ophtalmopathie ist eine erbliche mesenchymale Dysplasie, die mit charakteristischen Veränderungen an den Gelenken, Augen und am Skelettsystem einhergeht.

Die Erkrankung wurde 1966 als eigenständig abgegrenzt. Über ihre Häufigkeit liegen noch keine Angaben vor. Sie wird autosomal dominant vererbt.

Die Krankheit beginnt im Schulalter mit Gelenkbeschwerden. Die Gelenke sind knöchern aufgetrieben, bei starker Belastung schmerzhaft, manchmal gerötet und wärmer. Die Gelenkbeweglichkeit kann eingeschränkt sein. Charakteristisch ist eine congenitale Myopie, die zu einer Netzhautablösung schon im frühen Schulalter führen kann. Als sonstige klinische Symptome kommen Gaumenspalte und congenitale Fußdeformitäten vor.

Röntgenbefunde:

Röntgenologisch findet man multiple epiphysäre Ossifikationsstörungen und eine diaphysäre Hypoplasie mit dünner Corticalis. Die Beckenschaufeln sind schmal, die Wirbelkörper etwas abgeplattet. Im Erwachsenenalter treten frühzeitig Gelenkdeformitäten auf.

Differentialdiagnose:

Abzugrenzen sind physiologische Varianten, besonders wenn nur einzelne Aufnahmen vorliegen. Die Unterscheidung zur Osteogenesis imperfecta ist durch die fehlende vermehrte Knochenbrüchigkeit und die bei letzterer vorkommenden blauen Skleren und Innenohrschwerhörigkeit leicht zu treffen. Die spondylo-epiphysären Dysplasien sollten auch bedacht werden.

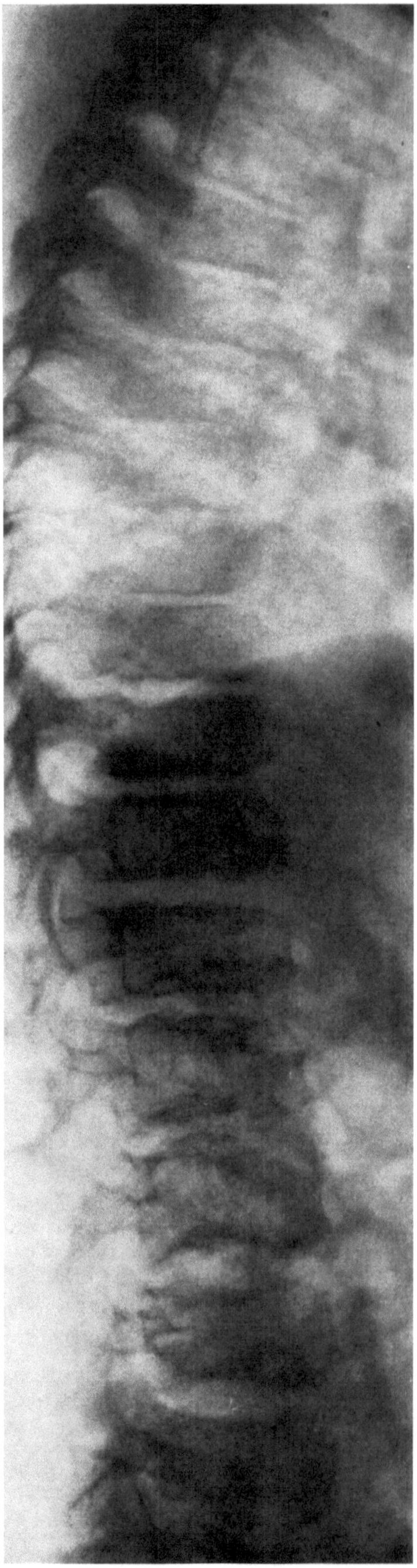

Abb. 125: *Wirbelsäule seitl.:* Brachyrhachie

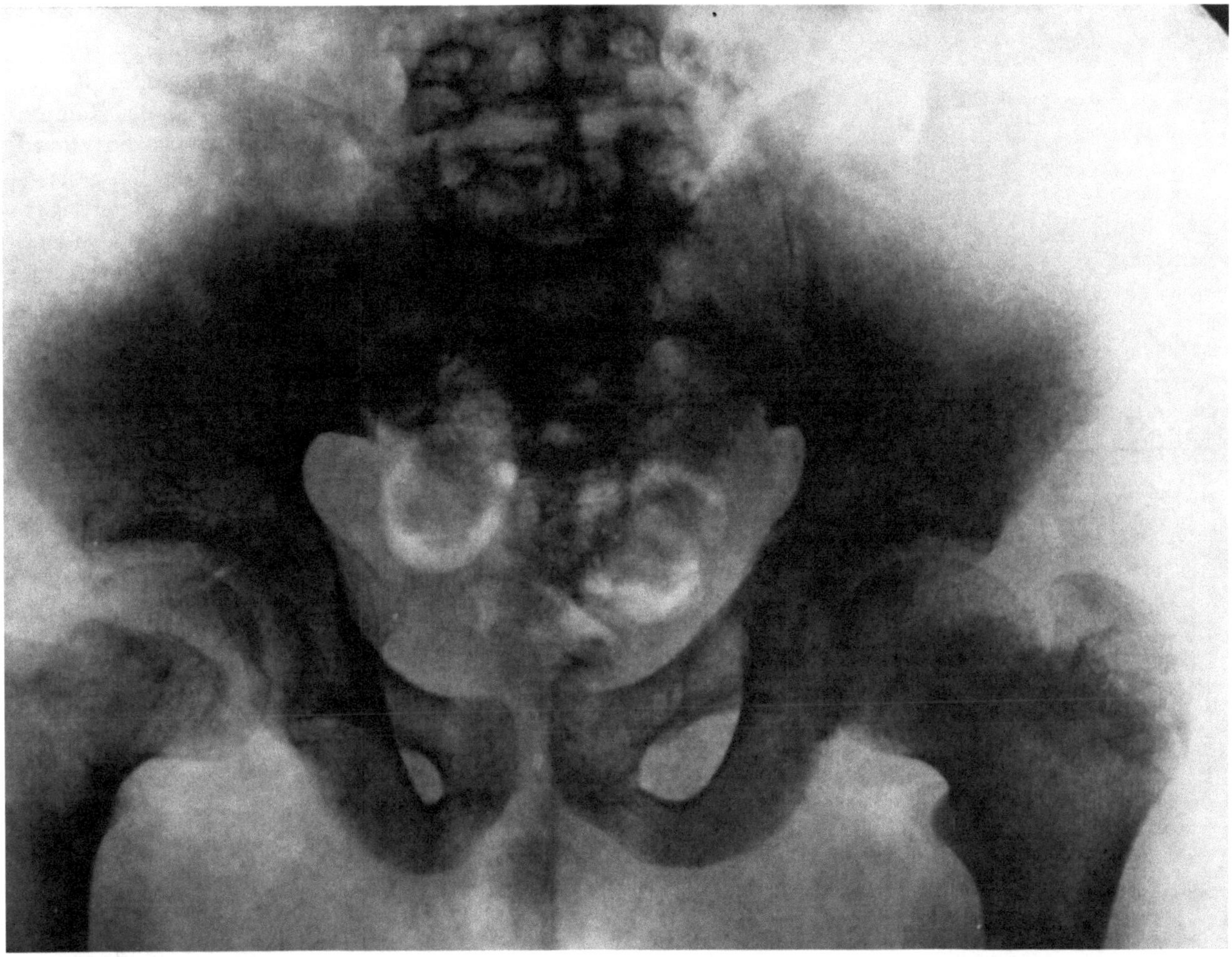

Abb. 126: *Becken:* Brachyrhachie, Verkürzung der Schenkelhälse, kleine Femurköpfe

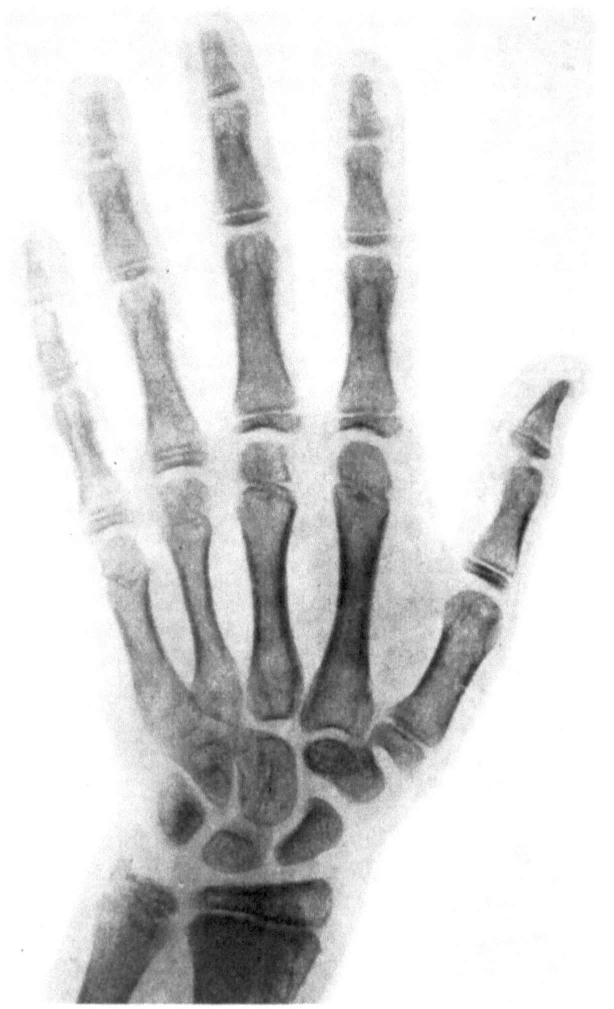

Abb. 127: *Hand:* Brachyrhachie, normales Handskelett

Pseudoachondroplasie

Synonym: Pseudoachondroplastische Form der Dysplasia spondylo-epiphysaria

Die Pseudoachondroplasie ist eine Dysplasie mit vorwiegendem Befall der Wirbelsäule und der Epi-Metaphysen, die sich erst nach dem ersten Lebensjahr manifestiert, zu achondroplasieähnlichen Körperproportionen führt, jedoch durch ein normales Gesichts- und Schädelskelett ausgezeichnet ist.

Die echte Häufigkeit läßt sich schwer schätzen, da die Fälle fast stets als Achondroplasie angesehen werden. Seit der Abgrenzung der Erkrankung von der Achondroplasie durch Maroteaux und Lamy 1959 sind nur wenige Fälle beschrieben. Die Vererbung erfolgt autosomal rezessiv.

Die Patienten zeigen einen erst nach dem ersten Lebensjahr oder später ersichtlichen disproportionierten Zwergwuchs, die Endgröße liegt unter 125 cm. Besonders auffällig sind die Verkürzung des Rumpfes und der proximalen Gliedmaßen sowie die kurzen, breiten Finger. Der Querdurchmesser der Fingernägel kann deren Längsdurchmesser weit übertreffen. Gesichts- und Hirnschädel sind unauffällig. Mit zunehmendem Alter kann sich eine Kyphoskoliose entwickeln. Laborchemische Veränderungen finden sich nicht. Die Prognose ist beeinflußt durch sekundäre Arthrosenbildungen. Eine Therapie ist unbekannt.

Röntgenbefunde: (Abb. 129—133)

Die Wirbelkörper sind verschmälert, zeigen in der Seitenansicht bikonvexe Form und infolge ventraler Ossifikationsdefekte an den Ober- und Unterkanten zungenförmige vordere Ausläufer. Die Interpeduncularabstände verschmälern sich nach caudal nicht.

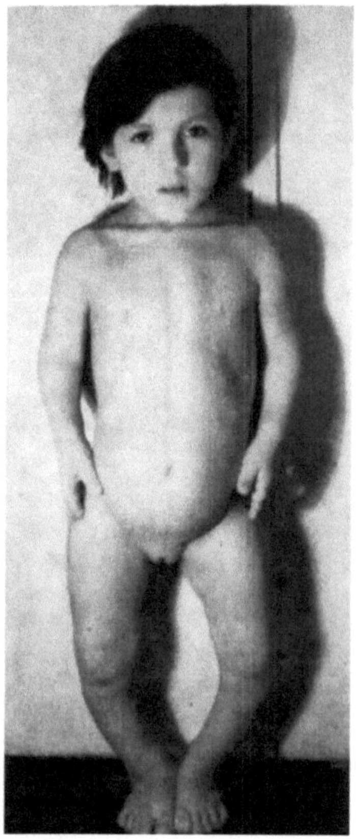

Abb. 128: H., A.: Pseudoachondroplasie, 9jähriges zwergwüchsiges Mädchen mit achondroplasieähnlichen Körperproportionen aber mit normalem Schädel

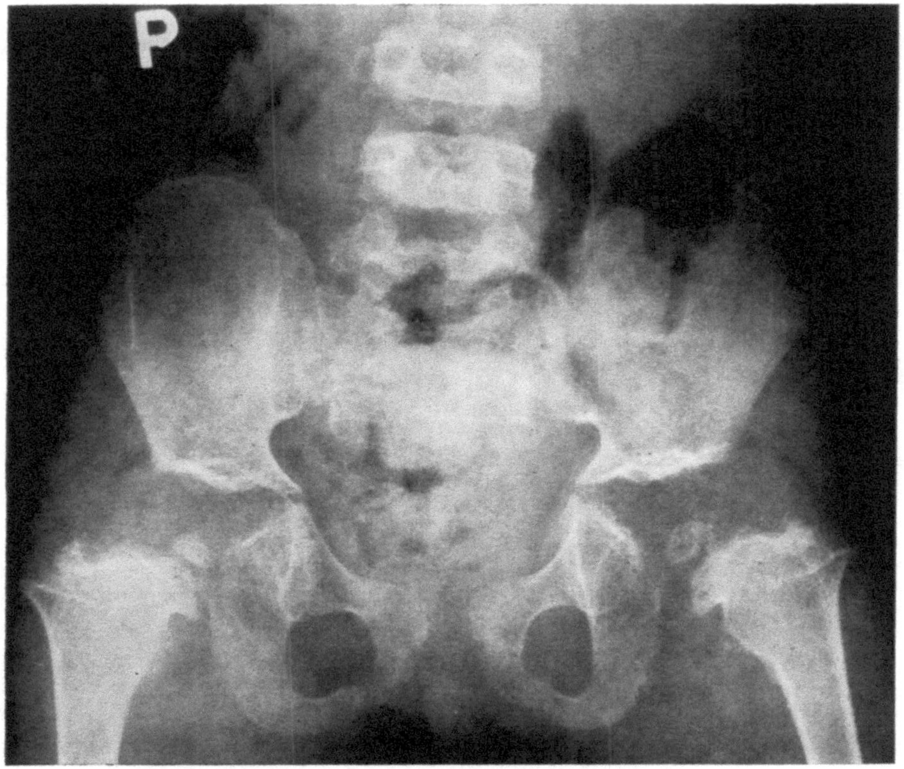

Abb. 129: *Becken:* Pseudoachondroplasie, geringe Verkürzung der Incisurae ischiadicae, normaler Wirbelkanal, fast horizontale Acetabulumbegrenzungen, sehr kleine Femurkopfkerne

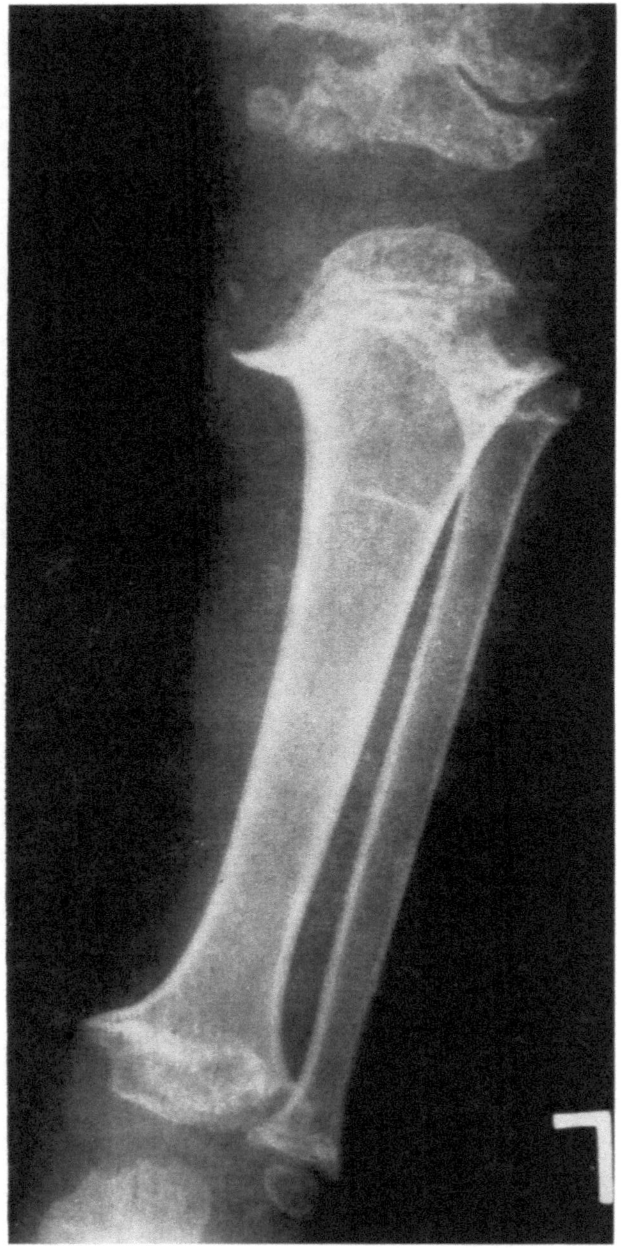

Abb. 130: *Unterschenkel:* Pseudoachondroplasie, verbreiterte Metaphysen mit unregelmäßigen Abschlußplatten, hypoplastische Epiphysenkerne mit unregelmäßigen Knochenstrukturen, normale Diaphysen

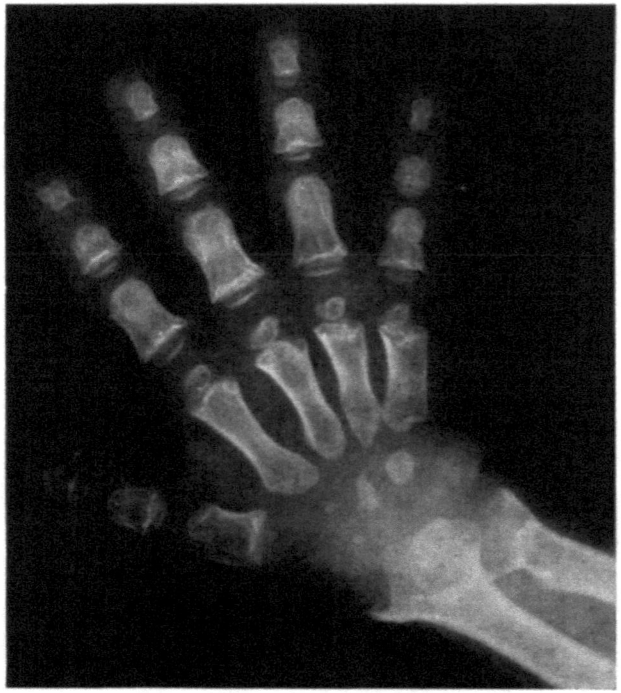

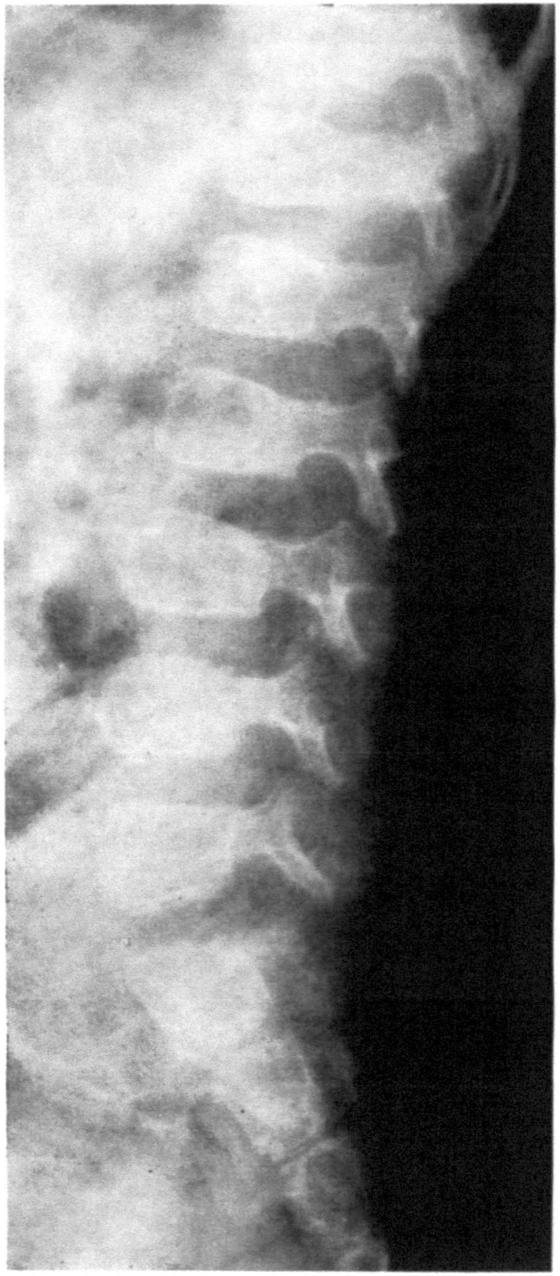

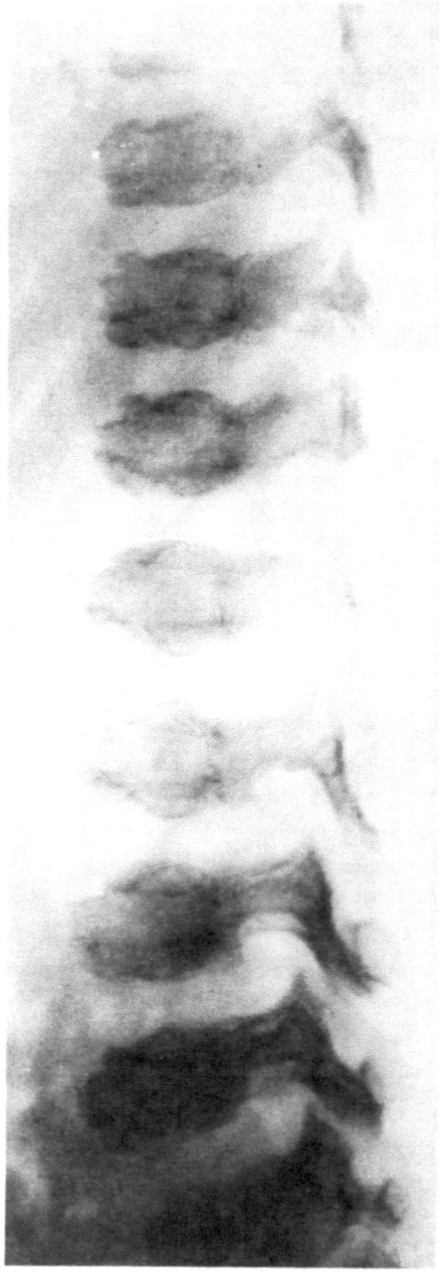

Abb. 131: (links) *Hand:* Pseudoachondroplasie, starke Verkürzung der Röhrenknochen, unregelmäßige metaphysäre Begrenzungen, hypoplastische Epiphysenkerne speziell der Metacarpalknochen

Abb. 132: (Mitte) *LWS seitl.:* Pseudoachondroplasie, gering irreguläre Deck- und Grundplatten der Wirbelkörper und angedeutet zungenförmige ventrale Fortsätze

Abb. 133: (rechts) *LWS seitl.* eines 6jährigen Mädchens mit Pseudoachondroplasie: verschmälerte Wirbelkörper mit höckriger Begrenzung der Deck- und Grundplatten, zungenförmige ventrale Wirbelkörperausläufer

Die Sacroiliacalgelenke setzen zwar etwas tief an, jedoch nicht so auffällig wie bei der Achondroplasie. Am Becken sind die Incisurae ischiadicae nur wenig verkürzt, die sehr unregelmäßige Acetabularbegrenzung verläuft fast horizontal, die Beckenschaufeln sind jedoch wenig verändert. An den großen Röhrenknochen finden sich ausgeprägte epi-metaphysäre Ossifikationsstörungen mit nur hypoplastischen, irregulär strukturierten Epiphysen und kelchartigen Aufweitungen der Metaphysen. Die Diaphysen sind normal. Die Handwurzelkernentwicklung ist verzögert. Die kurzen Röhrenknochen der Hand sind stark verkürzt und zeigen metaphysäre Unregelmäßigkeiten, die Phalangen sind besonders an ihrer Basis auffällig verbreitert. Die Rippen können etwas verkürzt sein, die Rippenknorpelknochengrenzen sind gering aufgetrieben und irregulär begrenzt. Die Klavikel sind lang und wenig gebogen. Ein wichtiges röntgenologisches Kriterium stellt der normale Befund am Schädel dar.

Kasuistik:

H., A.: (Abb. 128) drittes Kind gesunder Eltern. Bei der Geburt des Kindes war die Mutter 37 Jahre alt, der Vater 54 Jahre. Zwei ältere, normal große Brüder. Nach den ersten beiden Schwangerschaften hatte die Mutter sechs durch Chinin induzierte Fehlgeburten und einen artifiziellen Abort. Während des zweiten Monats der jetzigen Schwangerschaft nahm die Mutter ebenfalls eine bedeutende Menge Chinin ein. Geburtsgewicht: 3300 g, angeblich normale Länge. Während des ersten Lebensjahres erhielt das Kind dreimal einen Vitamin D_2-Stoß zu je 600000 IE. Im 7. Lebensmonat wurde ein Wachstumsrückstand und wenig später eine Verkrümmung der Beine bemerkt. Die motorische Entwicklung verlief verzögert, Sitzen mit 7 Monaten, Stehen mit 1 1/2 Jahren und Laufen mit 3 Jahren. Die geistige Entwicklung war normal. Mit 8 Jahren wurde außerhalb die Diagnose einer „Achondroplasie" gestellt, im Alter von 9 Jahren wurde das Kind zur Untersuchung überwiesen. Zwergwüchsiges Mädchen mit einer Länge von 92 cm (−38 cm) und einem Gewicht von 17 kg (+3,3 kg). Besonders auffällige Verkürzung der oberen und unteren Extremitäten, verstärkte Lendenlordose, stark O-förmig verbogene Beine, watschelnder Gang. Einschränkung der Beweglichkeit in den deutlich aufgetriebenen großen Gelenken. Normale Schädelform, lange Klavikel ohne wesentliche Krümmung, geringe Furchung des Brustkorbes. Normale Zähne. Laborchemische Untersuchungen normal. Biopsie des Rippenknorpels: histologisch irreguläre Knorpelzellen, unter dem Perichondrium größere Zellen als in den tieferen Schichten, teilweise mit freien Räumen umgeben. In mehreren Bezirken geschwollene Knochengrundsubstanz, insgesamt nicht den Veränderungen bei Achondroplasie entsprechend.

Differentialdiagnose:

Die häufige Verwechslung mit der Achondroplasie läßt sich unter Beachtung des bei der Pseudoachondroplasie normalen Schädelbefundes, der abweichenden Wirbel- und Beckenveränderungen und der starken epi-metaphysären Störungen vermeiden. Die Dysplasia spondylo-epiphysaria intermedia (Morbus MORQUIO) ist durch andere Wirbelkörperform, durch die Mukopolysaccharidausscheidung im Urin und durch Hornhauttrübungen gekennzeichnet. Die congenitale Form der spondylo-epiphysären Dysplasie manifestiert sich bereits im frühen Säuglingsalter und bietet keine metaphysären Veränderungen und die Tardaform kommt wiederum erst viel später zur Auswirkung und zeigt wesentlich schwächere Störungen bei gleichfalls normalen Metaphysen.

Dysplasia spondylo-epiphysaria tarda

Die Tardaform der spondylo-epiphysären Dysplasie ist eine eigenständige Konstitutionsanomalie mit Minderwuchs durch Verkürzung des Rumpfes.

Die Erkrankung wird x-chromosomal rezessiv vererbt. Die Verkürzung des Rumpfes wird oft erst im Schulalter ersichtlich. Da keine wesentlichen Beschwerden bestehen, werden die Merkmalsträger oft als konstitutionell minderwüchsige Männer angesehen. Als spätere Komplikation treten arthrotische Veränderungen der großen Gelenke, speziell der Hüftgelenke, auf.

Röntgenbefunde: (Abb. 135 u.136)

Das Röntgenbild der Wirbelsäule zeigt eine mäßige Platyspondylie. Die Wirbelkörper sind in charakteristischer Weise formverändert. Im a.p. Strahlengang sind sie medial höher als lateral, und seitlich haben sie eine Keilform, d. h. sie sind dorsal höher als ventral. Diese Veränderungen sind an den Brustwirbelkörpern am deutlichsten. Die Epiphysen sind allgemein verkleinert, besonders aber die Femurkopfepiphysen. Beim Erwachsenen sind frühzeitige arthrotische Veränderungen nachweisbar.

Differentialdiagnose:

Die übrigen spondylo-epiphysären Dysplasien bieten wesentlich ausgeprägtere Veränderungen und kommen ebenso wie die Brachyrhachie, die kaum Epiphysenstörungen aufweist, auch beim weiblichen Geschlecht vor.

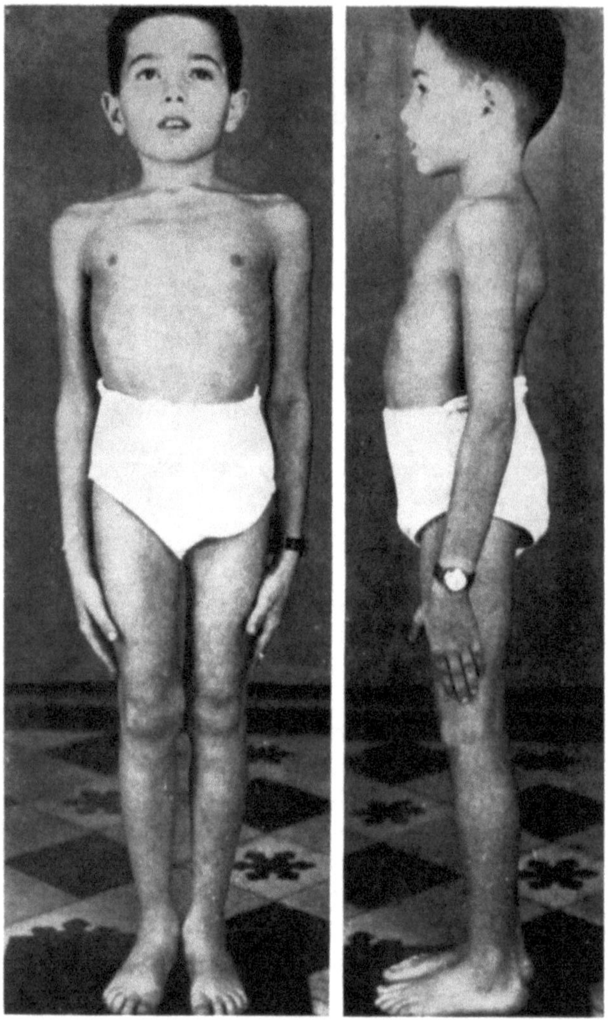

Abb. 134: Dysplasia spondylo-epiphysaria tarda, 12jähriger Knabe mit Verkürzung des Rumpfes (Fall von Dr. P. MAROTEAUX, Paris)

Periphere Dysplasien

Der Begriff „periphere Dysostose" wurde von BRAILSFORD 1948 für Fälle, die eine „weitgehend auf die Finger beschränkte Knochenaffektion" aufweisen, geprägt.

Seit dieser Zeit wurden verschiedenste Fälle, die sich im breiten Spektrum zwischen physiologischen Varianten und schweren Dysplasien befanden, unter diesem Namen veröffentlicht. Damit wurde der Terminus „periphere Dysostose" ein rein descriptiver Sammelbegriff für morphologische Veränderungen der peripheren Knochenwachstumsstörungen, die radiologisch besonders durch Brachymetacarpie und -phalangie, Zapfenepiphysen und vorzeitigen Epiphysenfugenverschluß gekennzeichnet sind.

Die Untersuchungen besonders von GIEDION erlaubten, dieses Gebiet der Knochendysplasien teilweise zu ordnen.

Die peripheren Dysplasien kommen in leichter Form mit Zapfenepiphysen in ungefähr 4,4% der gesunden Kinder im Verhältnis Mädchen/Knaben von etwa 3:1 vor. Als symptomatische, schwere Form ist die periphere Dysplasie bei verschiedenartigen Krankheiten zu finden, wie bei cleido-cranialer Dysplasie, chondro-ektodermaler Dysplasie, asphyxierender Thoraxdysplasie, brachy-metacarpalem Minderwuchs, CORNELIA-DE LANGE-Syndrom, SILVER-Syndrom, TABATZNICK-Syndrom und anderen. Weiter

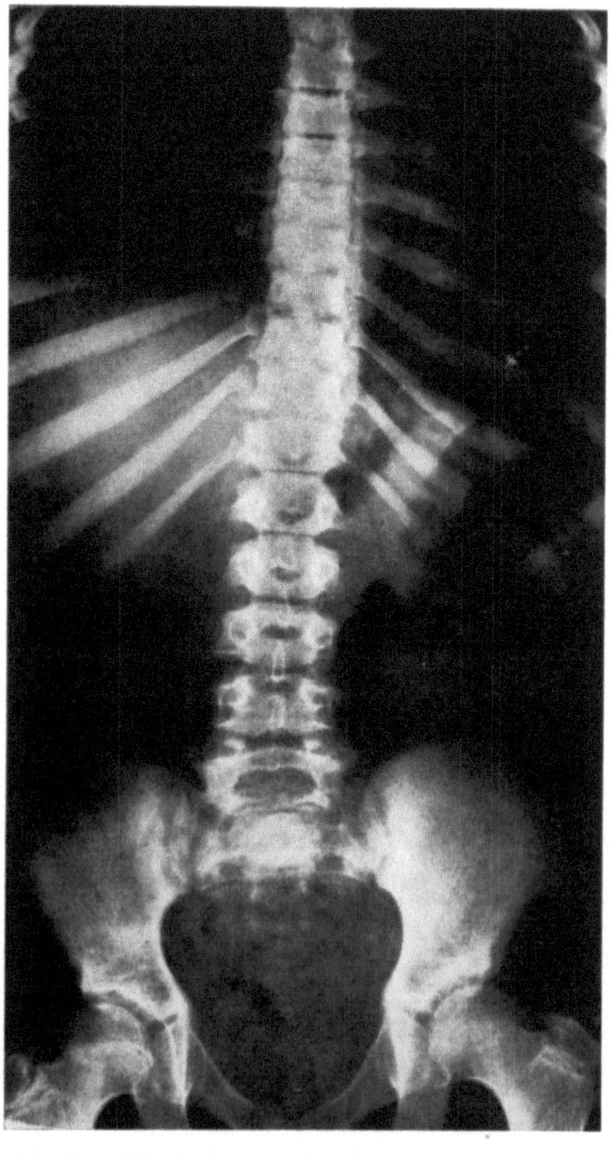

Abb. 135: *Wirbelsäule a.p.*: Dysplasia spondylo-epiphysaria tarda, mäßige Platyspondylie, charakteristische Verformung der Wirbelkörper

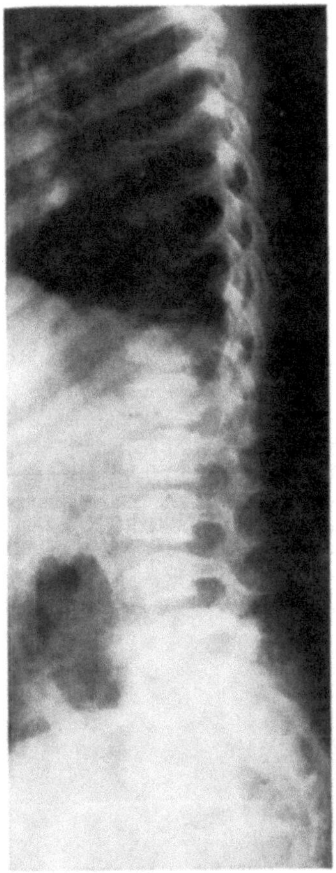

Abb. 136: *Wirbelsäule seitl.:*
Dysplasia spondylo-epiphysaria tarda

kommt die periphere Dysplasie bei sporadisch auftretenden Fällen rezessiv, wie auch autosomal dominant in mehreren Generationen vor. Letztere sind nicht nur recht verschieden in den einzelnen Familien, sondern auch zwischen den einzelnen Gliedern derselben Familie ausgeprägt, was auf eine große Variabilität hinweist. Schließlich wurden einige Syndrome, bei denen die periphere Dysplasie der wichtigste radiologische Befund ist, abgegrenzt, wie das Rhino-Tricho-Phalangeale Syndrom (KLINGMÜLLER-GIEDION) und die Akrodysplasie (MAROTEAUX-MALAMUT). Über gegenseitige Beziehungen zwischen peripheren Dysplasien und manchen Fällen von cartilaginären Exostosen mit Minderwuchs, peripherer Dysplasie mit Minderwuchs und Herzfehler, peripherer Dysplasie und PERTHESscher Krankheit kann zur Zeit noch nichts Abschließendes gesagt werden.

Akrodysplasie

Die Akrodysplasie ist eine periphere Dysplasie, die durch Akromikrie, charakteristische Gesichtszüge mit Sattelnase und offenem Mund und Minderwuchs charakterisiert ist.

Die Eigenständigkeit des Krankheitsbildes wurde erst von MAROTEAUX und MALAMUT 1968 erkannt und von anderen Autoren bestätigt. Viele Fälle sind bereits vorher unter dem Sammelbegriff der peripheren Dysostose beschrieben worden. Zur Zeit sind mindestens 30 Fälle bekannt. Die Mädchen und Knaben erkranken im Verhältnis von ungefähr 2:1. Alle zur Zeit beschriebenen Fälle sind solitär.

Bereits die Neugeborenen fallen durch Akromikrie auf. Dieses wichtigste Merkmal des Syndroms kann aber auch erst später auffallen. Die Finger sind kurz und verhältnismäßig breit mit Überschuß von Haut und subcutanem Gewebe. Das Durchschnittsgeburtsgewicht liegt bei 2500 g, die Länge zwischen 46—48 cm. Der Wachstumsrückstand nimmt nach der Geburt weiter zu. Erwachsene erreichen eine Körperlänge zwischen 130—140 cm. Eine Sattelnase als Folge von Nasenknochenknorpelhypoplasie und

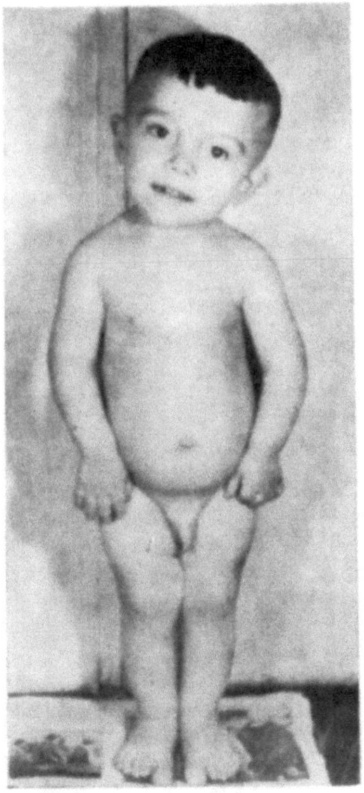

Abb. 137: S., D.: Akrodysplasie, 3 1/2jähriger minderwüchsiger Knabe, kleine Hände

Maxillahypoplasie ist immer vorhanden. Dagegen sind Hypertelorismus und Epicanthus nicht immer sichtbar. Krämpfe, Strabismus und Schwerhörigkeit werden oft gefunden. Die verspätete motorische Entwicklung mit eingeschränkter Beweglichkeit in Hand- und Ellenbogengelenken geht mit einem geistigen Entwicklungsrückstand einher. Die Laboruntersuchungen fallen normal aus.

Röntgenbefunde: (Abb. 138—144)

An den Händen und Füßen finden sich symmetrische, generalisierte, hochgradige Brachymetacarpie und Brachyphalangie. Der 1. Metatarsalknochen und die Phalangen der 1. Zehe sind erheblich verbreitert und verlängert. Die Epiphysen der Handknochen weisen eine Zapfenform auf, die Epiphysenfugen verschließen sich vorzeitig. Auch an den anderen Knochen finden sich einige wenig charakteristische Veränderungen, wie Hypoplasie des distalen Schaftendes der Ulna, Verkürzung der langen Röhrenknochen, Coxa valga mit etwas kleinen proximalen Femurepiphysen. Kleine Wirbelkörper im Kindesalter und abgeplattete Wirbelkörper mit sekundären arthrotischen Veränderungen beim Erwachsenen wurden beschrieben. Bei erwachsenen Frauen wurde auch eine dichte Schädelkalotte beobachtet.

Kasuistik:

S., D.: (Abb. 137) 3 1/2 Jahre alter Knabe. 1. Kind gesunder Eltern. Die Eltern sind Verwandte II. Grades. Geburtsgewicht 2800 g, Länge 49 cm. Gleich nach der Geburt bemerkte die Mutter, daß die Hände sehr klein sind. Im 6. Lebensmonat war bereits das Wachstum rückständig. Die psychomotorische Entwicklung verlief verzögert. Bei Aufnahme Gewicht 10,1 kg, Länge 74 cm (—26 cm). Handlänge (Radiusende — 3 Finger) 8 cm, Kopfumfang 49 cm. Sattelnase, Hypertelorismus, Epicanthus, Verkürzung der Extremitäten, besonders der Hände und Füße wie auch der Oberarme und Oberschenkel, große 1. Zehe.

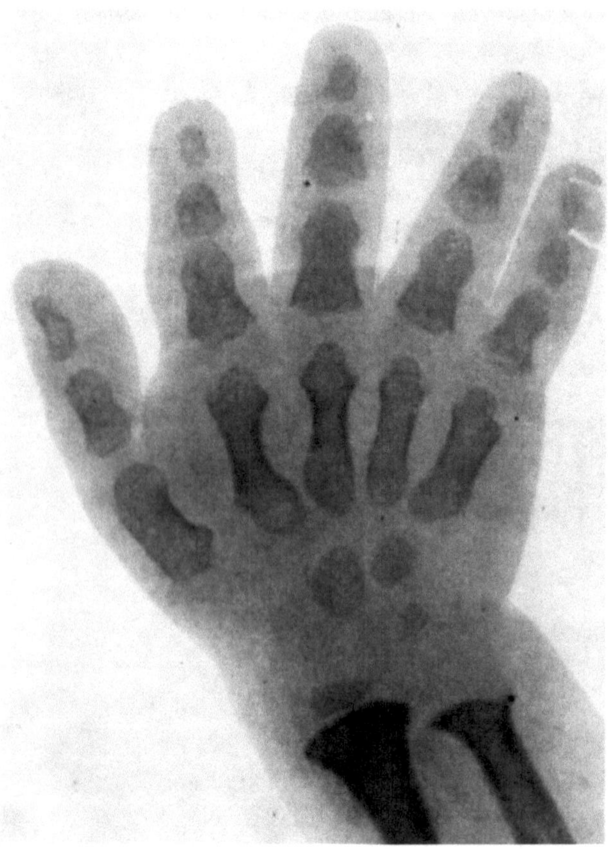

Abb. 138: *Hand:* Akrodysplasie, Brachymetacarpie und Brachyphalangie mit Verbreiterung der Basis der Grund- und Mittelphalangen

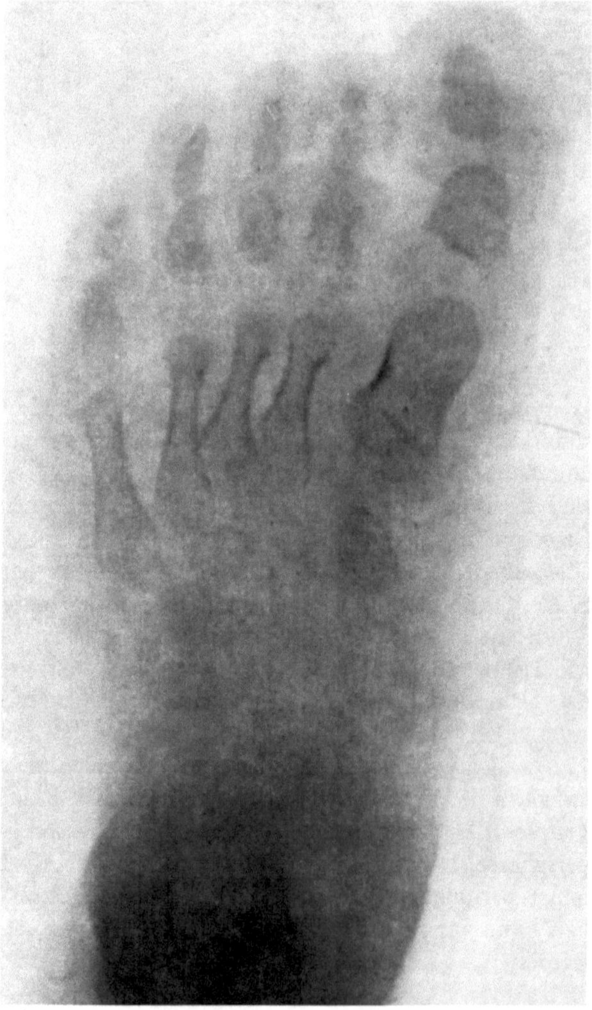

Abb. 139: *Fuß:* Akrodysplasie, Verbreiterung und relative Verlängerung der Knochen des 1. Strahles, distaler Symphalangismus der 4. und 5. Zehe

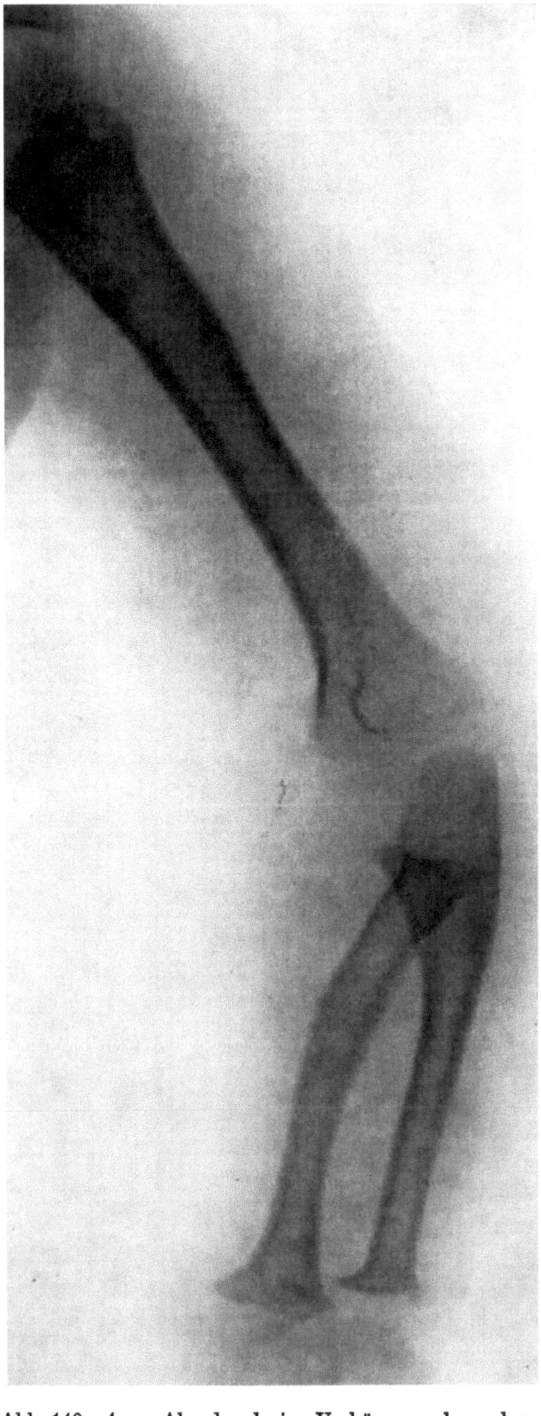

Abb. 140: *Arm:* Akrodysplasie, Verkürzung besonders der Unterarmknochen, Verkrümmung des Radius, Verplumpung des proximalen und Hypoplasie des distalen Schaftendes der Ulna, angedeutet trompetenartig ausgestellte distale Radius- und Ulnametaphysen

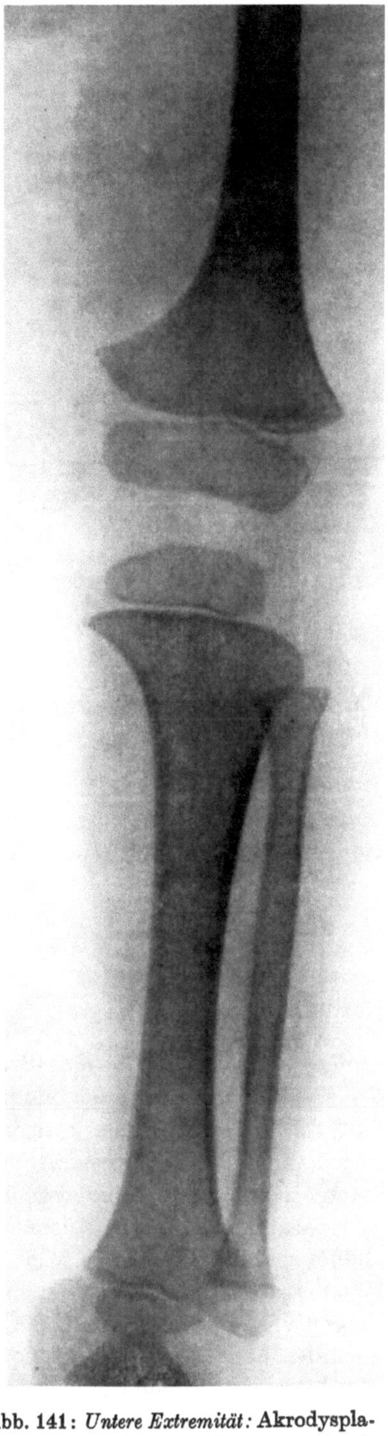

Abb. 141: *Untere Extremität:* Akrodysplasie, trompetenförmig verbreiterte distale Femur- und proximale Tibiametaphyse, weniger auch der distalen Tibiametaphyse

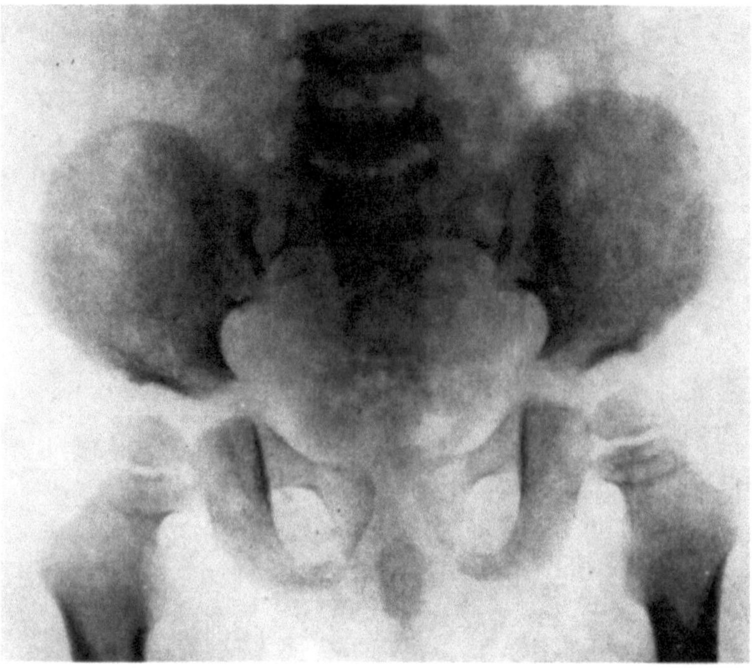

Abb. 142: *Becken:* Akrodysplasie, dysplastische Hüftpfannenerker, Coxa valga, schmale Schenkelhälse

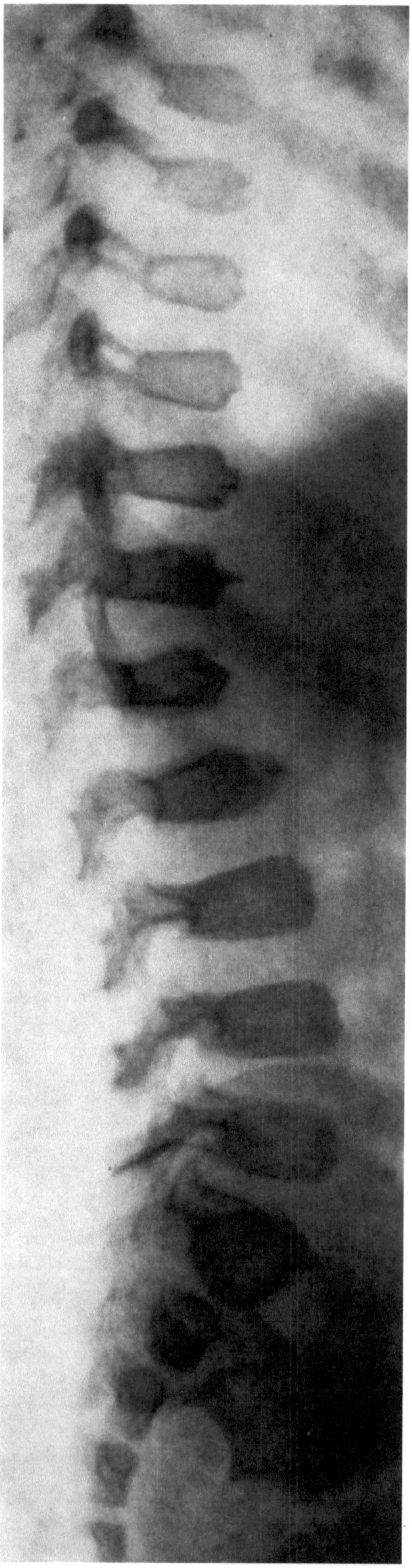

Abb. 143: *Wirbelsäule seitl.:* Akrodysplasie, Dorsalabflachung der Wirbelkörper, zungenförmige ventrale Ausläufer an den unteren BWK und oberen LWK

Differentialdiagnose:

Andere Krankheiten, die eine Brachymetacarpie und Brachyphalangie aufweisen, sind leicht abzutrennen, weil diese niemals eine generalisierte Akromikrie zeigen. Der Pseudohypoparathyreoidismus und der brachy-metacarpale Minderwuchs (Pseudo-pseudohypoparathyreoidismus) zeigen manchmal ähnliche phänotypische Züge, wie Minderwuchs und kurze Hände sowie Zapfenepiphysen. Sie sind aber auch die Träger von charakteristischen Gesichts- und Zahnveränderungen, Katarakten und intracraniellen und Weichteilverkalkungen. Der Wachstumsrückstand ist gewöhnlich viel geringer, die Brachymetacarpie auf die lateralen Knochen begrenzt und die Brachyphalangie nur schwach ausgeprägt. In unklaren Fällen muß der Calcium-Phosphor-Stoffwechsel überprüft werden. Wir haben einen Knaben mit radiologischen Veränderungen im Sinne der metaphysären Dysplasie beobachtet, bei dem die Veränderungen am schwersten an den Händen und Füßen waren und zu einer Akromikrie führten. Das Gesicht des Knaben war aber durchaus normal, wie auch der Haarwuchs.

Abb. 144: *Hand* eines 15jährigen Mädchens mit Akrodysplasie, bei dem durch den vorzeitigen Epiphysenfugenverschluß die Brachymetacarpie und Brachyphalangie noch deutlicher wird, Hypoplasie der distalen Ulna (Fall von Dr. P. MAROTEAUX, Paris)

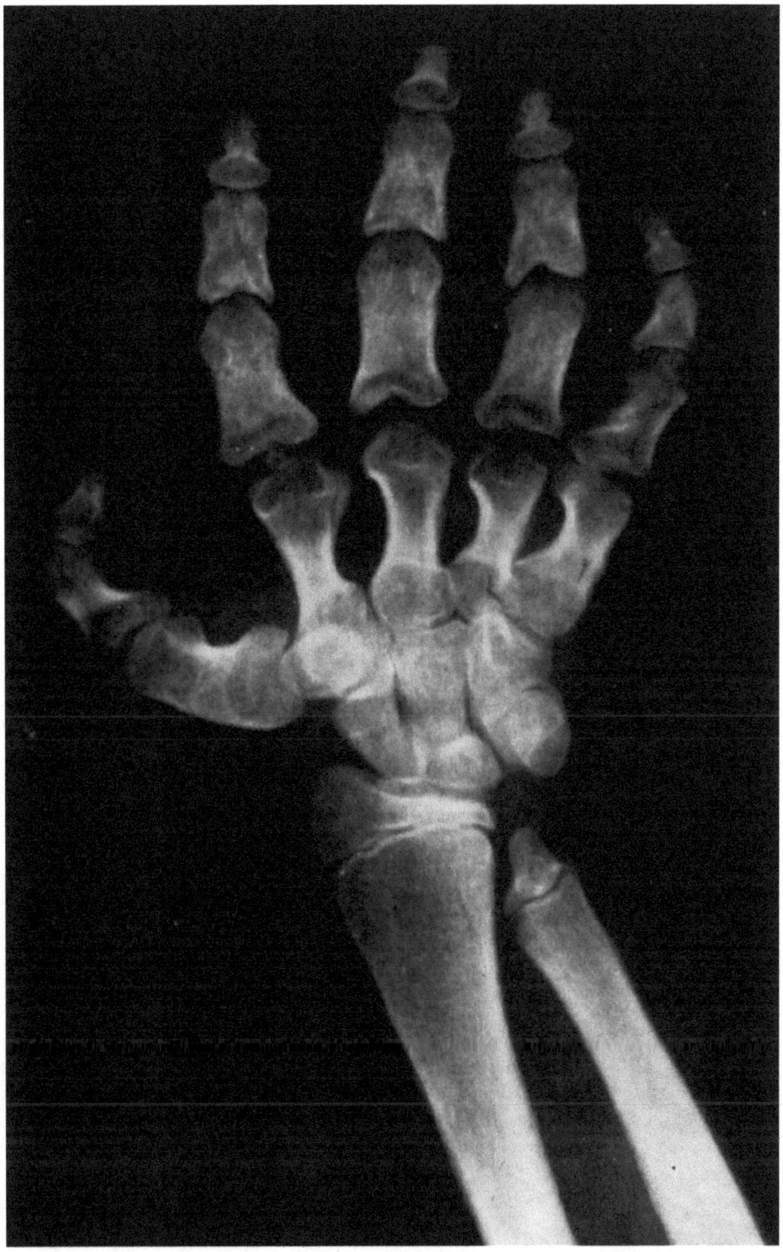

Rhino-Tricho-Phalangeales Syndrom

Das Rhino-Tricho-Phalangeale Syndrom ist eine sich im Schulalter manifestierende periphere Dysplasie, die durch mangelhaften Haarwuchs, eigenartige „Birnennase" mit hohem Philtrum, niedrig ansetzenden Ohren, geistigen Entwicklungsrückstand und Minderwuchs gekennzeichnet ist.

Die Eigenständigkeit des Krankheitsbildes wurde 1956 von KLINGMÜLLER erkannt und später durch GIEDION hervorgehoben. Bisher sind erst ungefähr 30 Fälle beschrieben. Beide Geschlechter sind betroffen. GIEDION glaubt, daß es außer einer autosomal rezessiven eine autosomal dominant vererbte Form gibt.

Schon im Säuglingsalter sind feine Haare und spärlicher Haarwuchs auffällig. Ab dem Schulalter wird über progressive Deformierung und Schwellung der Finger, besonders der mittleren Phalangealgelenke, Achsendeviationen und Brachyphalangie berichtet. Die Augenbrauen sind medial breit und kräftig, lateral schmal und dünn. Eine breite, gegen die Spitze knollige Nase mit hohem Philtrum ist charakteristisch. Ein Minderwuchs besteht immer. Auch auf Grund von 2 eigenen Fällen glauben wir, daß niedrig ansetzende Ohren und ein geistiger Entwicklungsrückstand häufig zu finden sind.

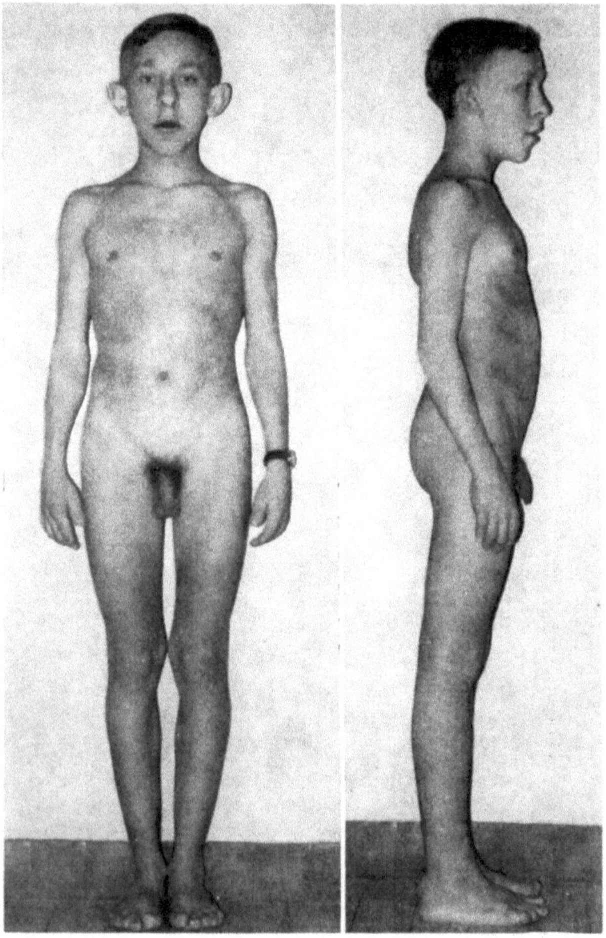

Abb. 145: A., B.: 15jähriger Knabe mit Rhino-Tricho-Phalangealem Syndrom, Deformität der Nase, medial dicke, lateral feine Augenbrauen, abstehende Ohren, Verkürzung der Hände

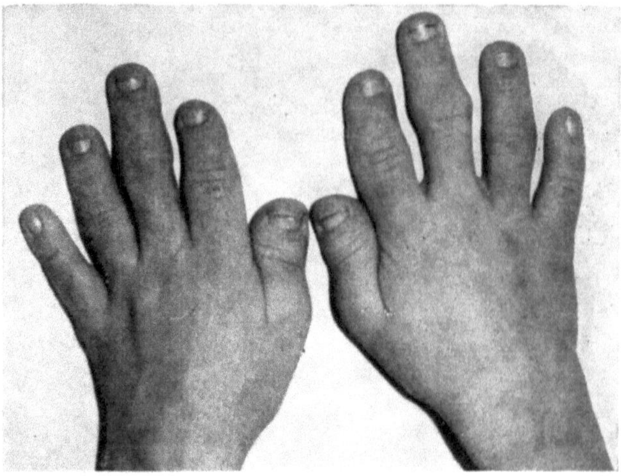

Abb. 146: *Hände:* Rhino-Tricho-Phalangeales Syndrom, verkrümmte, im Mittelgelenk aufgetriebene Finger, Verkürzung besonders des 1. und 2. Fingers

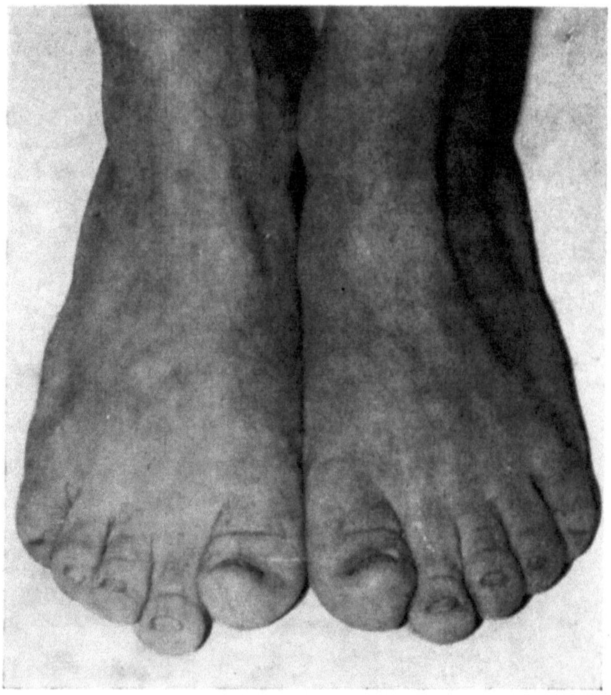

Abb. 147: *Füße:* Rhino-Tricho-Phalangeales Syndrom, Verkürzung der 1. Zehe

Die Lebensprognose ist gut. Die Patienten sind oft wegen ihres Aussehens psychisch belastet.

Röntgenbefunde: (Abb. 148 u. 149)

Besonders sind die Mittelphalangen der Finger und Zehen betroffen. Durch ihre Λ-förmigen oder Zapfenepiphysen werden sie von proximal ausgehöhlt, was zu Achsendeviation der distalen Fingeranteile führt. Später kommt es zu vorzeitigem Epiphysenfugenschluß mit Brachyphalangie. Es besteht ein Rückstand im Knochenalter. Die übrigen Skelettanteile weisen keine diagnostisch verwertbaren Veränderungen auf.

Kasuistik:

A., B.: (Abb. 145) 15jähriger Knabe. Eltern und älterer Bruder gesund. Geburtsgewicht 3200 g, Länge 49 cm. Gleich nach der Geburt wurden etwas kurze Hände bemerkt. Vorstellung wegen Minderwuchs und Verkürzung der Hände und Füße. Gewicht 41,5 kg (+1 kg), Länge 152 cm (−13 cm). Auffällig durch dünnes, spärliches Haar, „Birnennase", abstehende Ohren, medial breite

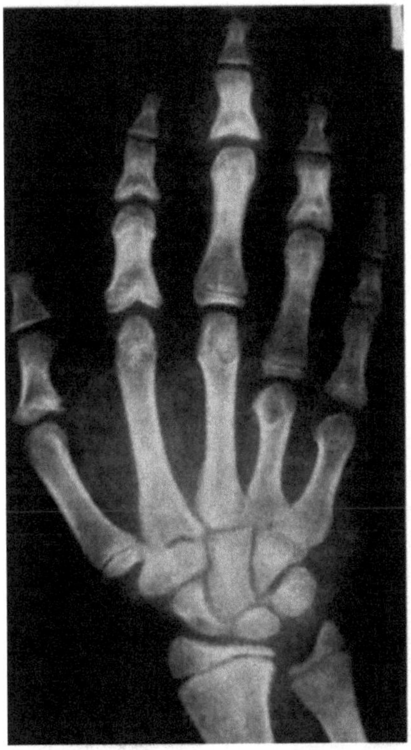

Abb 148: *Hand:* Rhino-Tricho-Phalangeales Syndrom, laterale Brachymetacarpie, wechselhafte Brachyphalangie, Zapfenepiphysen

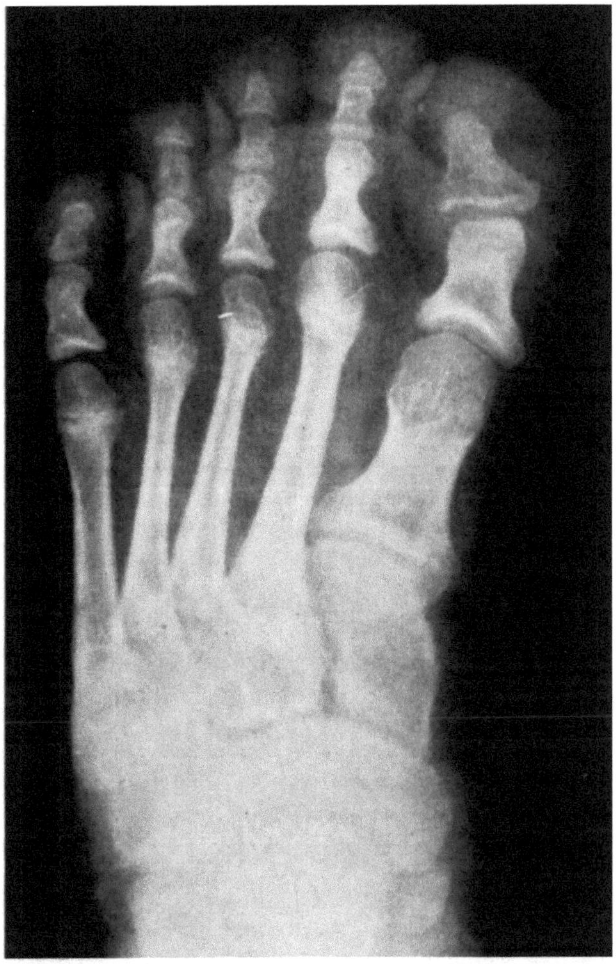

Abb. 149: *Fuß:* Rhino-Tricho-Phalangeales Syndrom, Brachymetatarsie und Brachyphalangie der 1. Zehe, Zapfenepiphysen der Grundphalangen aller Zehen

und dichte, lateral schmale und dünne Augenbrauen. Verkürzung der Extremitäten, vorwiegend der Hände, Füße und Oberarme. Die interphalangealen Gelenke des 2. bis 4. Fingers beiderseits sind aufgetrieben, nicht vollständig durchstreckbar mit Achsendeviation. Geistiger Entwicklungsrückstand.

Differentialdiagnose:

Der charakteristische Phänotyp zusammen mit den Röntgenveränderungen sollte keine Schwierigkeiten in der richtigen Diagnosefindung bereiten. Die Röntgenveränderungen allein sollte man mit anderen Formen von Zapfenepiphysen, besonders den physiologischen Varianten, den autosomal rezessiven und autosomal dominanten Fällen von peripherer Dysplasie und der THIEMANschen Krankheit nicht verwechseln. Frostschäden müssen auch berücksichtigt werden, wobei jedoch am meisten die distalen Epiphysen befallen sind.

Thiemannsche Krankheit

Die Thiemannsche Krankheit ist eine spätmanifeste Form der peripheren Dysplasie.

Die Krankheit wurde von THIEMANN 1909 beschrieben. Sie ist selten, ihre Vererbung erfolgt autosomal dominant.
Das Leiden wird in der späten Pubertät manifest. Die Mittel- und Endgelenke der 2.—5. Finger und Zehen zeigen Schwellungen und eingeschränkte Streckfähigkeit. Die Veränderungen können sich ganz zurückbilden oder verursachen Deformationen mit Achsendeviationen und Brachyphalangie.

Röntgenbefunde:

Der Röntgenbefund ist charakteristisch. Die befallenen Epiphysen sind fragmentiert, wie zusammengepreßt und quellen nach den Rändern hin vor. Schnabelförmige Vorsprünge überragen die seitliche Corticalis. In den zentralen Partien sind nur noch kleine Kalkbröckel vorhanden. Subluxationen sind häufig. Nekrosen kommen auch an anderen Körperepiphysen vor. Das Endresultat der THIEMANNschen Krankheit ist eine an der Basis eingedellte Phalanx.

Differentialdiagnose:

Differentialdiagnostisch ist das Rhino-Tricho-Phalangeale Syndrom abzugrenzen. Die Kranken mit THIEMANNscher Krankheit weisen demgegenüber einen normalen Habitus auf. Die Zapfenepiphysen kommen bei der THIEMANNschen Krankheit nicht vor. Weiter sollten Frostschäden in die Differentialdiagnose einbezogen werden.

Dysplasia epiphysealis hemimelica

Synonyma: Tarsomégalie, tarsoepiphyseal aclasis, chondrodystrophie épiphysaire

Die Dysplasia epiphysealis hemimelica ist eine angeborene Entwicklungsstörung meist der lateralen Seite einer oder mehrerer Epiphysen einer Extremität, seltener beider Extremitäten der gleichen Körperseite.

Bisher sind über 60 Fälle beschrieben. Das männliche Geschlecht ist dreimal häufiger betroffen als das weibliche. Familiäre Fälle sind noch nicht bekannt geworden, so daß die Annahme von einigen Autoren, daß es sich bei der Dysplasia epiphysealis hemimelica um eine Erkrankung im Sinne einer Embryopathie handelt, nicht entkräftet werden kann.

Die Erkrankung wird gewöhnlich zwischen dem 1. und 8. Lebensjahr diagnostiziert. In dieser Zeit treten Gelenkschmerzen und -deformationen sowie Einschränkung der Gelenkbeweglichkeit auf. Da der Talus am häufigsten befallen ist, resultieren oft Equinus-, Varus- oder Valgus-Deformitäten. Es kann zu Verlängerung der jeweiligen Extremität kommen, aber auch Fälle mit Extremitätenverkürzung sind bekannt. Wenn Beschwerden oder stärkere Deformationen auftreten, sollten die Auswüchse operativ entfernt werden.

Röntgenbefunde: (Abb. 150 u. 151)

Die röntgenologischen Epiphysenveränderungen sind charakteristisch. Es kommt zu einem vorzeitigen Auftreten der multizentrisch angelegten Epiphysenkerne sowie zu einem beschleunigten Wachstum der betreffenden Epiphyse. Die überzähligen Ossifikationszentren zeigen chondromartige Wucherung. Nach der späteren Verschmelzung der überzähligen Knochenkerne mit der „Mutter"-Epiphyse ähneln die Veränderungen den cartilaginären Exostosen. Andererseits können sich Knochenkerne von der Epiphyse lösen und freie Gelenkkörper bilden. Mit Ausnahme der kleinen Tarsalknochen ist immer nur entweder die laterale oder die mediale Seite der Epiphysen befallen.

Am häufigsten ist der Talus betroffen. In der weiteren Reihenfolge der Häufigkeit stehen die distale Femurepiphyse, die distale und proximale Tibiaepiphyse, das tarsale Os naviculare und das mediale Os cuneiforme. Die übrigen Epiphysen, insbesondere die der oberen Extremitäten, sind selten betroffen. Die Metaphysen zeigen nur in seltensten Fällen ebenfalls einseitige Veränderungen.

Differentialdiagnose:

Die Dysplasia epiphysealis multiplex und die Chondrodysplasia punctata sind röntgenologisch leicht abgrenzbar. Bei der synovialen Gelenkchondromatose und den multiplen cartilaginären Exostosen fehlen die typischen Veränderungen an den Epiphysen. Akzessorische Fußwurzelknochen haben ihren typischen Sitz, sind oft symmetrisch und treten erst um das 10. Lebensjahr auf.

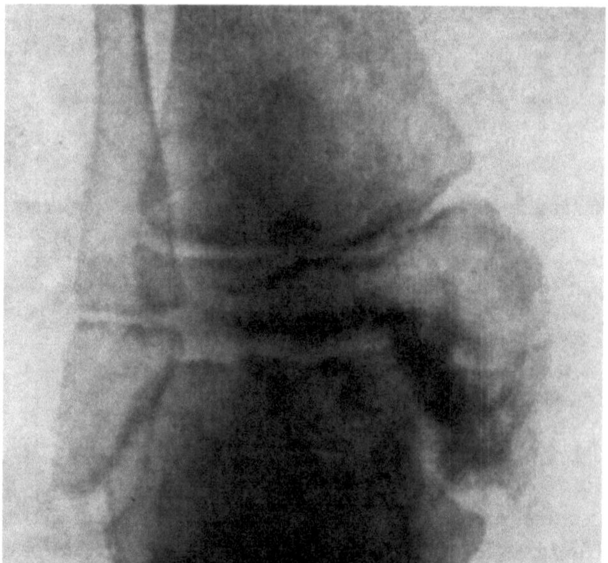

Abb. 150: *re. Sprunggelenk a.p.:* Dysplasia epiphysealis hemimelica, chondromartige Wucherungen am Malleolus tib. eines 12 Jahre alten Knaben, bei dem eine zunehmende harte Anschwellung seit dem 3. Lebensjahr zur Bewegungseinschränkung im Sprunggelenk führte. (Fall von Fr. Dr. H. MITROSZEWSKA)

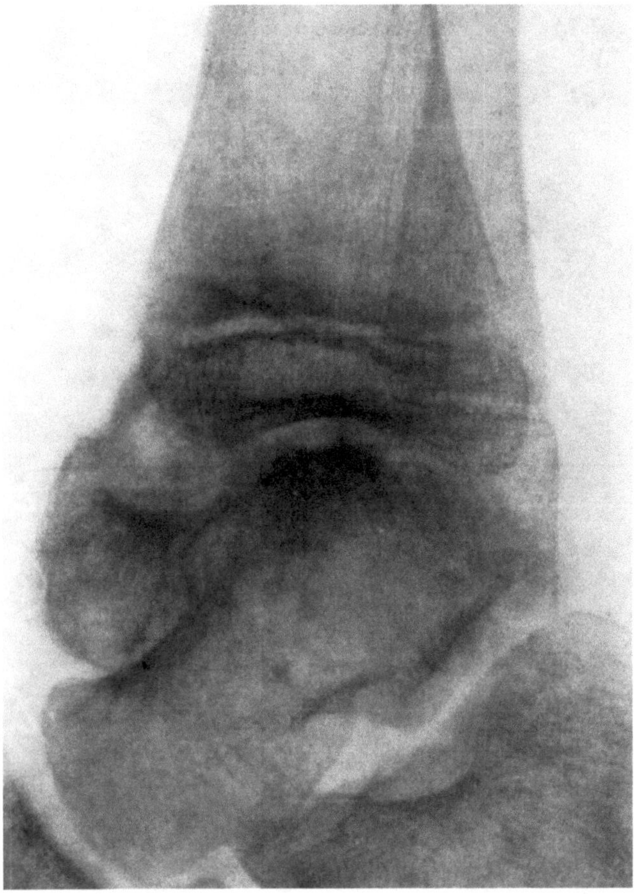

Abb. 151: *re. Sprunggelenk seitl.:*
Dysplasia epiphysealis hemimelica

Multiple cartilaginäre Exostosen

Synonyma: Exostotische Dysplasie, Exostosenkrankheit, multiple Osteomatose, multiple Osteochondromatose, chondrale Osteome, esostosi osteogenetiche, ecchondrosis ossificans

Multiple cartilaginäre Exostosen sind knöcherne Auswüchse des Perichondriums sowie der osteogenetischen Schicht des Periostes knorpelig vorgebildeter Knochen bei gleichzeitig genbedingtem Minderwuchs und häufiger Aplasie des Capitulum ulnae.

Die Häufigkeit beträgt im Bezirk Münster (Westfalen) 5:100000 bei einer Mutationsrate von $6{,}3-9{,}1 \times 10^{-6}$. Männer sind häufiger als Frauen von diesem autosomal dominanten Erbleiden befallen.

Klinisch finden sich je nach Größe der Exostosen mehr oder weniger deutliche Höckerbildungen. Das verursachende Gen führt gleichzeitig zu Minderwuchs und in mehr als der Hälfte der Fälle zu einer Aplasie des distalen Ulnaköpfchens. Daraus resultiert eine Deformation und eine Verbiegung des Radius. Die Exostosen beginnen stets als Ekchondrosen. Sie treten in der Regel in der Präpubertät in Erscheinung und beenden ihr Wachstum meist am Ende der Pubertät. Funktionell (Gefäß- und/oder Nervenkompression) und kosmetisch störende Exostosen werden operativ abgetragen.

Röntgenbefunde: (Abb. 153—158)

Die cartilaginären Exostosen treten vorwiegend an den Metaphysen im Bereich der Kniegelenke und der proximalen Humeri auf. Sie sind schmal- oder breitbasig dem Knochen aufsitzende, von Corticalis überzogene Auswüchse der Spongiosa.

Differentialdiagnose:

Werden cartilaginäre Exostosen röntgenorthograd getroffen, so können sie Knochencysten vortäuschen. Sie sind von der Enchondromatose im Ekchondromstadium abzugrenzen.

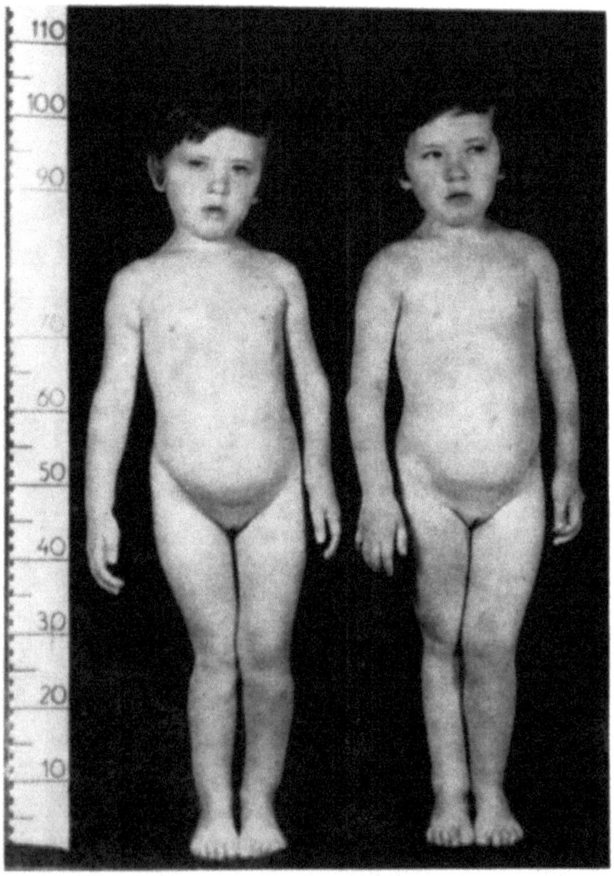

Abb. 152: J., M. u. E.: multiple cartilaginäre Exostosen, 6 6/12 Jahre alte Zwillingsschwestern mit einer Größe von 105 cm (−11 cm) bzw. 106 cm (−10 cm) und Deformierungen an den Unterschenkeln sowie Verkürzung der linken oberen Extremitäten

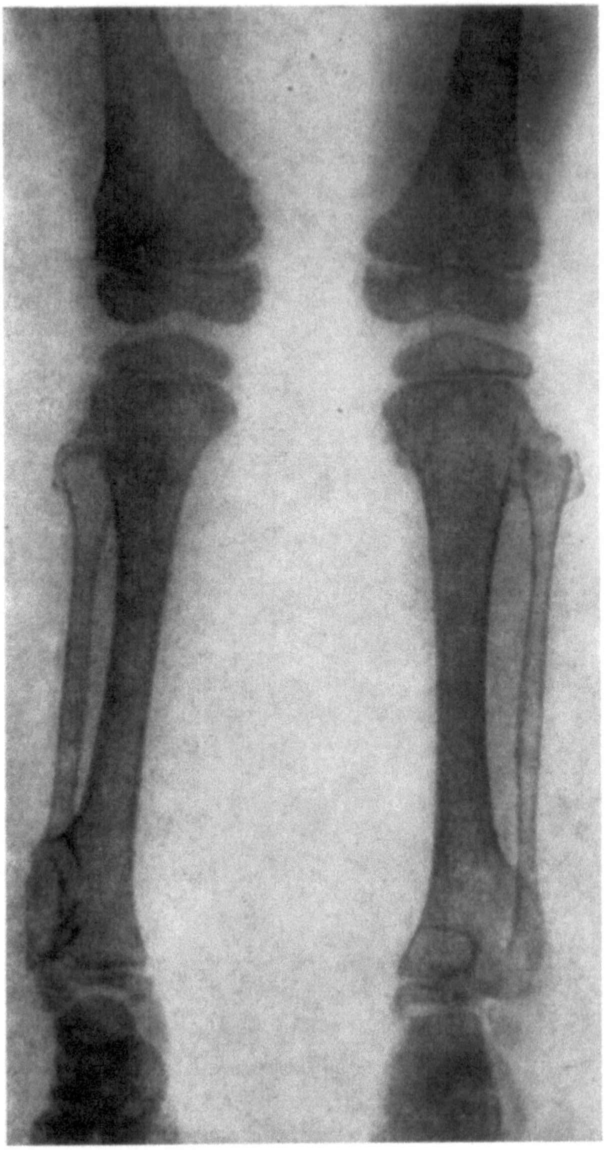

Abb. 153: *untere Extremitäten:* exostotische Auswüchse an den Metaphysen, besonders der Tibia und Fibula

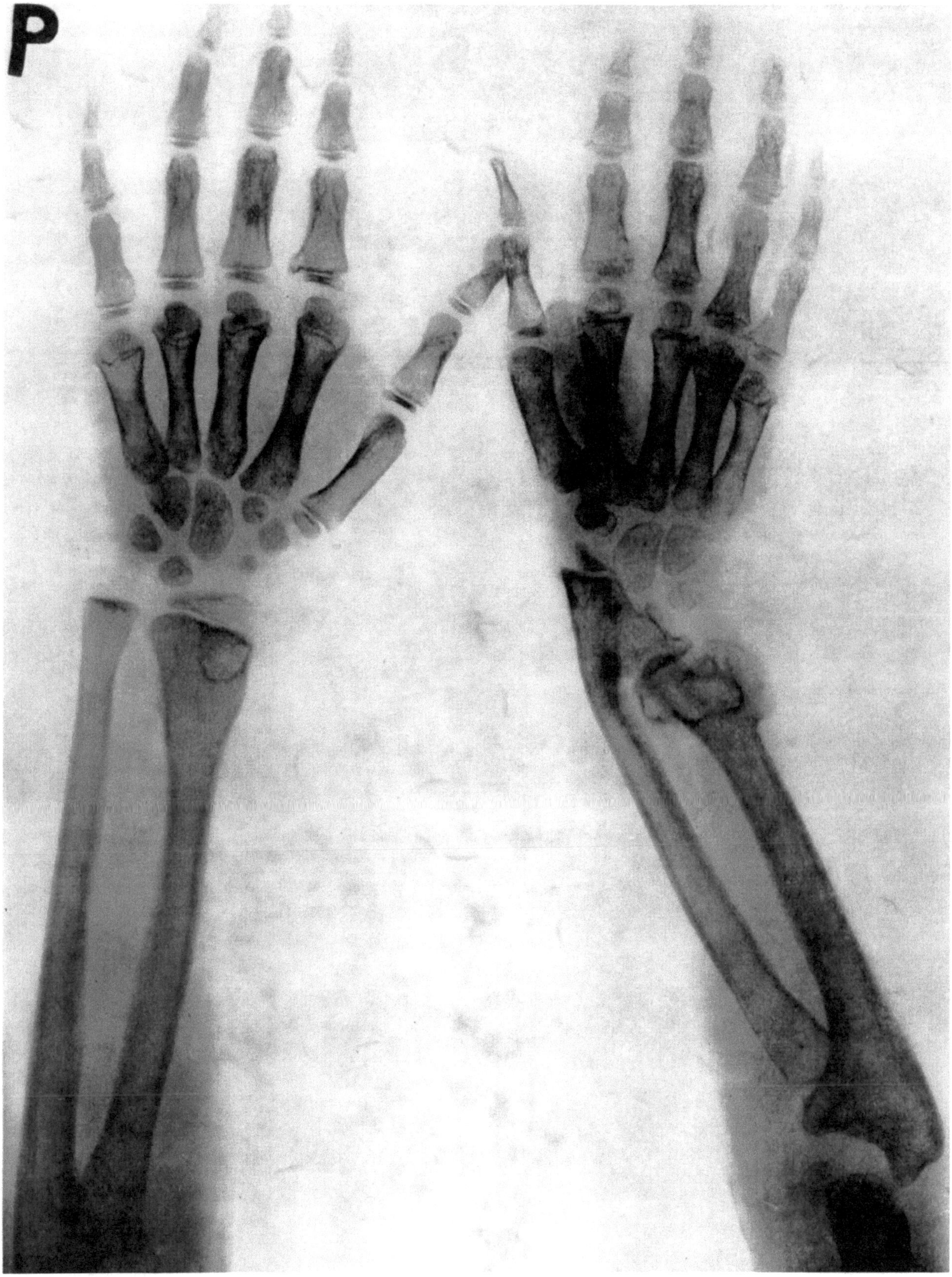

Abb. 154 *Unterarme:* Exostosen an distalem Radius und distaler Ulna mit starker Verkürzung der linken Ulna

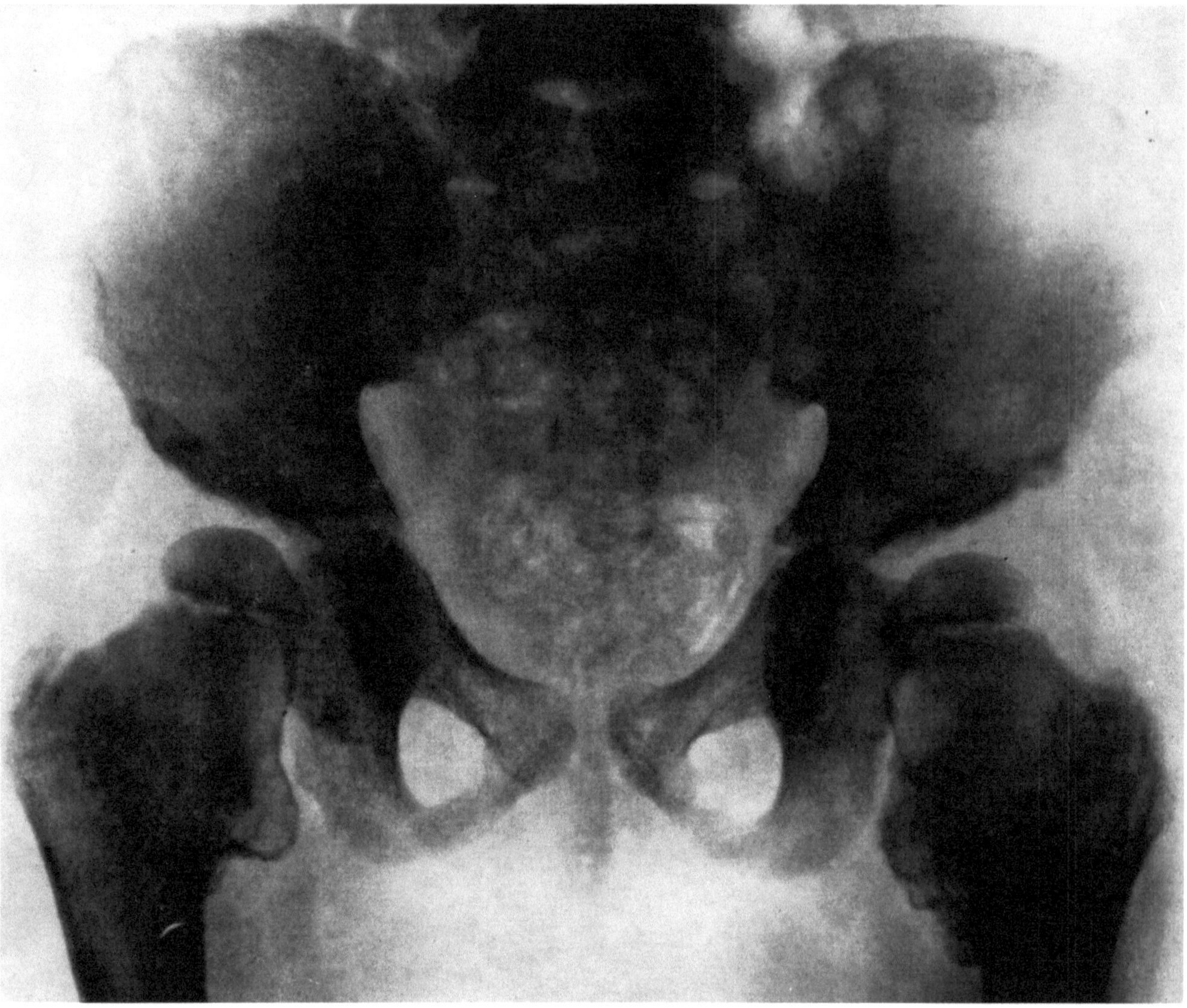

Abb. 155: *Becken* von J., M.: Exostosen im Bereich des Trochanter minor bds. und am Beckenkamm

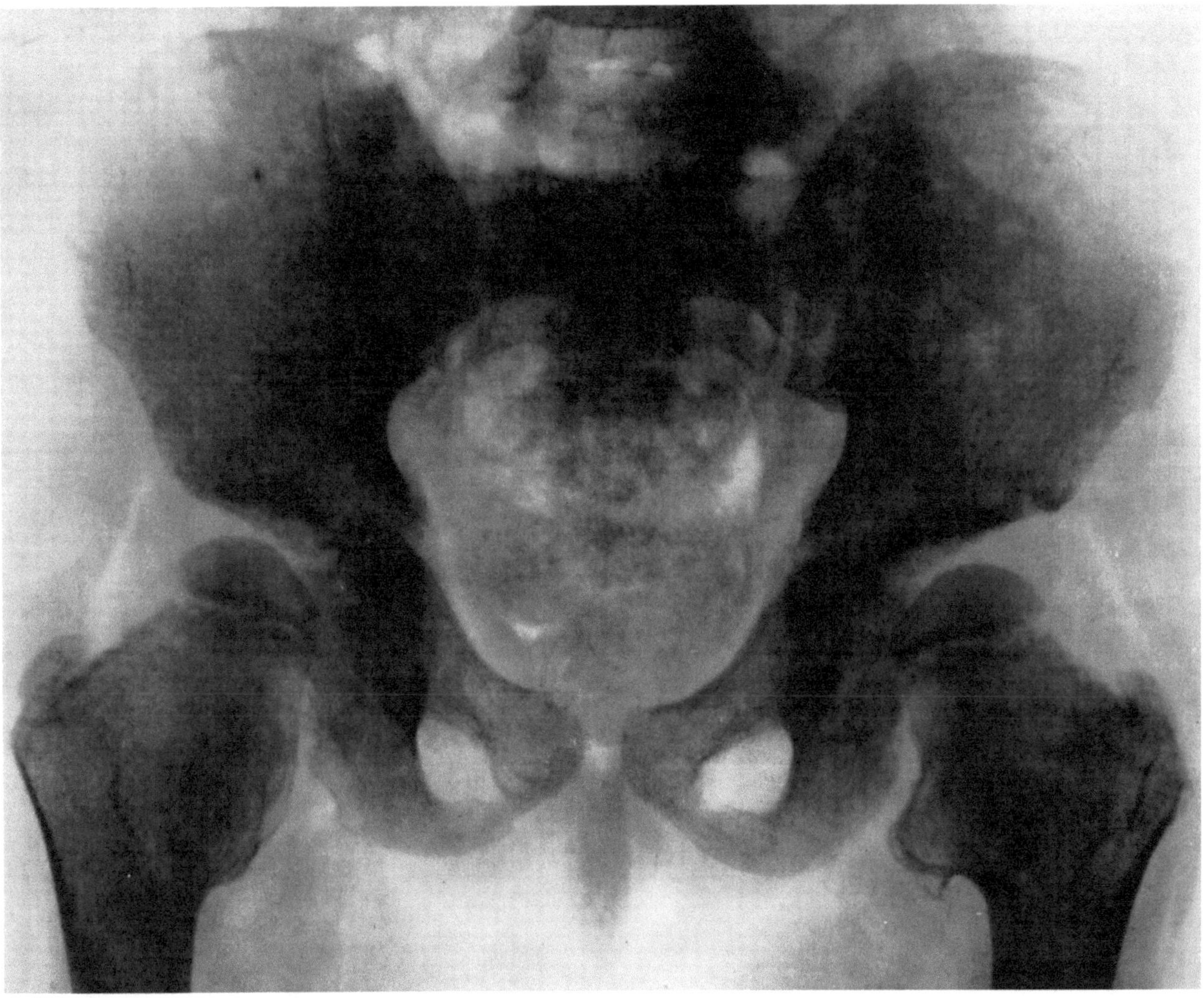

Abb. 156: *Becken* von J., E.: praktisch identische Veränderungen bei der Zwillingsschwester

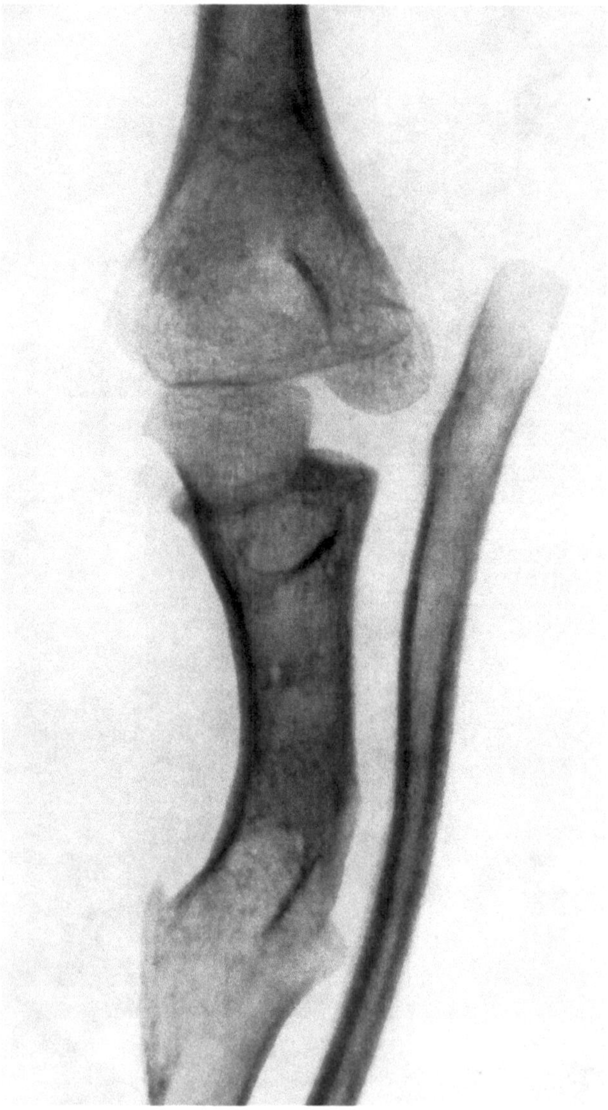

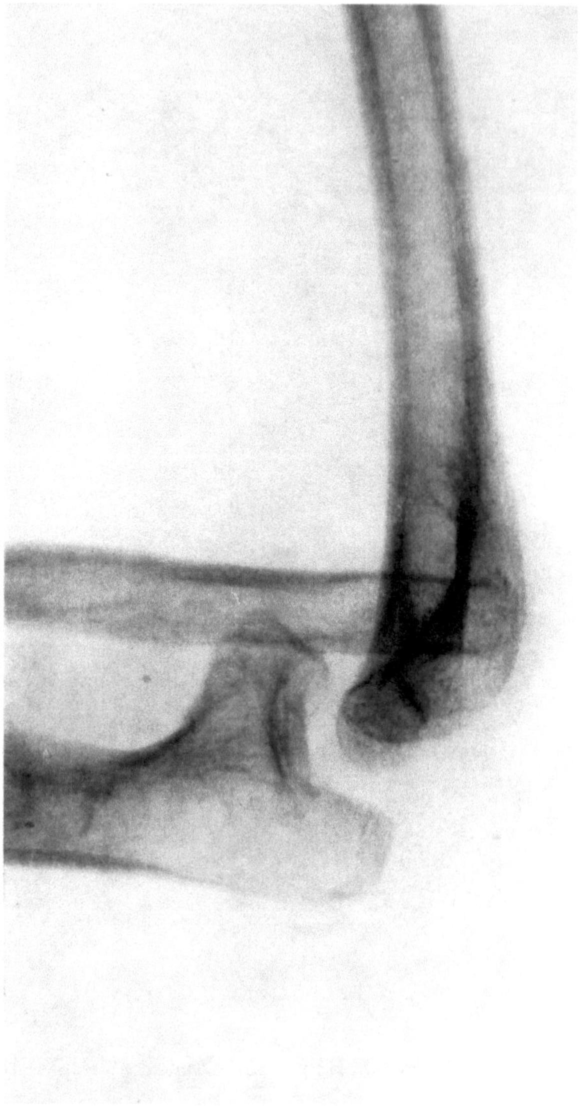

Abb. 157 u. 158: *Ellenbogen* eines 8jährigen Jungen, Exostosen an der stark verkürzten Ulna und Luxation des Radius im Ellenbogengelenk

Enchondromatose

Synonyma: Dyschondroplasie, chondrale Dysplasie, Chondromatose, chondromatöse Dysplasie, multiple Enchondromatosen, OLLIERsche Wachstumsstörung

Die Enchondromatose ist ein systematisiertes, polyostisches, polytopes Leiden mit chondromartigen Wucherungen, vorwiegend an den Meta-Diaphysengrenzen knorpelig präformierter Knochen.

Die Krankheit ist nicht selten, bereits in mehr als 200 Fällen beschrieben. Sie scheint dem dominanten Erbgang mit wahrscheinlich sehr schwacher Penetranz zu folgen. Die Krankheit wird bereits in der frühen Kindheit durch die mehr oder weniger lokalisierten Deformierungen erkennbar. Die Chondrome führen zu Wachstumsstörungen einzelner Knochen und zu Asymmetrien. Schädel und Wirbelsäule sind selten betroffen. Die früher übliche Einteilung in verschiedene Formen hat wegen der bestehenden fließenden Übergänge keine Berechtigung. Auch die nach OLLIER bezeichnete Halbseitenform der chondromatösen Wachstumsstörung ist meist nicht streng halbseitig. Der Verlauf ist durch die zunehmende und zum Teil schwerste Verunstaltung der betroffenen Körperregionen gekennzeichnet. Die Prognose ist weiterhin durch die Gefahr der malignen Entartung getrübt.

Röntgenbefunde: (Abb. 159)

Die Wucherungen nehmen ihren Ursprung in den Epiphysenfugen und wachsen zunächst nach innen, ohne äußere Knochendeformierungen zu veranlassen (Enchondromstadium). Mit dem Knochenwachstum werden die Wucherungsherde distalwärts auf die Knochenaußenfläche verschoben, können diese auftreiben und schließlich durchbrechen (Ekchondromstadium). Sie weisen eine klein- oder großzystische Struktur auf oder können längliche oder gröbere Knochenaussparungen bewirken.

Kasuistik:

M., D.: 12jähriges Mädchen gesunder Eltern, 4 Geschwister gesund. Auftreibungen an den Fingern seit einigen Jahren, geringere Verunstaltungen auch an den Füßen. An den sonstigen Skelettabschnitten auch röntgenologisch keine Auffälligkeiten.

Differentialdiagnose:

Das gleichzeitige Auftreten von Enchondromatose und venösen Haemangiomen mit Phlebolithen wird als MAFFUCCI-Syndrom bezeichnet. Die multiplen cartilaginären Exostosen bilden mit der Enchondromatose keine genetische Einheit und zeigen auch andersartige röntgenologische Kriterien. Abzugrenzen sind die polyostische fibröse Dysplasie (JAFFE-LICHTENSTEIN), der Typ JANSEN der metaphysären Chondrodysplasien und die Ostitis multiplex cystica tuberculosa (JÜNGLING).

Enchondromatose mit Haemangiom

Synonym: MAFFUCCI-Syndrom

Beim Maffucci-Syndrom sind enchondromatöse Veränderungen mit Haemangiomen vergesellschaftet.

Bis 1966 waren 75 Fälle bekannt. Die Haemangiome können capillär, cavernös oder vom haemangioendotheliomatösen Typ sein. Thrombosen mit Entstehung von Phlebolithen sind relativ häufig. Die Diagnose ist gewöhnlich vor der Pubertät zu stellen, wenn sich harte Tumoren, häufig an Fingern und Zehen, bilden. Die Veränderungen sind meist einseitig, zumindest deutlich asymmetrisch. Die Möglichkeit der malignen Entartung besteht sowohl von seiten der haemangiomatösen als auch der knöchernen Veränderungen.

Die röntgenologischen Knochenveränderungen sind bei der Besprechung der Enchondromatose beschrieben worden.

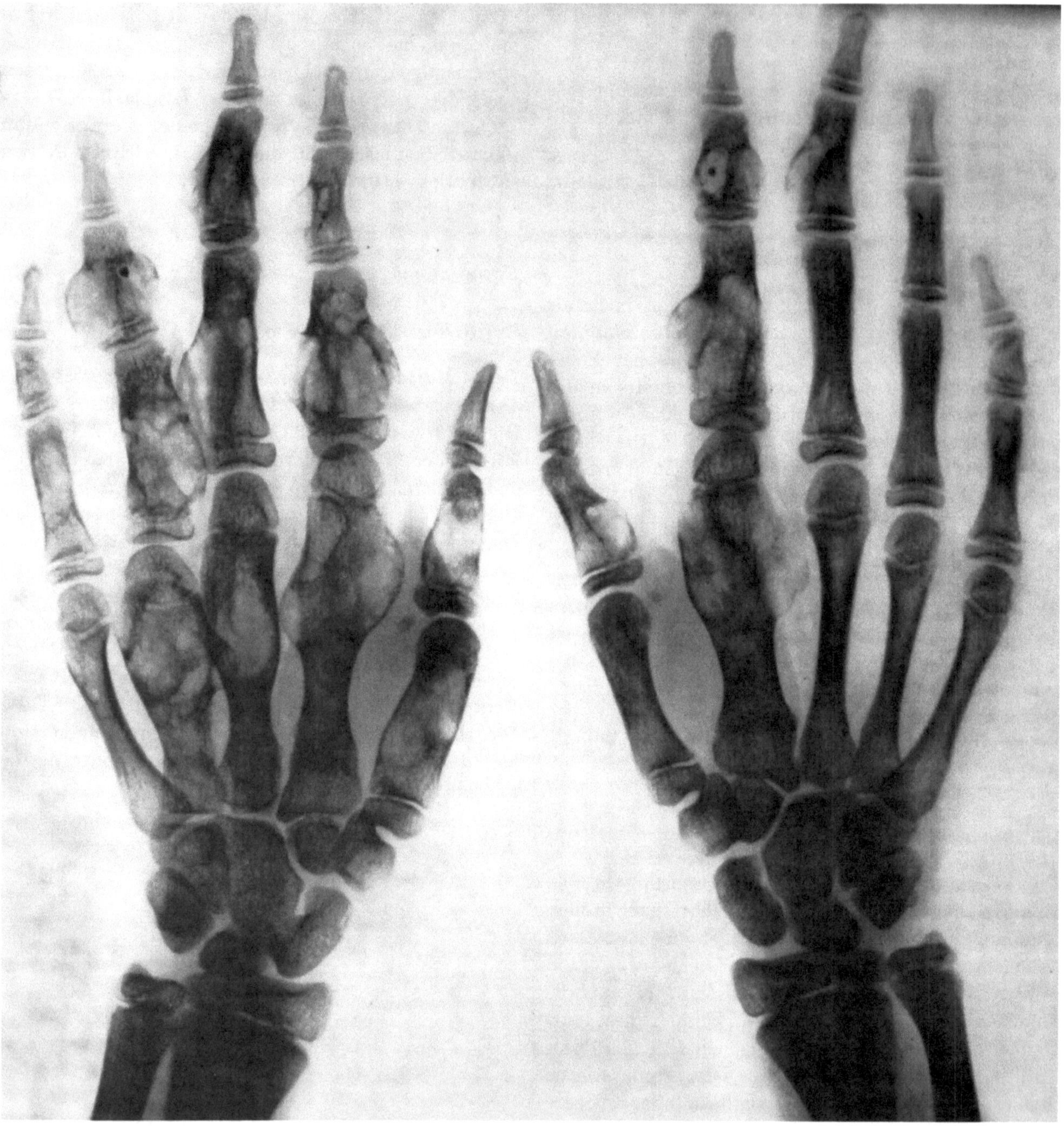

Abb. 159: *beide Hände:* Enchondromatose, cystische Aufhellungsherde mit corticalen Auftreibungen. Befall aller Metacarpalia und Phalangen der linken Hand, rechts vorwiegend nur der Knochen des 2. Strahles

II.
Mukopolysaccharidosen und Intermediärformen

Allgemeines

Mukopolysaccharide sind Heteropolysaccharide, die aus durch glykosidische Gruppen verbundenen Hexosaminen und stickstofffreien Zuckern bestehen. Zur Zeit unterscheidet man bei den Säugetieren folgende Mukopolysaccharide:

1. Polycarboxylate (Hyaluronsäure, Chondroitin)
2. Polysulfate (Keratansulfate)
3. Polycarboxysulfate (Chondroitinsulfat-4, -6, Dermatansulfat, Heparansulfat).

Mukopolysaccharide bilden mit Proteinen komplexe Verbindungen. Die Funktion der Mukopolysaccharide ist zur Zeit noch nicht aufgeklärt.
Mukopolysaccharidosen (MS) sind Krankheiten mit einer durch genbedingter Enzymstörung hervorgerufenen abnormen Speicherung saurer Mukopolysaccharide (sMS) in verschiedenen Geweben und inneren Organen, mit deutlich erhöhter Ausscheidung sMS im Urin und Entwicklung von Skelettveränderungen im Sinne der Dysostosis multiplex.
Die pathologische Ausscheidung sMS im Urin kann im Erwachsenenalter nachlassen. Wir kennen heute 6 klinisch-radiologisch und biochemisch unterscheidbare Formen, die nach einem Vorschlag von McKusick Kennziffern erhielten (Tab. 1).

Bei den MS finden sich abnorme metachromatische Einschlüsse in mehreren Zellarten des peripheren Blutes und des Knochenmarkes. Bei der MS IV und V kommen sie allerdings selten vor. Die Adlersche Granulationsanomalie wird häufig gefunden, ist aber uncharakteristisch. Als Gasser-I-Zellen bezeichnet man Lymphzoyten mit Vakuolengruppen an einem Pol und mit dunklen Einschlüssen, die als Punkte oder Striche nach May-Grünwald-Giemsa-Färbung sichtbar sind. Gasser-II-Zellen sind retikulohistiozytäre Zellen mit zahlreichen 1—2 μ großen basophilen Granulationen. Im Knochenmark ist das Vorkommen von Buhot-Zellen — plasmatische Zellen mit zahlreichen Vakuolen und abnormen Granulationen — beweisend. Auf Grund mit Toluidinblau anfärbbarer Zelleinschlüsse in aus Fruchtwasser durch Amniocentese gewonnenen fetalen Zellen kann die Diagnose einer MS bereits intrauterin gestellt werden.

Die Auffindung von Kranken, die phänotypisch den MS ähneln, metachromatische Granulationen und einen erhöhten Hyaluronsäuregehalt in Fibroblastenkulturen aufweisen, ohne jedoch eine ver-

Tabelle 1: Mukopolysaccharidosen

Typ	Synonym	Erbgang	Vermehrte Urinausscheidung von sMS jetzige Nomenklatur	alte Nomenklatur
I	Mb. Pfaundler-Hurler	autos. rez.	Dermatansulfat Heparansulfat	Chondroitinsulfat B Heparitinsulfat
II	Mb. Hunter	X-chrom. rez.	Dermatansulfat Heparansulfat	Chondroitinsulfat B Heparitinsulfat
III	Mb. Sanfilippo	autos. rez.	Heparansulfat	Heparitinsulfat
IV	Mb. Morquio	autos. rez.	Keratansulfat	Keratosulfat
V	Mb. Ullrich-Scheie	autos. rez.	Dermatansulfat	Chondroitinsulfat B
VI	Mb. Maroteaux-Lamy	autos. rez.	Dermatansulfat	Chondroitinsulfat B

Als Typ VII werden die Patienten von Dyggve und Mitarb. diskutiert.

mehrte Ausscheidung sMS im Urin zu bieten, erlaubte die Absonderung einer neuen Gruppe von Krankheiten, die zwischen den MS und den Sphingolipoidosen stehen und deshalb Intermediärformen (Mukolipidosen und Lipidosen) genannt werden (Tab. 2). Einen neuen Anstoß in der Mukopolysaccharidoseforschung haben enzymatische Untersuchungen gegeben, die einige Krankheiten der Intermediärgruppe klären konnten. Wegen der Erniedrigung der β-Galaktosidase-Aktivität und erhöhter Aktivität anderer Enzyme bei MS und

Tabelle 2: Intermediärformen

Krankheitsbezeichnung	Autor
Mukolipidose I	SPRANGER-WIEDEMANN
Mukolipidose II	LEROY
Mukolipidose III	MAROTEAUX
Fucosidose	DURAND
Mannosidose	ÖCKERMANN
Generalisierte GM 1 Gangliosidose	LANDING
Sulfatidose mit Mukopolysaccharidurie	AUSTIN, THIEFFRY
Typ WINCHESTER	WINCHESTER

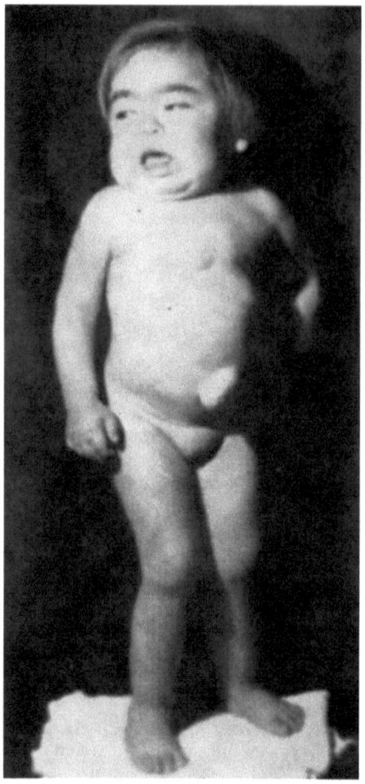
Abb. 160: B., U.: 3jähriges Mädchen mit MS I

Krankheiten der Intermediärgruppe, glaubt HERS, daß die MS lysosomale Krankheiten sind und veranlaßte ihn zu einer rein enzymatischen Einteilung der MS und der ihnen ähnlichen Krankheiten. Dabei finden allerdings andere biochemische und vor allem klinische, radiologische und genetische Daten zu wenig Berücksichtigung. Die definitive Aufschlüsselung der MS scheint uns aber derzeit auch aus praktischen Gründen nur unter Einschluß aller dieser Faktoren möglich zu sein.

Mukopolysaccharidose I (Morbus Hurler)

Synonyma: Mb. PFAUNDLER-HURLER, Gargoylismus, Dysostosis multiplex, dysostotische Idiotie.

Die MS I ist durch charakteristischen Phänotyp und Röntgenbefund, Hornhauttrübung und vermehrte Ausscheidung von Dermatan- und Heparansulfat gekennzeichnet.

Sie ist die häufigste MS. Zusammen mit der MS II beträgt ihre Häufigkeit etwa 1,1:100000. Sie wird autosomal rezessiv vererbt.

Zunächst sind die Kinder nach der Geburt unauffällig, und ihre psychomotorische Entwicklung verläuft anfangs normal. Erst im zweiten Lebenshalbjahr oder auch später wird die Krankheit manifest. Nach einem Stillstand der geistigen Entwicklung tritt schließlich eine progrediente Oligophrenie ein. Das klinische Erscheinungsbild ist gekennzeichnet durch unproportionierten Minderwuchs, großen Schädel, fratzenhafte, grobe („wasserspeierartige") Gesichtszüge mit flacher Nasenwurzel und dichten, zusammengewachsenen Augenbrauen, wulstigen Lippen und großen Ohren. Weiterhin bestehen Streckbehinderung in den Gelenken und Krallenhände, dorso-lumbale Kyphose, ein großes Abdomen, Hernien und häufig eine Hepatosplenomegalie. Immer findet sich eine Hornhauttrübung, oft eine Beeinträchtigung des Gehörs. Die Kranken erreichen selten das Jugendalter. Eine wirksame Therapieform gibt es nicht.

Die biochemische Harnuntersuchung ergibt eine vermehrte Ausscheidung der sMS, die weit über 100 mg/Liter betragen kann. Dermatansulfat macht 60—95% der gesamten Exkretion aus, geringer erhöht ist die Ausscheidung von Heparansulfat.

Röntgenbefunde: (Abb. 161—166)

Die durch eine generalisierte Ossifikationsstörung zustande kommenden röntgenologischen Skelettveränderungen sind zeitigstens im 2. Lebenshalbjahr erkennbar. An dem großen scaphocephalen Schädel sind die dicke und dichte Schädelkalotte, die Osteo-

Abb. 161: *Becken:* MS I, typisches Becken in „Kartenherzform", Hypoplasie der Schambeinäste, kleine Femurkopfkerne, lange Schenkelhälse

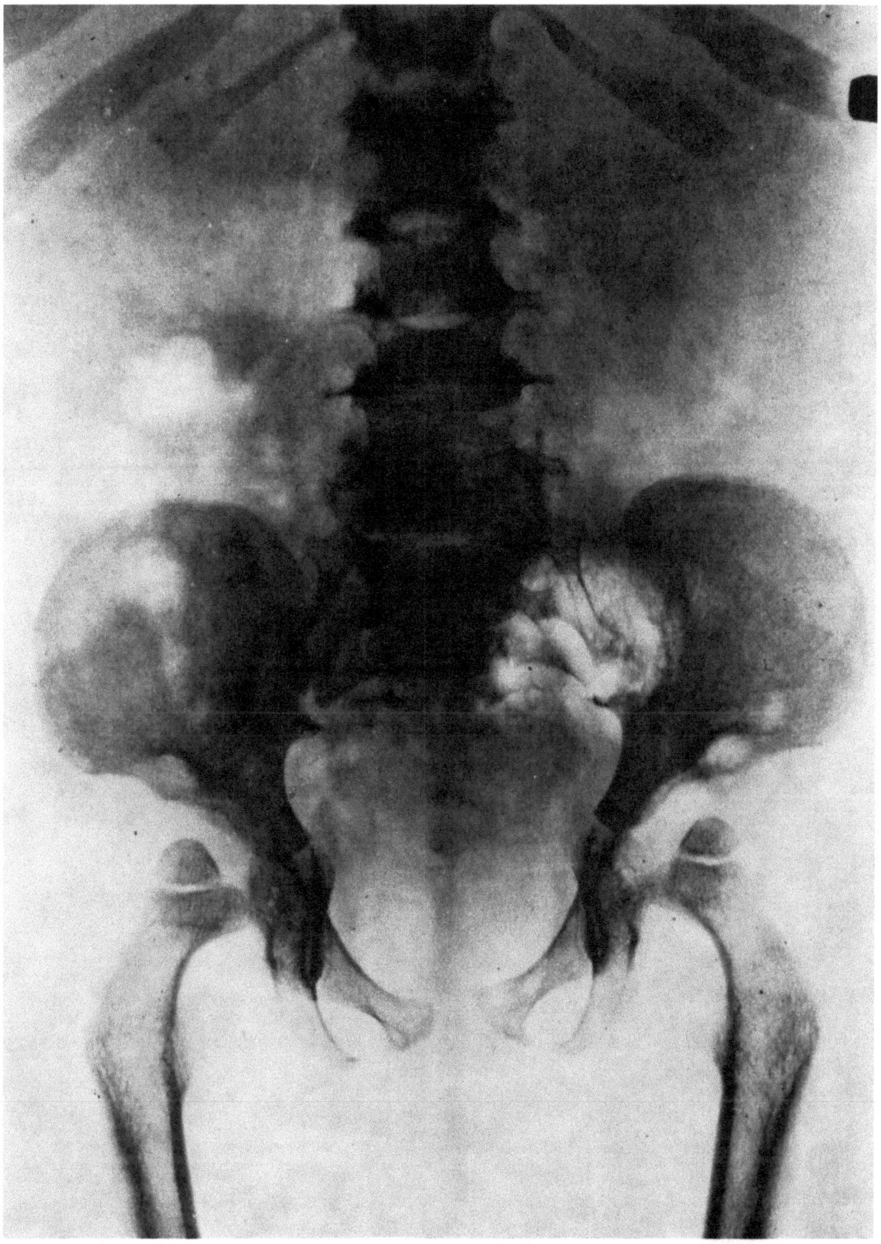

sklerose der Schädelbasis und die länglich ausgezogene Sella turcica auffällig. Die Rippen weisen die charakteristische Ruderblattform auf. Schlüsselbeine und Schulterblätter sind formverändert. Die Kyphose der Wirbelsäule kommt durch dysplastische, bikonvexe, dorsal abgeflachte und im Bereich der unteren Brust- und oberen Lendenwirbelsäule angelhakenförmig verunstaltete Wirbelkörper zustande. Am Becken sind die lateralen Acetabula hypoplastisch und die Beckenschaufeln mausohrförmig gestaltet. Die Schenkelhälse stehen in Coxa valga-Stellung. Die generalisierte Epiphysenossifikationsstörung führt besonders zu einer Hüftkopfdysplasie. Die verplumpten langen Röhrenknochen zeigen eine Verdickung der Corticalis, was am deutlichsten an den Humeri sichtbar wird. Metaphysenstörungen finden sich an den distalen Unterarmknochen, wobei Radius und Ulna an den einander zugekehrten Seiten V-förmig angeschrägt sind. Die Handwurzelknochen sind hypoplastisch, die proximalen Anteile der Metacarpalia zeigen eine unregelmäßige Verschmälerung. Durch eine Zuspitzung der distalen Enden der Phalangen nehmen diese die charakteristische Zuckerhutform an.

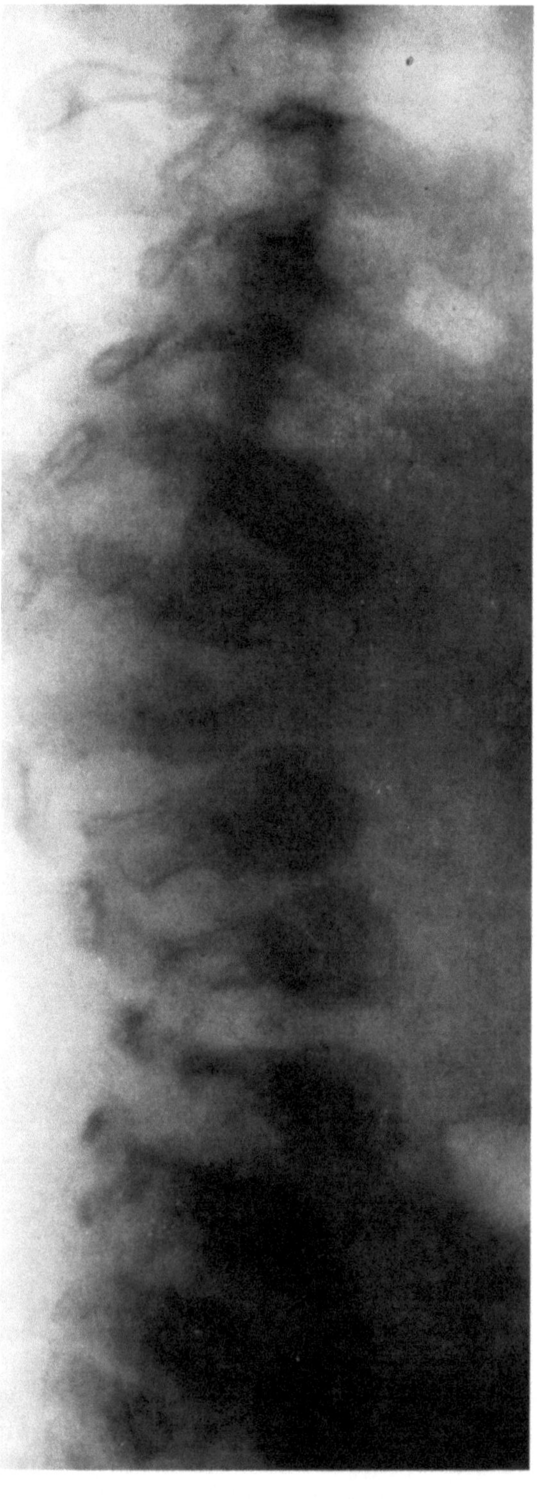

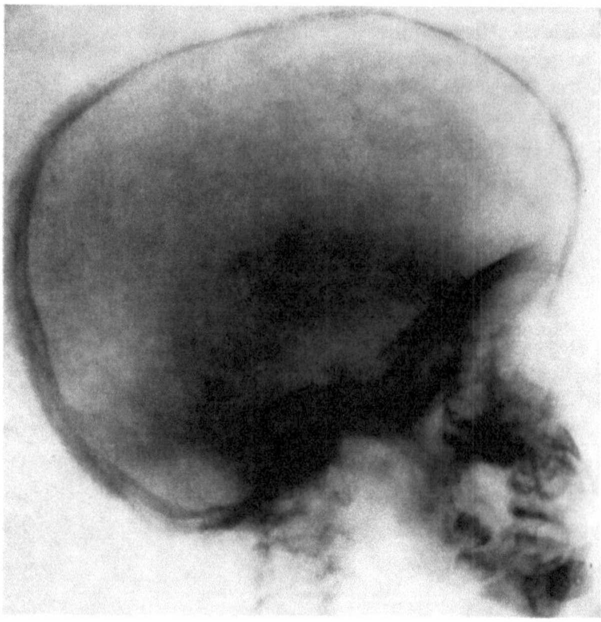

Abb. 163: *Schädel seitl.:* MS I, großer Hirnschädel, Osteosklerose der Schädelbasis, längliche, weite Sella

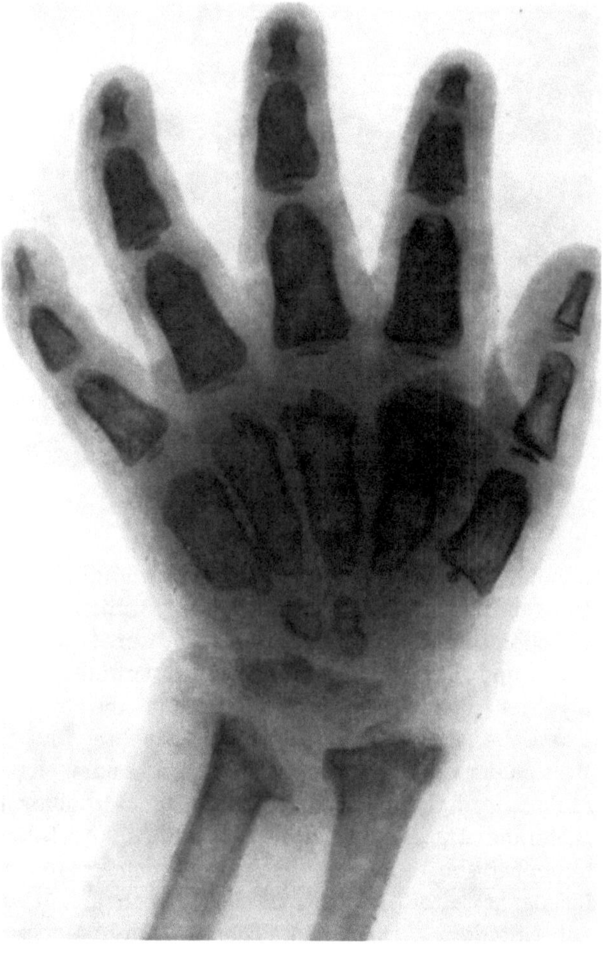

Abb. 162: *Wirbelsäule seitl.:*
MS I, Angelhakenform des 2. LW-Körpers und lumbale Kyphose

Abb. 164: *Hand:* MS I, proximale Zuspitzung der Metacarpalia, „Zuckerhutform" der Mittel- und Grundphalangen, kleine Epiphysen, Schrägstellung der distalen Ulnagelenkfläche gegen den Radius

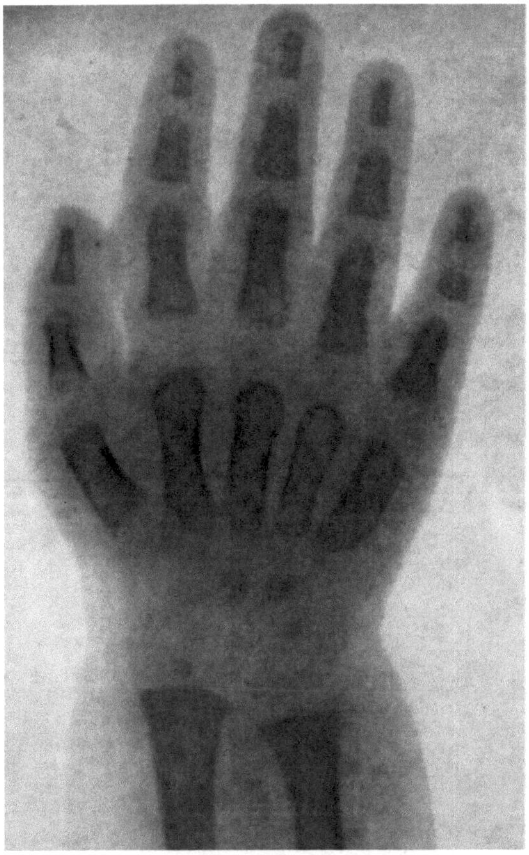

Abb. 165: *Hand* eines anderen Kindes mit MS I: im Alter von 1 Jahr nur mäßige Osteoporose ohne sonstige wesentliche Veränderungen

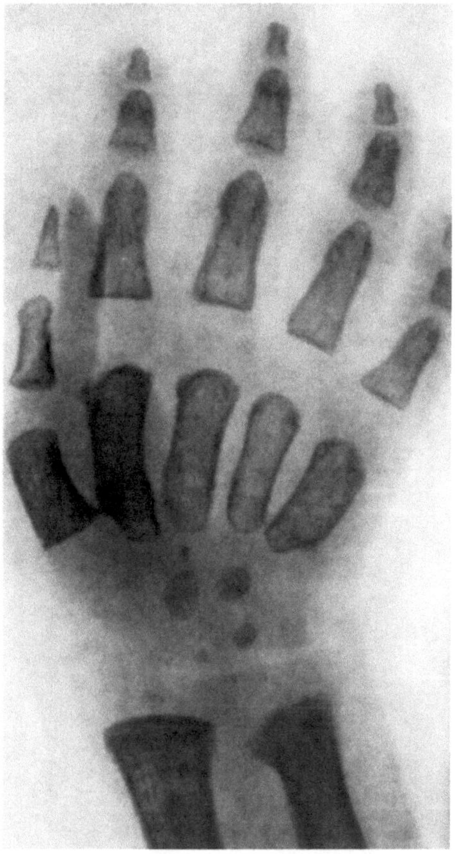

Abb. 166: *Hand*: ein Jahr später bereits deutliche Herausbildung der typischen Veränderungen

Kasuistik:

B., U.: (Abb. 160) 3 1/2 Jahre altes Mädchen, erstes Kind gesunder, junger Eltern, 2 Geschwister gesund. Geburt normal. Nach einigen Monaten merkliche Verzögerung der psychomotorischen Entwicklung.
Bei Aufnahme Körpergewicht 13,4 kg (+0,8 kg), Länge 87 cm (−7 cm), generalisierte Skelettdeformationen, Hepatosplenomegalie, Hornhauttrübung, Imbezillität. Berry-Test auf sMS im Urin stark positiv.

Differentialdiagnose:

Besonders in den ersten Lebensjahren kann die Abgrenzung gegenüber den anderen MS Schwierigkeiten bereiten. In Fällen niedriger Heparansulfat-Fraktion ist die Differenzierung von der MS VI nicht leicht. In die Differentialdiagnose sind auch die Intermediärformen einzubeziehen. Besonders im frühen Kindesalter ist eine zuverlässige Trennung von der generalisierten Gangliosidose und der Mukolipidose II nur mit Hilfe klinisch-radiologischer Untersuchungen schwer möglich. Die Kranken mit generalisierter Gangliosidose und der Mukolipidose II zeigen jedoch charakteristische Röntgenveränderungen schon bei der Geburt, die der MS I erst nach dem ersten Lebensjahr.

Mukopolysaccharidose II (Morbus Hunter)

Die MS II ist eine dem Morbus Hurler sehr ähnliche Krankheitsform. Eine sichere Unterscheidungsmöglichkeit ergibt sich aus der unterschiedlichen Vererbung. Im Gegensatz zu der autosomal rezessiven Form wird die MS II nur X-chromosomal vererbt. Auch finden sich bei der MS II keine Hornhauttrübungen. Die geistige Degeneration ist im allgemeinen schwächer. Charakteristisch für diesen Typ ist auch die Entwicklung einer hochgradigen Schwerhörigkeit. Aus dem Ausscheidungsmuster der sMS im Harn ist vom Typ I zur Zeit keine sichere Differenzierung möglich.

Röntgenbefunde: (Abb. 168—170)

Auch die röntgenologischen Veränderungen sind der MS I ähnlich, jedoch schwächer ausgeprägt.

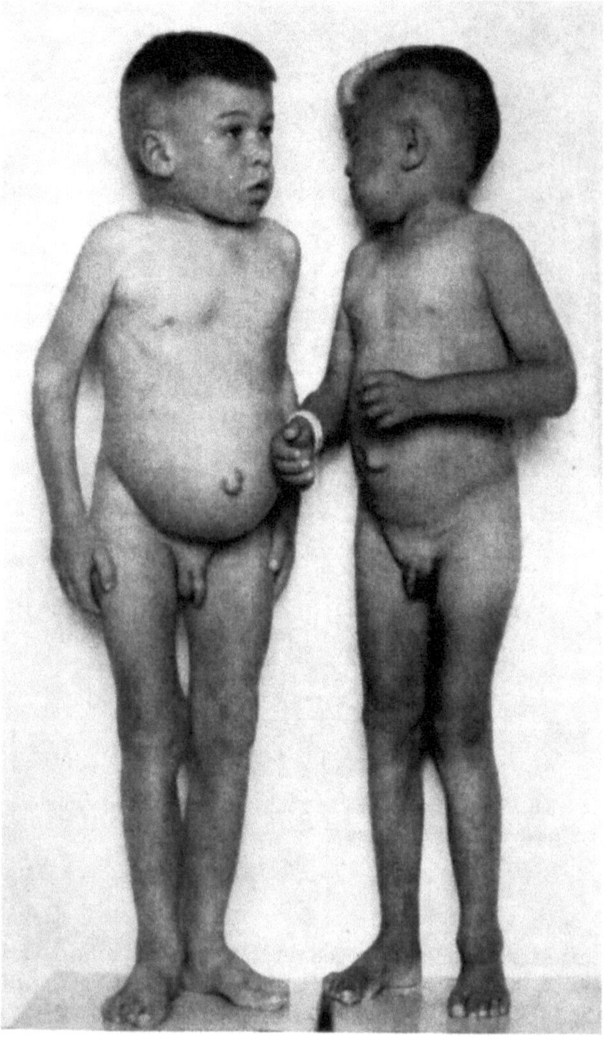

Abb. 167: B., M. I und B., M. II, zwei Brüder im Alter von 8 7/12 und 6 10/12 Jahren mit MS II

Kasuistik:

B., M. I und B., M. II: (Abb. 167) Zwei Brüder im Alter von 8 7/12 bzw. 6 10/12 Jahren. Zweites und drittes Kind gesunder Eltern. Von den 5 Kindern sind zwei Mädchen gesund, ein jüngerer Bruder ebenfalls krank. Bei beiden Kindern Verlangsamung der psychomotorischen Entwicklung seit dem Ende des ersten Lebensjahres. Bei Aufnahme Gewicht 22,5 kg (+0,5 kg), Länge 119 cm (—10 cm bzw. 22,3 kg (+2,3 kg), Länge 114 cm (—4 cm); Hepatosplenomegalie bei dem älteren, Splenomegalie bei dem jüngeren Bruder. Ophthalmologische Untersuchungen o. B. Im Urin Erhöhung der sMS auf 99 mg/l bzw. 78 mg/l Gesamt-sMS (Dermatansulfat und Heparansulfat).

Stammbaum:

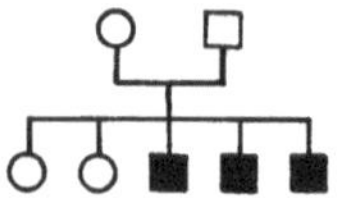

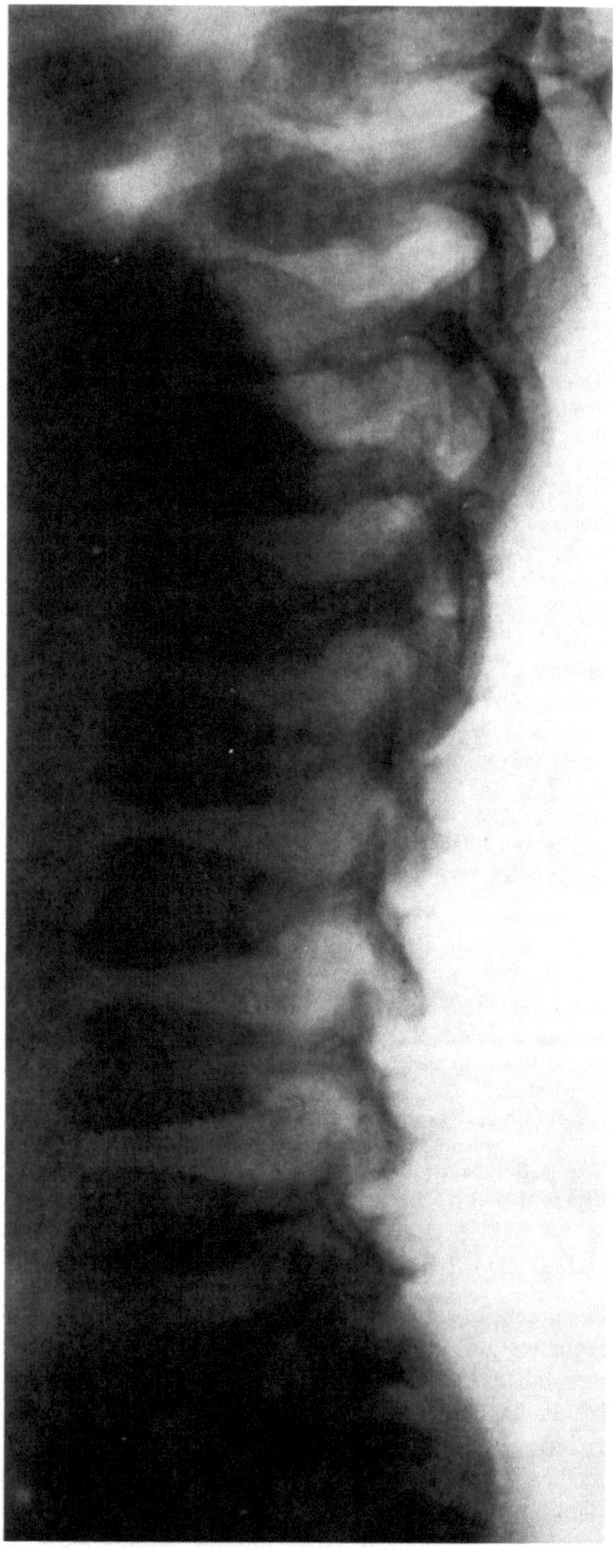

Abb. 168: *Wirbelsäule seitl.:* MS II, bikonvexe Form der in den hinteren Abschnitten deutlich verschmälerten Wirbelkörper bei dem 8 7/12-jährigen Jungen

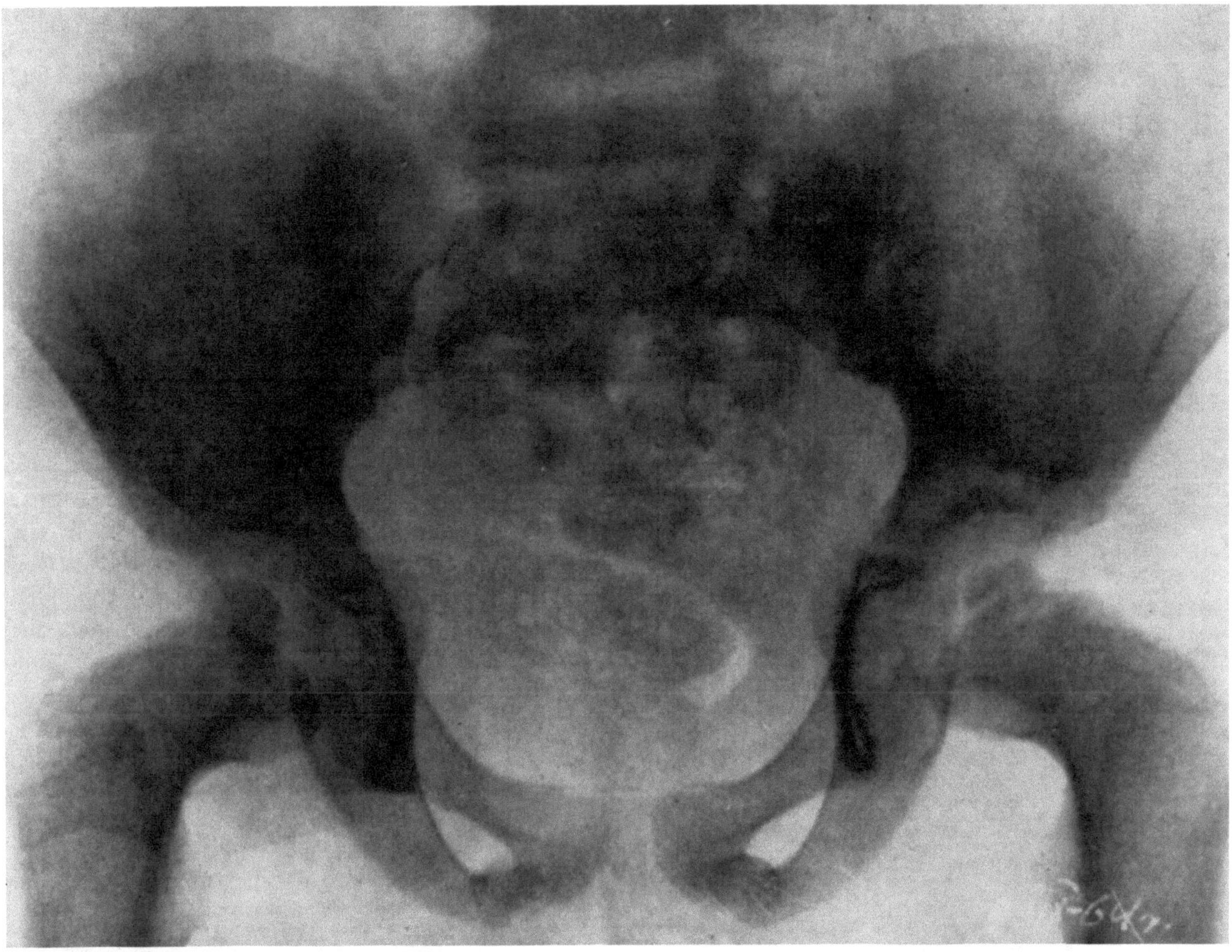

Abb. 169: *Becken:* MS II, keine wesentliche Formveränderung der Beckenschaufeln, dysplastische Acetabula der Hüftgelenke, sehr kleine Femurkopfepiphysen

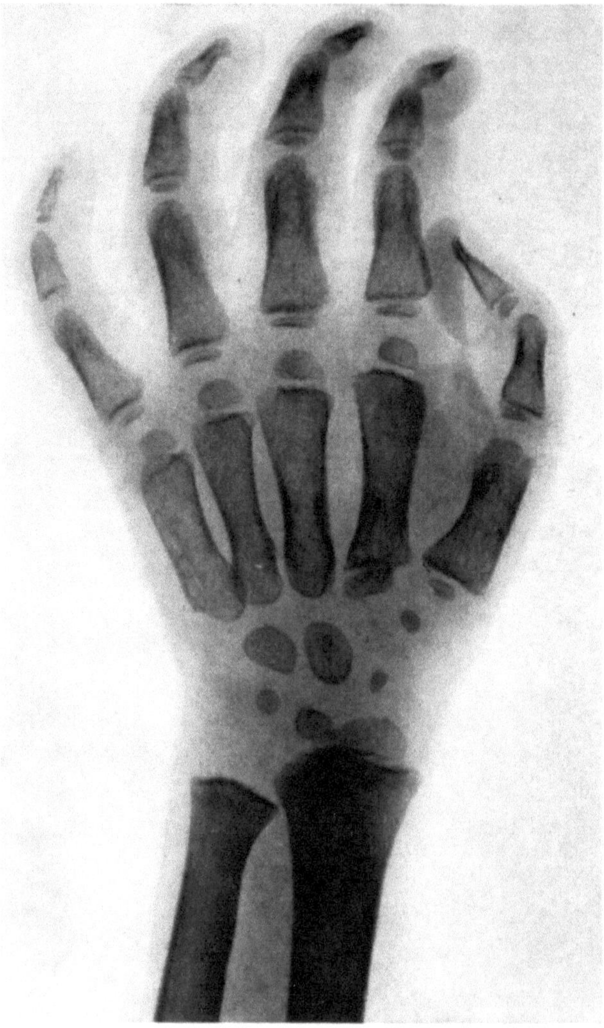

Abb. 170: *Hand:* MS II, ähnliche, jedoch nicht so stark ausgeprägte Veränderungen wie bei der MS I

Mukopolysaccharidose III (Morbus Sanfilippo)

Synonyma: Polydystrophe Oligophrenie, HS-Mukopolysaccharidose.

Die MS III ist eine durch gesteigerte Ausscheidung besonders von Heparansulfat gekennzeichnete MS mit Hurler-ähnlichen Gesichtszügen, progredienter Demenz und leichteren Skelettveränderungen.

Zur Zeit sind über 60 Fälle dieser Krankheit beschrieben, obwohl die Zahl der Veröffentlichungen unter dem Namen HURLER-Syndrom weitere 300 Fälle betragen dürfte. Möglicherweise übertrifft die Häufigkeit der MS III die der MS I. Die Krankheit folgt dem autosomal rezessiven Erbgang.

Wie bei den anderen MS ist die frühkindliche Entwicklung normal. Erst im 2.—4. Lebensjahr tritt ein Entwicklungsstillstand ein, dem ein rascher geistiger Verfall bis zur Idiotie folgt. Etwas später folgt der Abbau der motorischen Fähigkeiten, so daß im letzten Stadium der Krankheit die Patienten mit

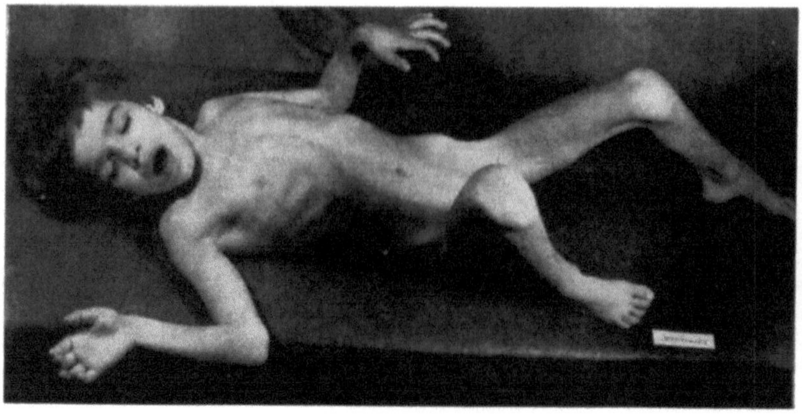

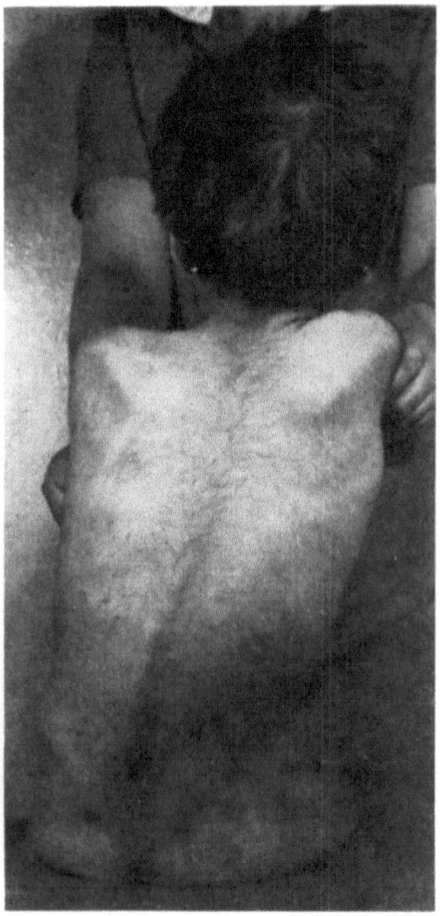

Abb. 171 u. 172: M., S.: 10jähriges idiotisches Mädchen mit MS III, starke Behaarung

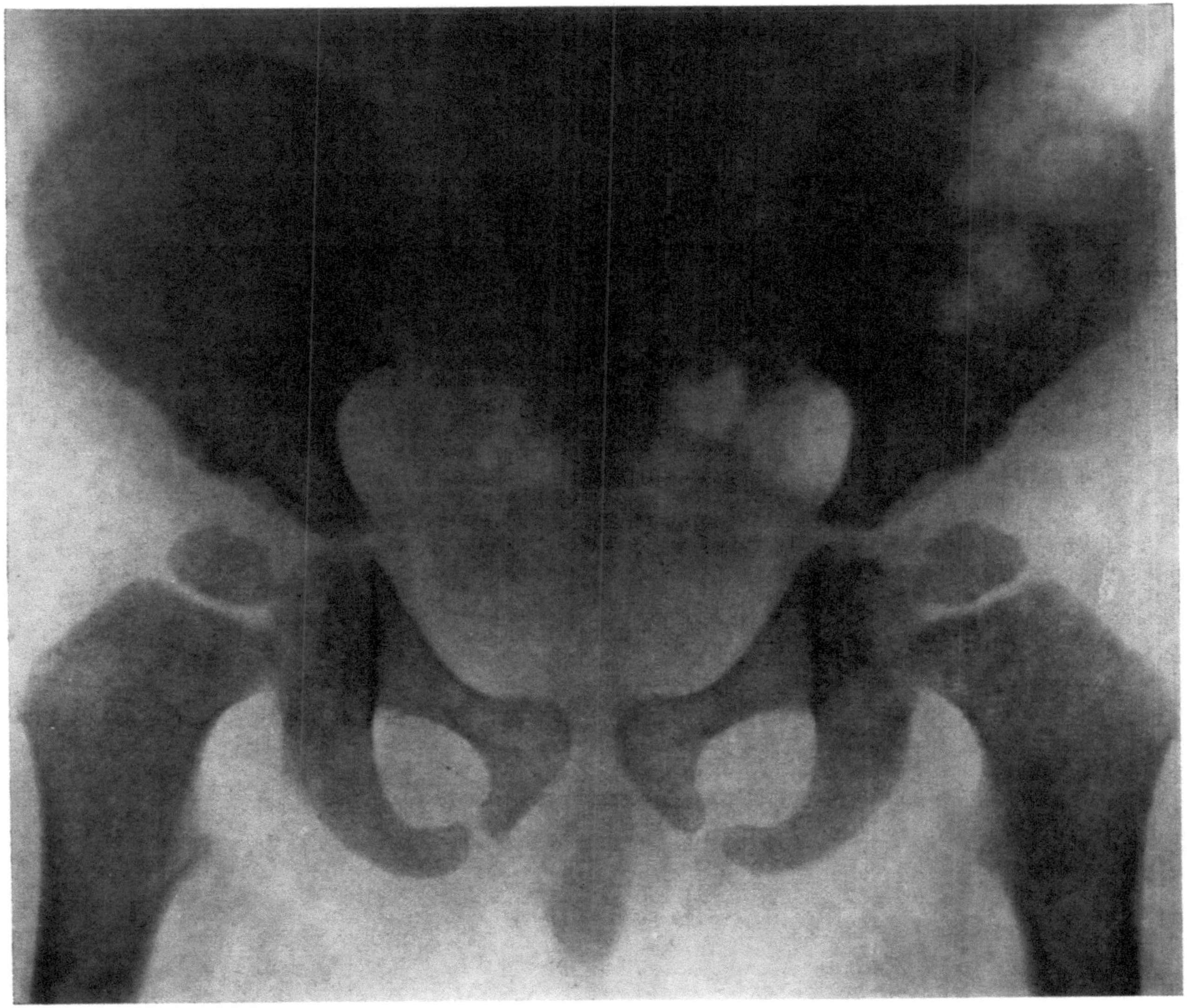

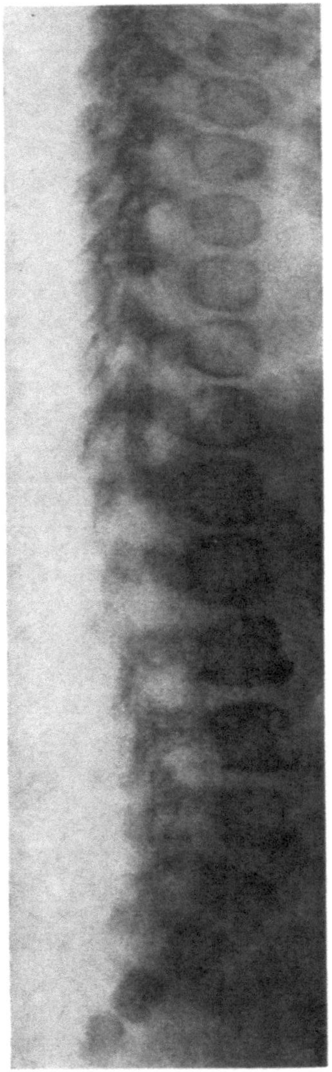

Abb. 173: (links) *Becken:* MS III, plumpes Becken, schlechte Entwicklung der Hüftpfannen, hypoplastische Femurkopfkerne, verkürzte Schenkelhälse

Abb. 174: (rechts) *Wirbelsäule seitl.:* MS III, bikonvexe Form der BWK mit Ausziehungen der ventralen Unterkanten der LWK, leichte Hypoplasie der oberen Vorderkante des 1. LWK

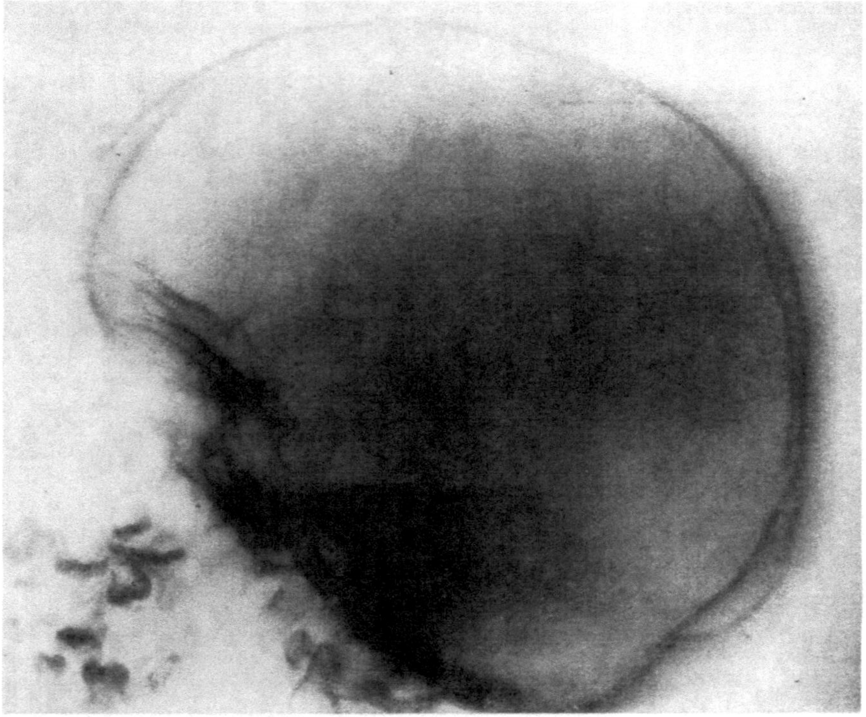

Abb. 175: (oben) *Schädel seitl.:* MS II, dicke Schädelkalotte mit porotischer Struktur, mäßige Sklerose der Schädelbasis, normale Sella

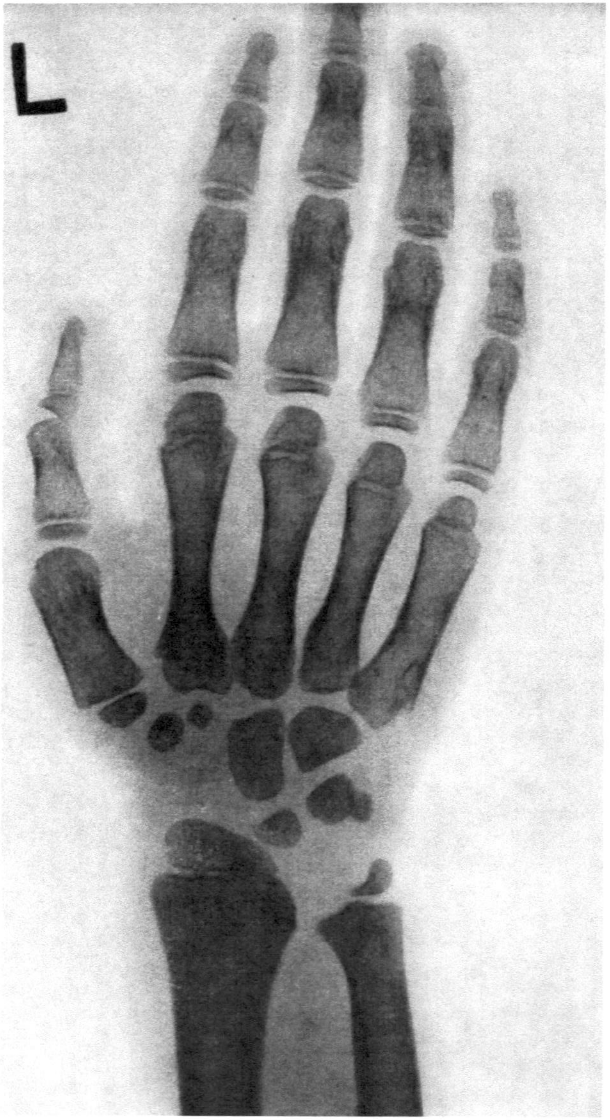

Abb. 176: (rechts) *Hand:* MS II, gering verkürzte und verbreiterte Mittelhand- und Fingerknochen, retardierter Entwicklungsstand der Carpalknochen, dreieckförmige Radiusepiphyse und hakenförmige Ulnaepiphyse, Anschrägung der einander zugekehrten Seiten der distalen Radius- und Ulnametaphyse

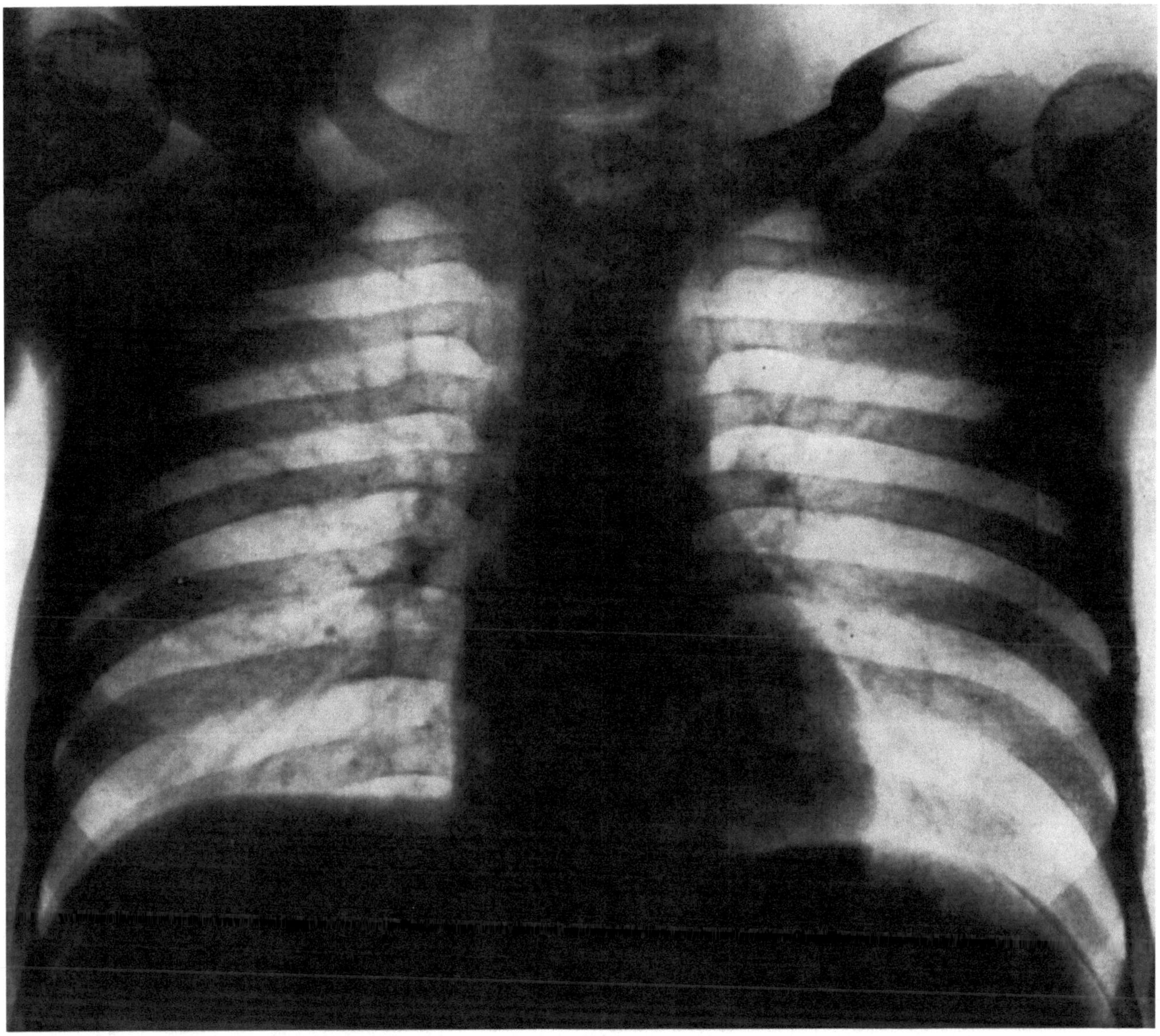

Abb. 177: *Thorax:* MS III, angedeutete Ruderblattrippen, kurze, plumpe Klavikel, schlecht entwickelte Schulterblattgelenkpfannen

Gelenkkontrakturen bettlägerig sind. Schluckstörungen begünstigen das Auftreten von rezidivierenden Pneumonien. Ein Minderwuchs wird erst nach dem 10. Lebensjahr ersichtlich. Die Gesichtszüge sind vergröbert, jedoch nicht so fratzenhaft wie bei der MS I. Makrocephalie, Kyphose, X-Beine, Hepatomegalie und seltener Splenomegalie, Leisten- und Nabelhernien finden sich in wechselnder Ausprägung. Hornhauttrübungen treten nicht auf, die Hörfähigkeit kann eingeschränkt sein. Oft besteht eine stärkere Hautbehaarung. Die Erkrankten sterben meist an interkurrenten Infektionen noch vor dem Pubertätsalter.

Röntgenbefunde: (Abb. 173—177)

Die röntgenologischen Veränderungen sind in der Reihe der MS I—III am relativ schwächsten ausgeprägt. An der Wirbelsäule kommt es nicht zu einer hakenförmigen Deformierung der Wirbelkörper aber zu einem Bestehenbleiben der infantilen bikonvexen Wirbelkörperform.

Kasuistik:

M., S.: (Abb. 171 u. 172) 10jähriges Mädchen, zweites Kind gesunder Eltern. Regelrechte Entwicklung bis zum 3. Lebensjahr. Sprechen in vollen Sätzen. Im 4. Lebensjahr Verlangsamung der geistigen Entwicklung. Hospitalisierung mit 4 10/12 Jahren unter der Dia-

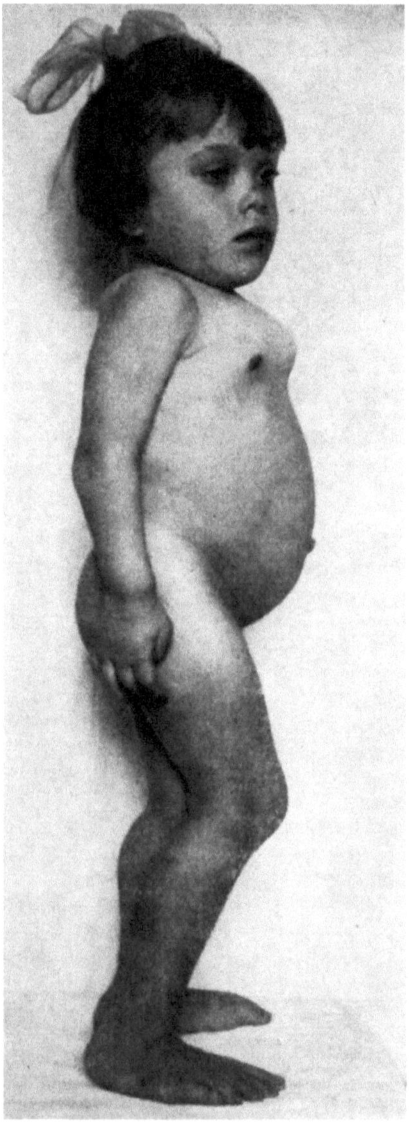

Abb. 178: M., J.: 7jähriges Mädchen mit MS IV

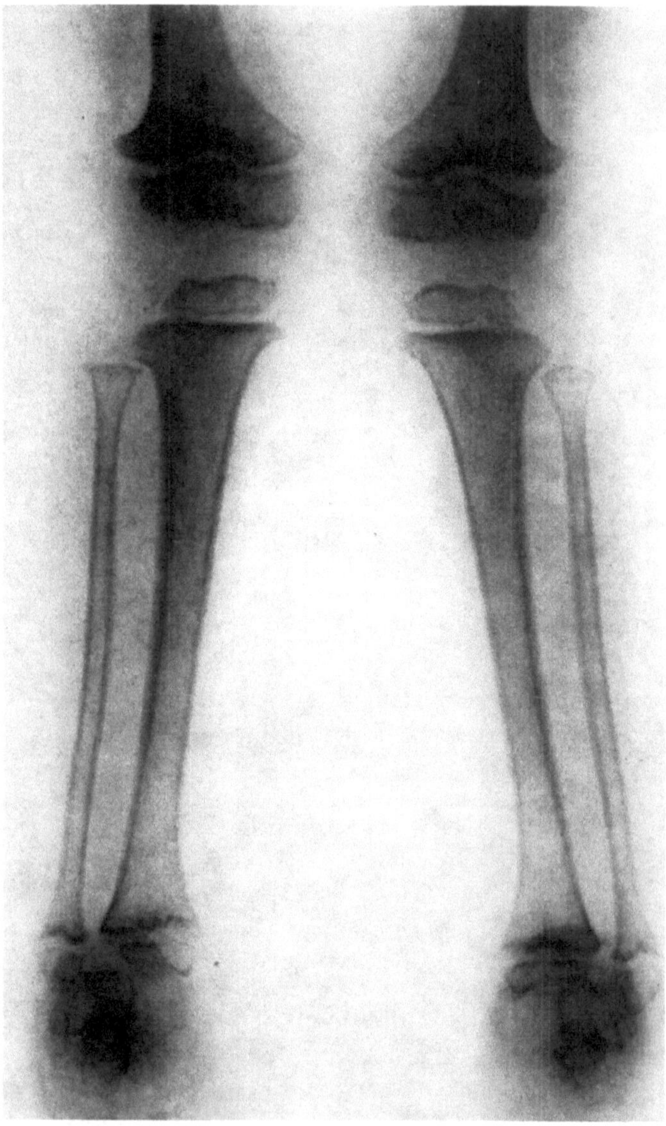

Abb. 179: *Unterschenkel:* MS IV, kleine Epiphysen mit spezieller Hypoplasie der lateralen Abschnitte der proximalen Tibiaepiphysen, Genua valga

gnose Encephalopathie. Ständige Verschlechterung des Allgemeinbefindens und mit 8 Jahren Heimunterbringung. Im Alter von 10 Jahren Dezerebration, keine Kontaktaufnahme mehr möglich. Muskuläre Hypertonie, starke Hautbehaarung, Hepatomegalie. Im Urin 42 mg/l sMS gesamt (75% Heparansulfat).

Differentialdiagnose:

In die Differentialdiagnose müssen die MS I und II, die Intermediärformen und die Sphingolipoidosen einbezogen werden. Die röntgenologische Differenzierung von physiologischen Varianten kann bei Betrachtung nur einzelner Skelettabschnitte schwierig sein.

Mukopolysaccharidose IV (Morbus Morquio)

Synonyma: Morquio-Brailsford-Syndrom, Osteodystrophia deformans, Dysplasia spondylo-epiphysaria intermedia.

Die Krankheit ist durch charakteristischen Phänotyp und Röntgenbefund, durch Hornhauttrübungen und Ausscheidung von Keratansulfat im Urin gekennzeichnet.

Die Erkrankung ist selten, etwa die Hälfte der als MS IV beschriebenen Fälle sind anders einzuordnen. Die Vererbung erfolgt autosomal rezessiv, in un-

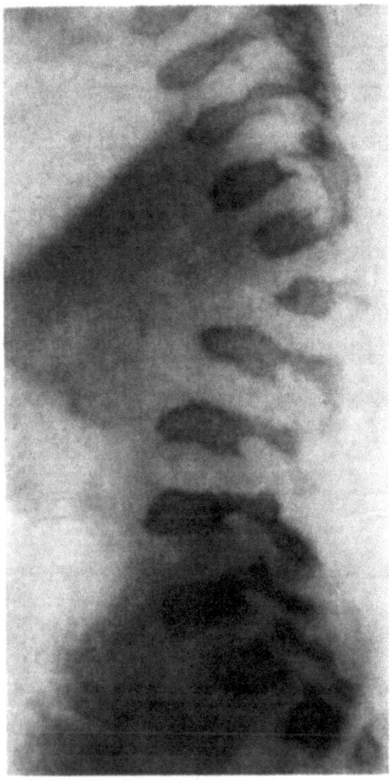

Abb. 180: *Wirbelsäule seitl.:*
MS IV, Platyspondylie,
Angelhakenwirbel von L 1,
dorsolumbale Kyphose

gefähr 20% der Fälle liegt Konsanguinität vor. Wir selbst haben 3 Patienten mit MS IV beobachtet. Die Krankheit wird wegen auftretender Wirbelsäulen- und Thoraxdeformitäten sowie Gangstörungen im 2. Lebensjahr entdeckt. Für das vollentwickelte Krankheitsbild sind die Verkürzung des Rumpfes, Kielthorax, dorsolumbale Kyphose, tief zwischen den Schultern gelegener Kopf mit vorspringendem Untergesicht und Genua valga charakteristisch. Neben der Bewegungseinschränkung in den großen Gelenken besteht eine Überstreckbarkeit der kleinen Gelenke. Die Kranken erreichen eine Körperhöhe von 100 bis 120 cm. Mit zunehmendem Alter verstärken sich die Deformationen, so daß Lungen- und Kreislaufkomplikationen und Paraplegien entstehen können. Bei der Spaltlampenuntersuchung findet sich immer eine Hornhauttrübung. Die intellektuelle Entwicklung ist normal.

Röntgenbefunde: (Abb. 179—181)

An der Wirbelsäule findet sich eine generalisierte Platyspondylie mit nach ventral zungenförmig ausgezogenen Wirbelkörpern, eine Hypoplasie der letzten

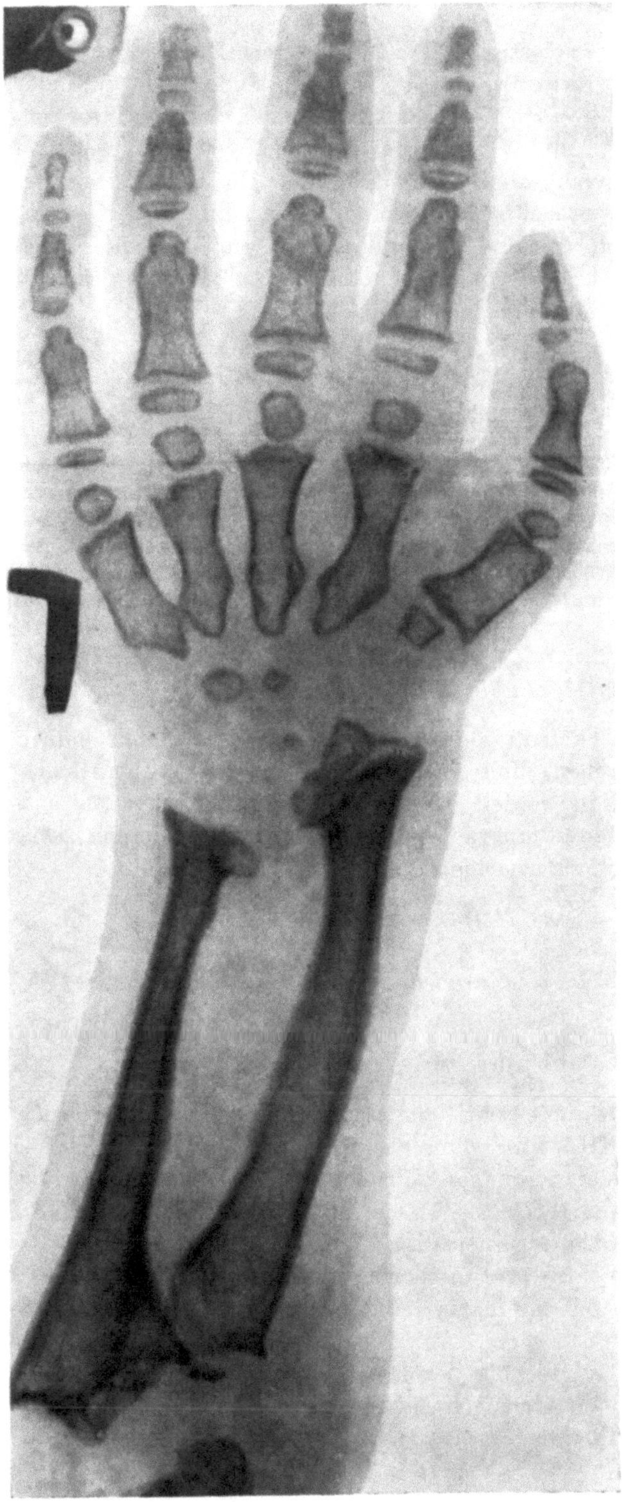

Abb. 181: *Unterarm und Hand:*
MS IV, schwere epiphysäre Ossifikationsstörungen,
schräge, einander zugeneigte Gelenkflächen
von Radius und Ulna

Brust- und/oder ersten Lendenwirbelkörper und ein hypoplastischer Dens epistrophei. Die langen Röhrenknochen sind verkürzt und haben irregulär begrenzte Metaphysen, die an den distalen Unterarmknochen V-förmig gestaltet sind. Die Epiphysen sind hypoplastisch. Genua valga mit Hypoplasie der lateralen Teile der proximalen Tibiaepi- und -metaphysen sind charakteristisch, wie auch die Hypoplasie des Corpus ossis ilei, Coxae valgae und Hüftkopfdysplasie.

Kasuistik:

M., J.: (Abb. 178) 7jähriges Mädchen, erstes Kind gesunder Eltern, eine jüngere Schwester gesund. Psychomotorische Entwicklung in den zwei ersten Lebensjahren normal. Bei Aufnahme Körpergewicht 15,5 kg (+2,5 kg), Länge 90 cm (—29 cm), generalisierte Skelettdeformationen, Hepatosplenomegalie. Ophthalmologische Untersuchung o. B. Psychologische Untersuchung ergab altersgemäßen Entwicklungsstand. Im Urin erhöhte Keratansulfatausscheidung.

Differentialdiagnose:

Alle Erkrankungen, die mit Platyspondylie einhergehen, müssen differentialdiagnostisch berücksichtigt werden (Dysplasia spondylo-epiphysaria congenita und tarda, Dysplasia spondylo-metaphysaria, Brachyrhachie).

Mukopolysaccharidose V (Morbus Ullrich-Scheie)

Synonym: Spät-Hurler

Die mit relativ guter Lebensprognose einhergehende MS V führt nur zu schwachen klinisch-radiologischen Veränderungen, obwohl sich ein ähnliches Mukopolysaccharid-Ausscheidungsmuster wie bei der MS I findet. Bisher sind nur wenige Fälle bekannt. Das Leiden wird autosomal rezessiv vererbt. Die Patienten sind nur mäßig minderwüchsig mit einer Endgröße um 150 cm. Auffällig sind Krallenhände und die Dysmorphie des Gesichtes mit Prognathie. Hornhauttrübungen sind immer zu finden. Die geistige Entwicklung ist normal.

Röntgenbefunde:

Die langen Röhrenknochen sind verplumpt, die Radiusepiphysen abgeschrägt, die Handwurzelkerne klein und deformiert. Daneben findet sich eine Coxa valga. Wirbelsäule und Schädel sind unauffällig.

Mukopolysaccharidose VI (Morbus Maroteaux-Lamy)

Synonym: Polydystropher Zwergwuchs

Die MS VI zeigt einen der MS I ähnlichen Phänotyp bei normaler geistiger Entwicklung und vermehrter Ausscheidung von Dermatansulfat.

Die Vererbung erfolgt autosomal rezessiv. Die Krankheit wird im 2. Lebensjahr durch eine Wachstumsretardierung bemerkbar, später entwickeln sich eine Hepatosplenomegalie, Hornhauttrübung und Schwerhörigkeit.

Röntgenbefunde:

Die röntgenologischen Skelettveränderungen sind denen der MS I sehr ähnlich, so daß eine röntgenmorphologische Differenzierung nicht möglich ist.

Mukolipidose I (Morbus Spranger-Wiedemann)

Synonym: Lipomukopolysaccharidose

Die Erkrankung ist neben den klinisch-radiologischen Zeichen einer MS durch neurologische Ausfallerscheinungen und Markscheidenzerfall der peripheren Nerven charakterisiert.

Sie manifestiert sich mit einer psychomotorischen Entwicklungsverzögerung im 2. Lebenshalbjahr. Danach entwickeln sich mit gargoylhaften Gesichtszügen phänotypische Merkmale der MS I. Neurologische Ausfallerscheinungen, wie Muskelschwäche, -hypotonie, -atrophie, Tremor, Ataxie, treten um das 4. Lebensjahr auf. Ein kirschroter Fleck am Fundus kann vorhanden sein. Hornhauttrübungen treten nicht auf. Das Wachstum bleibt erst im Schulalter zurück.

Im Urin findet sich keine erhöhte Ausscheidung saurer Mukopolysaccharide, dagegen reichlich metachromatisch reagierende Substanzen. In Leukozyten, Knochenmarks- und Bindegewebszellen sind sich histochemisch wie Mukopolysaccharide verhaltende Substanzen nachweisbar. Daneben finden sich noch spezielle grobtropfige Speicherzellen im Knochenmark, vakuolisierte Lymphozyten und Speicherelemente enthaltende Leberzellen.

Röntgenbefunde:

An Röntgensymptomen sind weite Sella turcica, Ruderblattrippen und mit zunehmendem Alter zunehmende Skelettveränderungen im Sinne der Dysostosis multiplex zu finden.

Mukolipidose II (Morbus Leroy)

Synonym: I-cell disease

Die Kranken zeigen gleich nach Geburt einen der MS ähnlichen Phänotyp. Die geistige Entwicklung verläuft aber im wesentlichen unbeeinträchtigt. Die Hyperplasie des Zahnfleisches ist ein wichtiges klinisches Merkmal. In der Gewebekultur zeigen die Fibroblasten große metachromatische zytoplasmatische Einschlüsse. Im Gewebe findet sich eine Vermehrung normaler Lipoide um das Dreifache. Zahlreiche lysosomale Enzyme sind erniedrigt. Im Urin ist die Ausscheidung sMS normal.

Röntgenbefunde:

Röntgenologisch kann die Differenzierung von der MS I und der generalisierten Gangliosidose unmöglich sein. Jedoch sind die Röntgenveränderungen wie auch bei der generalisierten Gangliosidose gleich nach der Geburt sichtbar, während sie sich bei der MS I erst am Ende des 1. Lebensjahres herausbilden.

Differentialdiagnose:

Kranke mit generalisierter Gangliosidose überleben nicht das 3. Lebensjahr. Daneben entscheidet die Kenntnis vom Verlauf der Erkrankung und der geistigen Entwicklung die Diagnose.

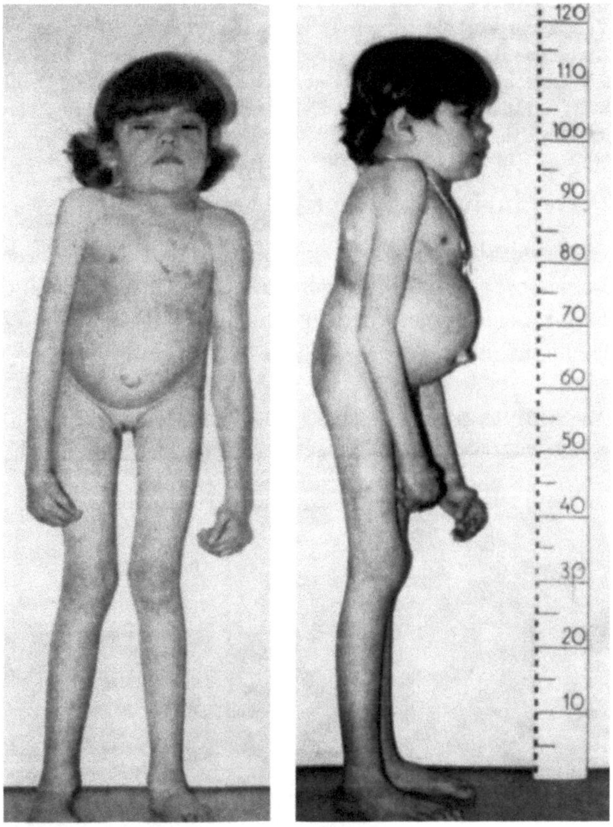

Abb. 182: P., J.: 10 9/12 Jahre altes Mädchen mit Mukolipidose III, Verkürzung des Rumpfes und des Halses

Mukolipidose III

Synonym: Pseudopolydystrophie

Die Mukolipidose III ist eine Krankheit mit deutlichen klinisch-radiologischen Symptomen einer MS ohne erhöhte Mukopolysaccharidausscheidung im Harn.

Der Erbgang erfolgt autosomal rezessiv.
Die Erkrankung wird erst im Vorschulalter ersichtlich. Zum klinischen Bild gehören Minderwuchs, Skelettdeformitäten, eingeschränkte Gelenkbeweglichkeit, Hornhauttrübung und Hernien. Im Gegensatz zu den MS findet sich bereits im Kleinkindesalter eine Skoliose. Die geistige Entwicklung ist in den ersten Lebensjahren normal und verzögert sich erst später. Neurologische Symptome fehlen. Im Knochenmark findet man große Zellen mit Vakuolen, aber ohne Granulationen. GASSER- oder BUHOT-Zellen sind nicht vorhanden.

Röntgenbefunde: (Abb. 183-189)

Außer am Schädel sind röntgenologische Skelettveränderungen im Sinne der Dysostosis multiplex gegeben. An der Wirbelsäule findet sich eine generalisierte Hypoplasie der Wirbelkörper mit irregulärer Begrenzung der Deck- und Grundplatten. Eine Hypoplasie des Dens epistrophei ist immer vorhanden. Die Rippen zeigen die „Ruderblattform" in ihren hinteren Abschnitten. Die langen Röhrenknochen sind verkürzt, die Epiphysenkerne hypoplastisch. Das Becken ist ähnlich der MS I oder MS IV gestaltet, die Veränderungen am Handskelett ähneln mehr der MS II.

Kasuistik:

P., J.: (Abb. 182) 10 9/12jähriges Mädchen, erstes Kind gesunder, junger Eltern. Mutter hatte 2 Fehlgeburten. 2 gesunde jüngere Geschwister. Geburtsgewicht 3500 g, Länge 54 cm. Asymmetrie des Thorax kurz nach Geburt, ab 7. Lebensmonat zunehmende Verunstaltung der Finger und Verkrümmung der Wirbelsäule auffällig.

Verzögerte psychomotorische Entwicklung, Infektanfälligkeit. Bei Aufnahme Körperlänge von 116 cm (—23 cm), generalisierte Skelettdeformationen, Hepatosplenomegalie, Schwerhörigkeit, Debilität, ophthalmologisch o. B. Keine erhöhte Ausscheidung von sMS im Urin.

Differentialdiagnose:

Differentialdiagnostisch kommen die mit besserer Lebensprognose einhergehenden MS infrage. Eine Differenzierung ist durch biochemische Untersuchung leicht möglich.

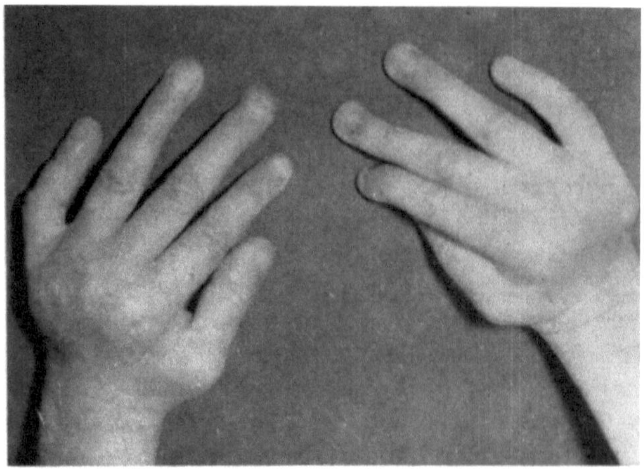

Abb. 183: *Hände:* Mukolipidose III, lange, dünne Finger mit Einschränkung der Beweglichkeit und angedeuteter „Krallenhand“

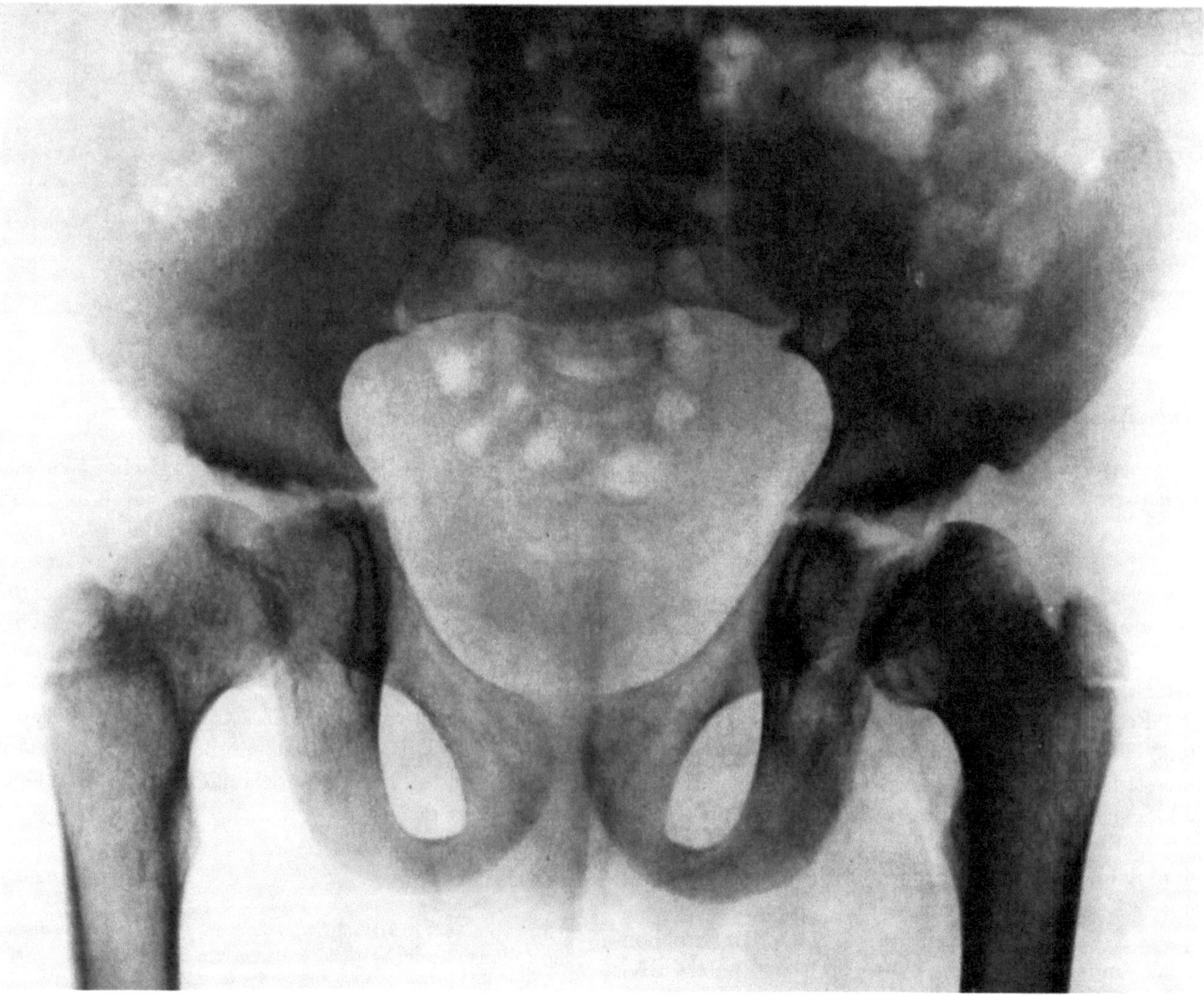

Abb. 184: *Becken:* Mukolipidose III, breites, niedriges Becken, dysplastische Pfannendächer, abgeplattete Femurkopfkerne, breite, plumpe Schenkelhälse

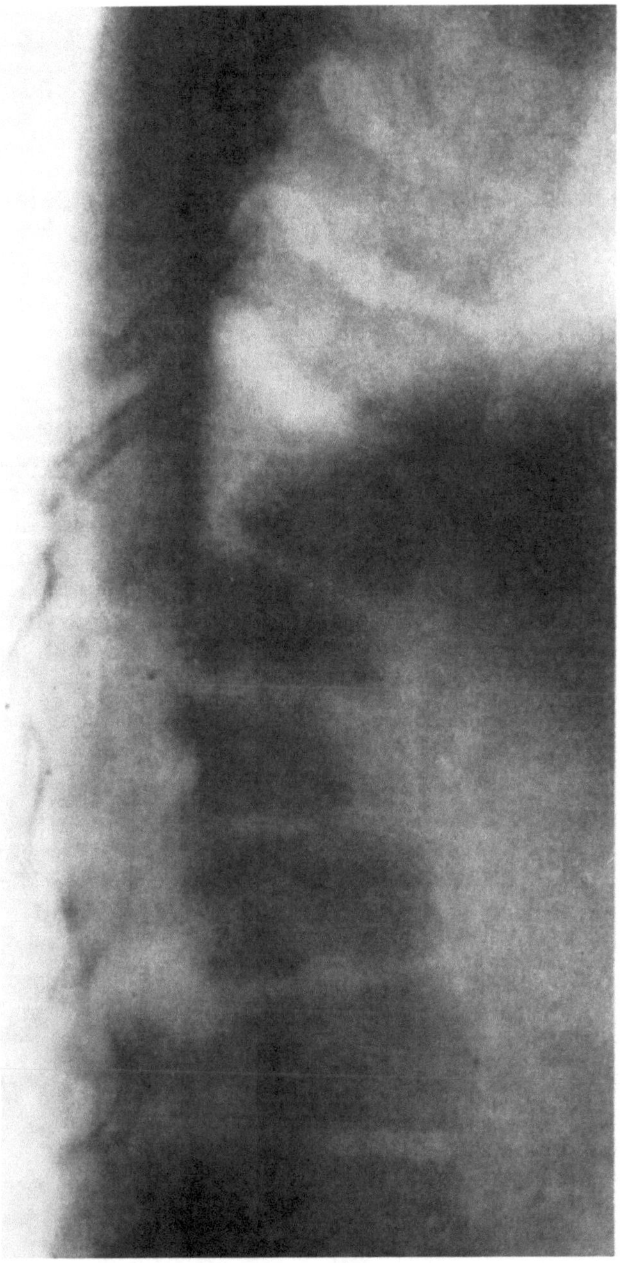

Abb. 185: ***Wirbelsäule seitl.*** **(Tomogramm):**
Mukolipidose III, Kyphoskoliose, keilförmige Deformierung von LWK 1 und LWK 2

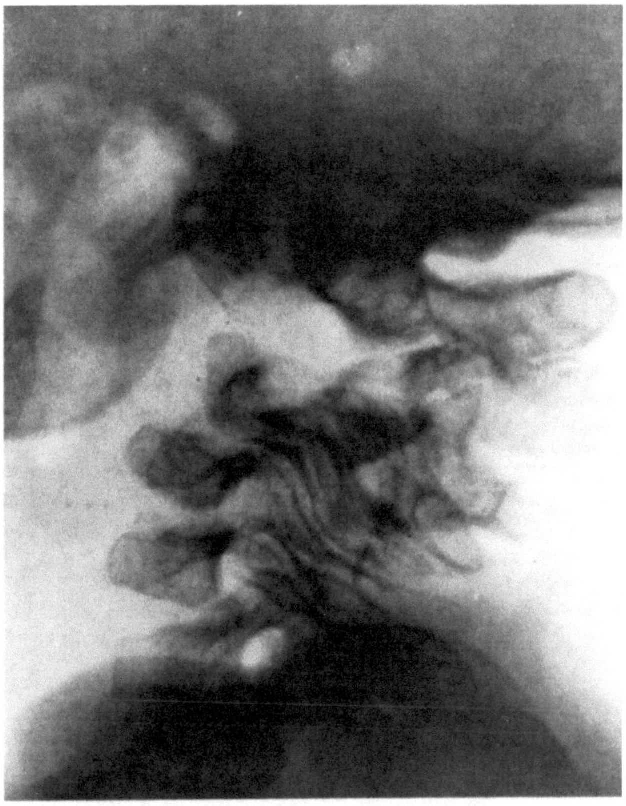

Abb. 186: *HWS seitl.:*
Mukolipidose III, kyphotische Abwinkelung der oberen HWS mit schwersten Wirbeldeformierungen

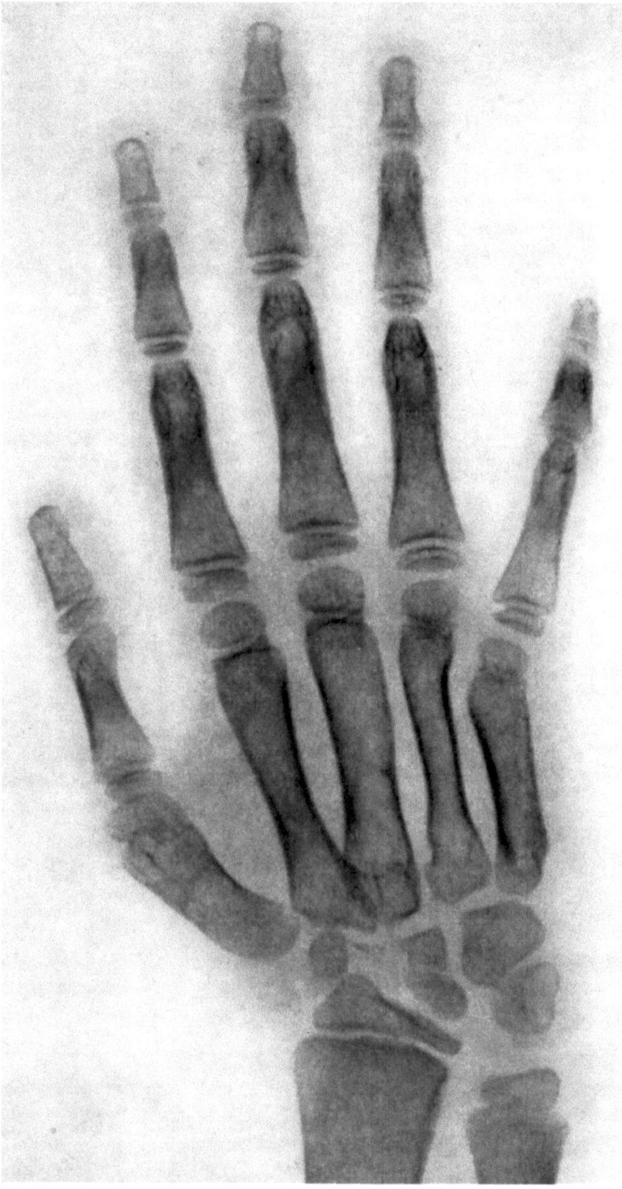

Abb. 187: *Hand:* Mukolipidose III, hypoplastische Carpalknochen und Radius- und Ulnaepiphysen, Verkürzung und Verplumpung besonders des Os metacarpale I und V

Fucosidose

Synonym: Mukopolysaccharidose „F"

Die Krankheit ist durch exzessive Speicherung von Fucose infolge Fehlens der α-Fucosidase gekennzeichnet.

Sie wurde erst bei 3 Geschwistern italienischer Abstammung beschrieben. Die Vererbung erfolgt wahrscheinlich autosomal rezessiv.

Die frühkindliche Entwicklung ist normal. Die Kranken bieten einen der MS ähnlichen, aber schwächer ausgeprägten Phänotyp. Die Gesichtszüge sind vergröbert, die Haut verdickt, und es bestehen eine Hepatomegalie und Cardiomegalie. Nach dem 1. Lebensjahr tritt ein Entwicklungsstillstand ein, dem ein progredienter geistiger Verfall folgt. Eine anfängliche Hypotonie weicht einer spastischen Quadriplegie. Deutlich verstärkte Schweißsekretion mit vermehrter Natrium- und Chlorkonzentration im Schweiß, zusammen mit rezidivierenden Luftwegserkrankungen erinnern an eine Mukoviszidose. Die Kranken sterben noch im Vorschulalter.

Eine exzessive Speicherung von Fucose enthaltenden Polysacchariden und/oder Lipiden findet sich im Gehirn, Leber und Haut und anderen Geweben. Die α-Fucosidase-Aktivität fehlt völlig, während die Aktivität mehrerer anderer Enzyme gesteigert ist.

Vakuolisierte Lymphozyten enthalten reichlich Fucose, jedoch keine metachromatischen Substanzen. Ultrastrukturelle Untersuchungen zeigen in Leber und Gehirn abnorme zytoplasmatische Einschlüsse. Die Urinausscheidung von sMS ist gering vermehrt.

Röntgenbefunde:

Am Skelett finden sich nur diskrete Veränderungen im Sinne einer Dysostosis multiplex.

Differentialdiagnose:

Neben den MS, den anderen Intermediärformen und Sphingolipoidosen ist differentialdiagnostisch die Mukoviszidose abzugrenzen.

Mannosidose

Die Krankheit ist durch exzessive Speicherung von Mannose infolge Fehlens von α-Mannosidase gekennzeichnet.

Zur Zeit ist erst ein Fall beschrieben. Schon in den ersten Lebensmonaten trat eine psychomotorische

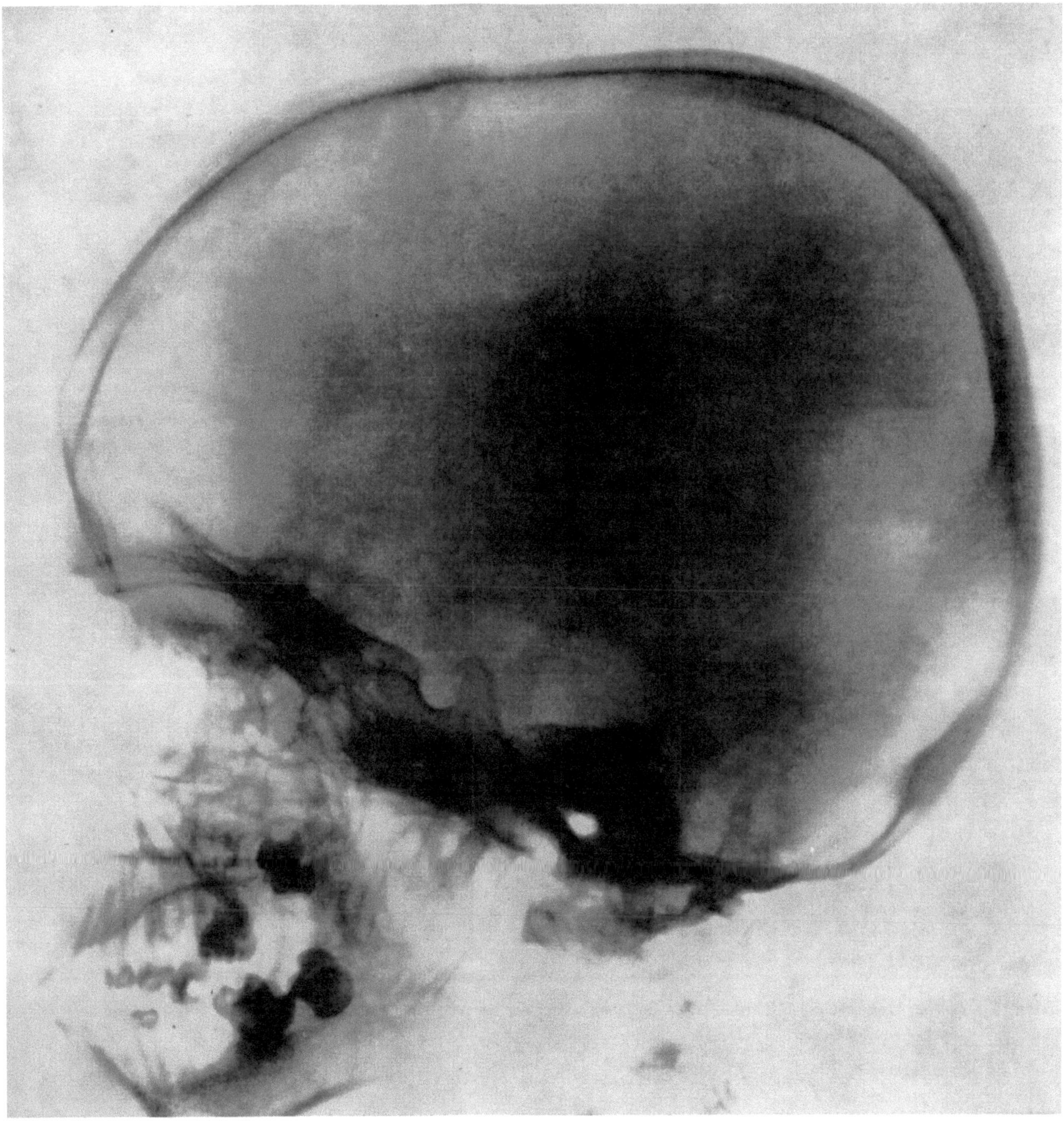

Abb. 188: *Schädel seitl.:* Mukolipidose, dichte, breite Schädelkalotte, Osteosklerose der Schädelbasis, normale Sella

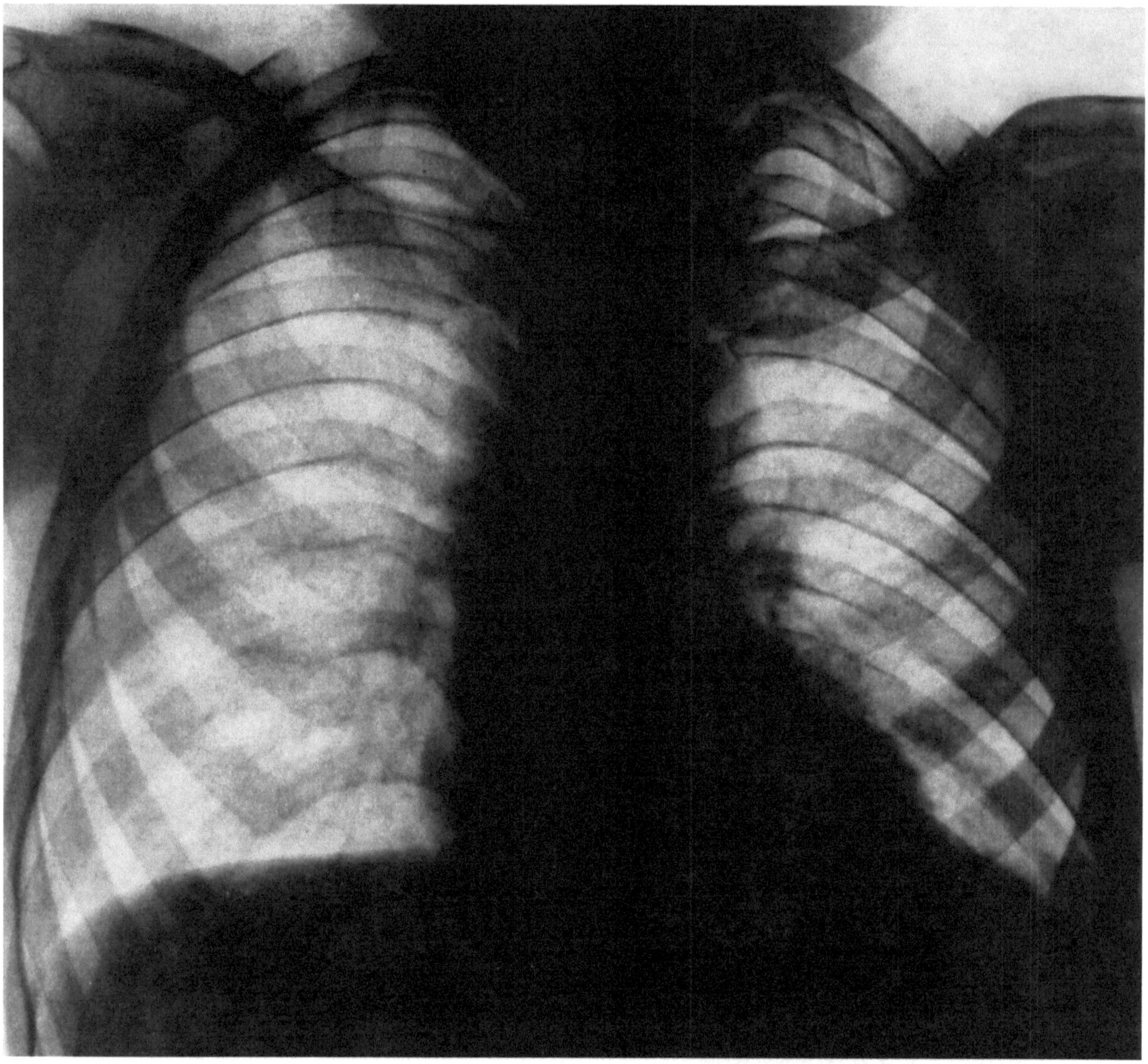

Abb. 189: *Thorax:* Mukolipidose III, angedeutete Ruderblattform der Rippen, Verplumpung der medialen Klavikelenden

Entwicklungsverzögerung auf. Neigung zu rezidivierenden Luftwegserkrankungen. Das Kind war größer als seinem Alter entsprach. Ein den MS ähnlicher Phänotyp war nur schwach ausgebildet. Es bestanden Hepatosplenomegalie und muskuläre Hypotonie. Erniedrigter Gehalt von α-Mannosidase in allen Geweben und erhöhter Gehalt von Mannose in der Leber. Reichlich vakuolisierte Lymphozyten im peripheren Blut und im Mark.

Röntgenbefunde:

Das Skelett zeigte nur schwache Veränderungen im Sinne einer Dysostosis multiplex.

Generalisierte G_{M1} Gangliosidose (Morbus Landing)

Synonyma: Hurler-Variante, Pseudo-Hurler

Die Krankheit ist durch exzessive Speicherung von monosialo-Gangliosiden in den Neuronen, Histiozyten und Glomerula infolge Fehlens der β-Galaktosidase gekennzeichnet. Klinisch-radiologisch ergeben sich Ähnlichkeiten zur MS I. Die generalisierte Gangliosidose manifestiert sich jedoch schon in den ersten Lebenswochen und zeigt rasche Progredienz, so daß die Kranken das dritte Lebensjahr nicht überleben. Ein kirschroter Fleck am Fundus, Hornhauttrübung sowie vakuolisierte Lymphozyten und Knochenmarkzellen können zum Krankheitsbild gehören.

Sulfatidose mit Mukopolysaccharidurie (Morbus Austin)

Die Krankheit ist eine Sonderform der metachromatischen Leukodystrophie mit gleicher neurologisch-neurohistologischer Symptomatik. Klinisch-radiologisch ähneln die Befunde jedoch den MS. Die erhöhte Ausscheidung von sMS im Harn ist qualitativ dem Ausscheidungsmuster der MS II angeglichen.

Typ Winchester

Winchester u. Mitarb. haben 1969 einen neuen, den MS nahestehenden Krankheitstyp bei 2 Schwestern beschrieben. Die Eltern waren Verwandte II. Grades. Die Kranken zeigten gargoylhafte Züge, periphere corneale Trübungen, fortschreitende Deformationen des Rumpfes und der Extremitäten, Minderwuchs. In den Fibroblasten wurden Metachromasie und ein erhöhter Gehalt an Uronsäure gefunden. Die Ausscheidung der sMS im Urin war normal.

Röntgenbefunde:

Das Röntgenbild zeigte progressive Knochendestruktionen, Osteoporose, dünne Corticalis und intraartikuläre Knochendestruktionen, besonders im Ellenbogengelenk. Im Alter von 6 Jahren waren die Carpalknochen völlig verschwunden.

Anhang

Bericht des „Committee on Nomenclature of Intrinsic Diseases of Bone" (C. FAURÉ, H. J. KAUFMANN, K. KOZLOWSKI, L. O. LANGER, J. LEFÈBVRE, P. MAROTEAUX, J. SAUVEGRAIN, F. N. SILVERMAN, J. SPRANGER), vorgelegt auf dem Kongreß der europäischen Gesellschaft der Kinderradiologen in Rom, 1970.

Konstitutionelle Knochenerkrankungen

Konstitutionelle Knochenerkrankungen mit unbekannter Pathogenese

Osteochondrodysplasien

(Störungen des Knorpel- und/oder Knochenwachstums)

1. Wachstumsfehler der Röhrenknochen und/oder der Wirbelsäule

A — bei Geburt manifest

1 — Achondrogenese
2 — Thanatophorer Zwergwuchs
3 — Achondroplasie
4 — Chondrodysplasia punctata (früher stippled epiphyses) (mehrere Formen)
5 — Metatropischer Zwergwuchs
6 — Diastrophischer Zwergwuchs
7 — Chondro-ektodermale Dysplasie (ELLIS-VAN CREVELD)
8 — Asphyxierende Thoraxdysplasie (JEUNE)
9 — Congenitale spondylo-epiphysäre Dysplasie
10 — Mesomeler Zwergwuchs: Typ NIEVERGELT; Typ LANGER
11 — Dysplasia cleido-cranialis (früher Dysostosis cleido-cranialis)

B — später manifest

1 — Hypochondroplasie
2 — Dyschondrosteose
3 — Metaphysäre Chondrodysplasie Typ JANSEN
4 — Metaphysäre Chondrodysplasie Typ SCHMID
5 — Metaphysäre Chondrodysplasie Typ MCKUSICK (früher Knorpel-Haar-Hypoplasie)
6 — Metaphysäre Chondrodysplasie mit Malabsorption und Neutropenie
7 — Metaphysäre Chondrodysplasie mit Thymolymphopenie
8 — Spondylo-metaphysäre Dysplasie (KOZLOWSKI)
9 — Multiple epiphysäre Dysplasie (mehrere Formen)
10 — Hereditäre Arthro-ophthalmopathie
11 — Pseudoachondroplasie (früher spondylo-epiphysäre pseudoachondroplastische Dysplasie)
12 — Dysplasia spondylo-epiphysealis tarda
13 — Akrodysplasie
— Rhino-tricho-phalangeales-Syndrom (GIEDION)
— Akrodysplasia epiphysaria (THIEMANN)
— Akrodysplasia epi-metaphysaria (BRAILSFORD)

2. Ungeordnete Entwicklung des Knorpels und fibröser Komponenten des Skeletts

1 — Dysplasia epiphysealis hemimelica
2 — Multiple cartilaginäre Exostosen
3 — Enchondromatose (OLLIERsche Krankheit)
4 — Enchondromatose mit Haemangiom (MAFFUCCI-Syndrom)
5 — Fibröse Dysplasie (JAFFE-LICHTENSTEIN)
6 — Fibröse Dysplasie mit Hautpigmentation und vorzeitiger Pubertät (MCCUNE-ALBRIGHT)
7 — Cherubismus
8 — Multiple Fibromatose

3. Abnormitäten der Dichte, der corticalen diaphysären Struktur und/oder der Metaphysenform

1 — Osteogenesis imperfecta congenita (VROLIK, PORAK-DURANTE)
2 — Osteogenesis imperfecta tarda (LOBSTEIN)

3 — Juvenile idiopathische Osteoporose
4 — Osteopetrose mit frühzeitiger Manifestation
5 — Osteopetrose mit verzögerter Manifestation
6 — Pyknodysostose
7 — Osteopoikilose
8 — Melorheostose
9 — Diaphysäre Dysplasie (CAMURATI-ENGELMANN)
10 — Cranio-diaphysäre Dysplasie
11 — Endostale Hyperostose (VAN BUCHEM und andere Formen)
12 — Tubuläre Stenose (KENNY-CAFFEY)
13 — Osteodysplastie
14 — Pachydermoperiostose
15 — Osteo-ektasie mit Hyperphosphatasie
16 — Metaphysäre Dysplasie (PYLEsche Krankheit)
17 — Cranio-metaphysäre Dysplasie (mehrere Formen)
18 — Fronto-metaphysäre Dysplasie
19 — Oculo-dento-ossäre Dysplasie (früher Oculo-dento-digitales-Syndrom)

Dysostosen

(Knochenfehlbildungen einzelner Knochen oder in Kombination)

1. Dysostosen mit Schädel- und Gesichtsbefall
   1 — Craniosynostose, mehrere Formen
   2 — Cranio-faciale Dysostose (CROUZON)
   3 — Akrocephalo-syndaktylie (APERT)
   4 — Akrocephalo-polysyndaktylie (CARPENTER)
   5 — Mandibulo-faciale Dysostose (TREACHER-COLLINS, FRANCESCHETTI und andere)
   6 — Mandibuläre Hypoplasie (einschließlich PIERRE ROBIN-Syndrom)
   7 — Oculo-mandibulo-faciales Syndrom (HALLERMANN-STREIFF-FRANCOIS)
   8 — Naevoides Basalzellcarcinom-Syndrom

2. Dysostosen mit vorwiegendem axialen Befall
   1 — Wirbelsäulensegmentdefekte (einschließlich KLIPPEL-FEIL)
   2 — Zerviko-okulo-Akustikus-Syndrom (WILDERVANK)
   3 — SPRENGELsche Deformität
   4 — Spondylo-costales Syndrom (mehrere Formen)
   5 — Oculo-vertebrales Syndrom (WEYERS)
   6 — Osteo-onychodysostose (früher NAGEL-PATELLA-Syndrom)

3. Dysostosen mit vorwiegendem Extremitätenbefall
   1 — Amelie
   2 — Hemimelie (mehrere Typen)
   3 — Acheirie
   4 — Apodie
   5 — Adaktylie und Oligodaktylie
   6 — Phokomelie
   7 — Aglossie-Adaktylie-Syndrom
   8 — Angeborene Verbiegung der langen Knochen (mehrere Formen)
   9 — Familiäre radio-ulnare Synostose
   10 — Brachydaktylie (mehrere Formen)
   11 — Symphalangismus
   12 — Polydaktylie (mehrere Formen)
   13 — Syndaktylie (mehrere Formen)
   14 — Poly-syndaktylie (mehrere Formen)
   15 — Kamptodaktylie
   16 — Klinodaktylie
   17 — LAURENCE-MOON-Syndrom
   18 — Poplitea-Pterygium-Syndrom
   19 — Pectoralisaplasie-Dysdaktylie-Syndrom (POLAND)
   20 — RUBINSTEIN-TAYBI-Syndrom
   21 — Pancytopenie-Dysmelie-Syndrom (FANCONI)
   22 — Thrombocytopenie-Radiusaplasie-Syndrom
   23 — Oro-digito-faciales Syndrom (PAPILLON-LEAGE)
   24 — Cardiomeles Syndrom (HOLT, ORAM u. a.)

Idiopathische Osteolysen

— Akro-osteolyse:
  phalangealer Typ
  tarso-carpale Form mit oder ohne Nephropathie
— Multizentrische Osteolyse

Primäre Wachstumsstörungen

1 — Primordialer Zwergwuchs (ohne begleitende Fehlbildungen)
2 — CORNELIA DE LANGE-Syndrom
3 — Vogelkopf-Zwergwuchs (VIRCHOW, SECKEL)
4 — Leprechaunismus
5 — RUSSEL-SILVER-Syndrom
6 — Progerie
7 — COCKAYNE-Syndrom
8 — BLOOM-Syndrom
9 — Geroderma osteoplastica
10 — Sphärophakie-Brachymorphie-Syndrom (WEILL-MARCHESANI)
11 — MARFAN-Syndrom

Konstitutionelle Knochenerkrankungen mit bekannter Pathogenese

Chromosomenaberrationen

Primäre Stoffwechselstörungen

1. Calcium-Phosphor-Stoffwechsel

1 — Hypophosphataemische familiäre Rachitis
2 — Pseudo-Mangel-Rachitis (Typ ROYER, PRADER)
3 — Spätrachitis (Typ McCUNE)
4 — Idiopathische Hypercalciurie
5 — Hypophosphatasie (mehrere Formen)
6 — Idiopathische Hypercalcaemie
7 — Pseudo-Hypoparathyreoidismus (normo- und hypercalcaemische Formen)

2. Mukopolysaccharidosen

1 — Mukopolysaccharidose I (HURLER)
2 — Mukopolysaccharidose II (HUNTER)
3 — Mukopolysaccharidose III (SANFILIPPO)
4 — Mukopolysaccharidose IV (MORQUIO)
5 — Mukopolysaccharidose V (ULLRICH-SCHEIE)
6 — Mukopolysaccharidose VI (MAROTEAUX-LAMY)

3. Mukolipidosen und Lipidosen

1 — Mukolipidose I (SPRANGER-WIEDEMANN)
2 — Mukolipidose II (LEROY)
3 — Mukolipidose III (Pseudo-Polydystrophie)
4 — Fucosidose
5 — Mannosidose
6 — Generalisierte G_{M1} Gangliosidose (mehrere Formen)
7 — Sulfatidose mit Mukopolysaccharidurie (AUSTIN, THIEFFRY)
8 — Cerebrosidosen einschließlich Morbus GAUCHER

4. Andere metabolische extraossäre Störungen

Sekundäre Knochenanomalien durch Störungen außerhalb des Skelettsystems

1 — Endokrine Störungen
2 — Hämatologische Störungen
3 — Neurologische Störungen
4 — Renale Störungen
5 — Gastro-intestinale Störungen
6 — Cardiopulmonale Störungen

Literatur

Allgemeines

ALTHOFF, H., H.-R. WIEDEMANN: Enchondrale Dysostosen. In: Handbuch der Kinderheilkunde von H. OPITZ u. F. SCHMID, Bd. VI. Springer-Verlag Berlin—Heidelberg—New York, 1967.

CAFFEY, J.: Pediatric X-Ray Diagnosis. Year Book Medical Publishers. INC., Chicago, 1967.

CATEL, W.: Differentialdiagnose von Krankheitssymptomen bei Kindern und Jugendlichen, Bd. I. Georg Thieme Verlag, Stuttgart 1961.

COCCHI, U.: Erbschäden mit Knochenveränderungen. In: Lehrbuch der Röntgendiagnostik von H. R. SCHINZ, W. E. BAENSCH, E. FRIEDEL, E. UEHLINGER. Georg Thieme Verlag, Stuttgart 1952.

COCCHI, U.: Krankheiten des Skelettsystems. In: Humangenetik, Bd. II, S. 113—178, Georg Thieme Verlag, Stuttgart 1964.

HANSEN, H. G., H. R. WIEDEMANN: Erkrankungen des Skeletts. Gestörte Knorpelbildung. In: Handb. Kinderheilk., Bd. VI, Springer Berlin—Heidelberg—New York 1967.

KAUFMANN, H. J.: Röntgenbefunde am kindlichen Becken bei angeborenen Skelettaffektionen und chromosomalen Aberrationen. Georg Thieme Verlag, Stuttgart 1964.

KOZLOWSKI, K., P. MAROTEAUX, F. SILVERMAN, H. KAUFMANN, J. SPRANGER: Classification des dysplasies osseuses. Table ronde. Ann. Radiol. 12 (1969), 965—1007.

MCKUSICK, V. A.: Mendelian Inheritance in Man. Catalogs of antosomal dominant, autosomal recessive and X-linked Phenotypes. The Johns Hopkins Press. Baltimore 1966.

MCKUSICK, V. A.: Heritable disorders of connective tissues. St. Louis: Mosby 1966.

MAU, H.: Wesen und Bedeutung der enchondralen Dysostosen. Georg Thieme Verlag, Stuttgart 1958.

LAMY, M., P. MAROTEAUX: Les Chondrodystrophies génotypiques. L'expansion Scientifique francaise, Paris 1960.

LENZ, W.: Anomalien des Wachstums und der Körperform. In: Humangenetik, Bd. II, 63—106. Georg Thieme Verlag, Stuttgart 1964.

RUBIN, P.: Dynamic Classification of Bone Dysplasias. Year Book Medical Publishers Inc., Chicago 1964.

SWOBODA, W.: Das Skelett des Kindes. Georg Thieme Verlag, Stuttgart 1969.

WIEDEMANN, H.-R.: Dysostosen. Stuttgart: Fischer 1965.

WIEDEMANN, H.-R.: Die großen Konstitutionskrankheiten des Skeletts. Gustav Fischer Verlag, Stuttgart 1960.

Achondrogenese:

FRACCARO, M.: Contributo allo studio delle malattio del mesenchima osteopoetico: l'acondrogenesi. Folia hered. & path. 1 (1952) 190.

LANGER, L. O., J. W. SPRANGER, J. GREINACHER, R. C. HERDMANN: Thanatophoric Dwarfism. Radiology 92 (1969) 285—294.

LEGRAND, J.: Un cliché de foetus achondroplasique „in utero". J. Radiol. Elektrol. 37 (1956) 82—85.

PARENTI, G. C.: La anosteogenesi (un varietà dell osteogenesi imperfetta). Pathologica 28 (1936) 447—461.

Thanatophorer Zergwuchs:

BEAUDOING, A., M. BOST, J. PONT, M. COULOMB: Nanisme thanatophore. Pediatrie 24 (1969) 459—461.

GIEDION, A.: Thanatophoric dwarfism. Helv. paediat. Acta 23 (1968) 175—183.

GOBBI, U., G. C. DE CAROLIS: Distrofia toracica asfissiante in neonata condrodistrofica. Minerva ortop. 18 (1967), 646—652.

HUGUENIN, M., C. GODARD, P. E. FERRIER, F. BAMATTER: Two different mutations with in the same sibship: thanatophoric dwarfism and ULLRICH-FEICHTIGER syndrome. Helv. paediat. Acta 24 (1969), 239—245.

KEATS, T. E. et al.: Thanatophoric dwarfism. Amer. J. Roentgenol. 108 (1970), 473.

KOZLOWSKI, K., E. PROKOP, J. ZYBACZYNSKI: Thanatophoric Dwarfism. Br. J. Radiol. 43 (1970) 565—568.

LANGER, L. O., J. W. SPRANGER, J. GREINACHER, R. C. HERDMANN: Thanatophoric Dwarfism. Radiology 92 (1969) 285—294.

MAROTEAUX, P., M. LAMY: Le diagnostic des nanismes chondrodystrophiques chez les nouveau-nés. Arch. franc. Pédiat. 25 (1968) 241—262.

MAROTEAUX, P., M. LAMY, J.-M. ROBERT: Le nanisme thanatophore. Presse méd. 75 (1967) 2519—2524.

NOONAN, CH. D.: Antenatal Diagnosis of Achondroplasia with Comment on DEUELS „Halo" Sign. Amer. J. Obstet. Gynec. 101 (1968) 929—933.

WICHTL, O.: Zur pränatalen Diagnose der Chondrodystrophie (Achondroplasie). Fortschr. Röntgenstr. 103 (1965) 114—116.

Achondroplasie:

COHEN, M. E., A. D. ROSENTHAL, D. D. MATSON: Neurological Abnormalities in Achondroplastic Children. J. Pediat. (St. Louis) 71 (1967) 367—376.

LANGER, L. O., P. A. BAUMANN, R. J. GORLIN: Achondroplasia. Amer. J. Roentgenol. 100 (1967) 12—26.

LANGER, L. O., P. A. BAUMANN, R. J. GORLIN: Achondroplasia: Clinical Radiologic Features with Comment on Genetic Implications. Clin. Pediatr. 7 (1968) 474—485.

MAROTEAUX, P., M. LAMY: Le diagnostic des nanismes chondrodystrophiques chez les nouveau-nés. Arch. franc. Pédiat. 25 (1968) 241—262.

SCHIEMANN, H.: Über Chondrodystrophie (Achondroplasie, Chondrodysplasie). Verlag d. Akademie d. Wissenschaften u. d. Literatur in Mainz, Abhandlungen d. mathematisch-naturwissensch. Klasse, Jahrg. 1966, Nr. 5.

SHEPARD, TH. H., C. B. GRAHAM: The congenitally malformed. Achondroplastic Dwarfism; Diagnosis and Management. Northwest Med. 66 (1967) 451—456.

SILVERMAN, F. N.: A Differential Diagnosis of Achondroplasia. Radiol. Clin. North Amer. 6 (1968) 223—237.

SILVERMAN, F. N., S. BRÜNNER: Errors in the Diagnosis of Achondroplasia. Acta Radiol. 6 (1967) 305—321.

WEISSENBACHER, G., E. ZWEYMÜLLER: Gleichzeitiges Vorkommen eines Syndroms von PIERRE-ROBIN und einer fetalen Chondrodysplasie. Mschr. Kinderheilk. 112 (1964) 315—317.

Chondrodysplasia punctata:

COMINGS, D. E., C. PAPAZIAN, H. R. SCHOENE: CONRADIS disease. J. Ped. (St. Louis) 72 (1968) 63—69.

CONRADI, E.: Vorzeitiges Auftreten von Knochen und eigenartigen Verkalkungskernen bei Chondrodystrophia foetalis hyperplastica. Jahrb. Kinderheilk. 80 (1914) 86—97.

GEERING, P.: Über Chondrodystrophia calcificans congenita. Gynecologia 160 (1965) 166—182.

HANSEN, H. G., H.-R. WIEDEMANN: Chondrodystrophia calcificans connata. In: Handbuch der Kinderheilk. Bd. VI, Springer-Verlag Berlin—Heidelberg—New York 1967.

HÜNERMANN, C.: Chondrodystrophia calcificans congenita als abortive Form der Chondrodystrophie. Z. Kinderheilk. 51 (1931) 1—19.

SAUGIER, J.: La maladie congénitale des épiphyses punctueés Dissertation Paris 1964. Editions A. G. E. M. P.

SPRANGER, J. W., U. BIDDER, C. VOELZ: Chondrodysplasia punctata (Chondrodystrophia calcificans). I. Typ CONRADI-HÜNERMANN. Fortschr. Röntgenstr. 113 (1970) 717.

SPRANGER, J. W., U. BIDDER, C. VOELZ: Chondrodysplasia punctata (Chondrodystrophia calcificans). II. Der rhizomele Typ. Fortschr. Röntgenstr. 114 (1971) 327.

SPRANGER, J. W., I. M. OPITZ, U. BIDDER: Heterogeneity of Chondrodysplasia Punctata. Humangenetik 11 (1971) 190.

SWOBODA, W., E. PICHLER: Differentialdiagnose angeborener Skelettsystemerkrankungen. Aufbaustörungen auf chondraler Grundlage. pädiat. prax. 5 (1966) 99—102.

THIEL, H.-J., H. MANZKE, H. GUNSCHERA: Katarakt bei Chondrodystrophia calcificans connata (CONRADI-HÜNERMANN-Syndrom). Klin. Monatsbl. Augenheilk. 154 (1969) 536—545.

Metatropischer Zwergwuchs:

GEFFERTH, K.: Beiträge zur Diagnostik des metatropischen Zwergwuchses. Z. Kinderheilk. 103 (1968) 325—335.

LAROSE, J. H., B. B. GAY: Metatrophic Dwarfism. Amer. J. Roentgenol. 106 (1969), 156—161.

MAROTEAUX, P., J. SPRANGER, H.-R. WIEDEMANN: Der metatropische Zwergwuchs. Arch. Kinderheilk. 173 (1966) 211—226.

SPRANGER, J.: Der metatropische Zwergwuchs. Radiologe 7 (1967) 385—387.

Diastrophischer Zwergwuchs:

FAUCHIER, C., J.-M. RÉGY, P. COMBE: Nanisme diastrophique familial avec maladie de Hirschsprung. Ann. Pédiat. 45 (1969), 2224.

JÄGER, M., H. J. REFIOR: Diastrophischer Zwergwuchs. Z. Orthop. 106 (1969), 830.

KOZLOWSKI, K., C. SZMIGIEL: Karlowatosc diastrofiozna (im Druck).

LAMY, M., P. MAROTEAUX: Le nanisme diastrophique. Presse Méd. 63 (1960), 1977—1980.

LUDESCHER, E.: Über einen Fall von diastrophischem Zwergwuchs. Wien. klin. Wschr. 81 (1969), 716.

MONNET, P., J.-M. ROBERT, B. SALLE, J. PEYTEL: Le nanisme diastrophique. Lyon Med. 18 (1967) 1305—1367.

MONNET, P., J. PEYTEL, B. SALLE, G. M. ROBERT, J. L. VAUVELLE: Le nanisme diastrophique. Ann. Péd. 43 (1967) 1751—1757.

SILVA, E.: Zur Kenntnis des diastrophischen Zwergwuchses. Z. Orthop. Grenzgeb. 101 (1966) 620—629.

SPRANGER, J., H.-R. WIEDEMANN: Diastrophischer Zwergwuchs. In: Handbuch der Kinderheilkunde Bd. IV, S. 169—172. Springer-Verlag Berlin—Heidelberg—New York 1967.

STEINBACH, H. L., R. A. BROWN: Epiphyseal dysostosis. Amer. J. Roentgenol. 105 (1969), 860.

VAN STEIJNEN, C.: Diastrophic Dwarfism. Maandschr. Kindergeneesk. 36 (1968) 188—192.

WILSON, D. W., A. R. CHRISPIN, C. O. CARTER: Diastrophic Dwarfism. Arch. Dis. Childh. 44 (1969) 48—58.

Ellis-van Creveld-Syndrom:

CAFFEY, J.: Chondroectodermal dysplasia (ELLIS-VAN CREVELD disease). Amer. J. Roentgenol. 68 (1952) 875.

IRTEL VON BRENNDORFF, A.: Ein Beitrag zum ELLIS-VAN CREVELD-Syndrom. pädiat. prax. 8 (1969) 191—197.

KAUFMANN, H. J.: The pelvis in the ELLIS-VAN CREVELD syndrome. Annales radiol. 8 (1965) 1—8.

KOTTE, W., S. KOTTE: Ein Beitrag zum ELLIS-VAN CREVELD-Syndrom (chondro-ektodermale Dysplasie). Arch. Kinderheilk. 179 (1969) 56—65.

MCKUSICK, V. A., J. A. EGELAND, R. ELDRIDGE, D. S. KRUSON: The ELLIS-VAN CREVELD syndrom. Bull. Johns Hopk. Hosp. 113 (1964) 306—336.

ELLIS, R. W. B., S. VAN CREVELD: Chondroectodermal dysplasia. J. Bone Joint Surg. 44 B (1962) 629—636.

ELLIS, R. W. B., S. VAN CREVELD: A syndrome characterised by ectodermal dysplasia, polydactyly, chondrodysplasia and congenital morbus cordis. Arch. Dis. Child. 15 (1940) 65—84.

NABRADY, J.: ELLIS-VAN CREVELD syndrome and neuroectodermal injury. Ann. paediat. 196 (1961) 18—30.

SPADA, A.: Osservatione di tre fratelli con displasia chondroectodermica (sindrome di ELLIS-VAN CREVELD). Minerva pediat. (Torino) 19 (1967) 139—142.

Asphyxierende Thoraxdysplasie:

BARNES, N. D., D. HULL, J. S. SYMONS: Thoracic Dystrophy. Arch. Dis. Childh. 44 (1969) 11—17.

CENTA, A., A. PICCININI: La distrofia toracica asfissiante (M. die Jeune) nel neonato. Pathologica 57 (1965) 233—243.

CENTA, A., A. RASORE QUARTINO: Su di un nuevo caso di distrofia toracica asfissiante (malattia di Jeune). Considerazioni cliniche, radiologiche e genetiche. Minerva pediat. (Torino) 19 (1967) 1924—1928.

COMBE, P., J. MICHEL, C. FAUCHIER, J.-M. RÉGY, C. CASENAVE: La dystrophie thoracique asphyxiante. Ann. Pédiat. 16 (1969) 483—495.

CREMIN, B. J.: Infantile thoracic dystrophy. Brit. J. Radiol. 43 (1970) 199.

HANISSIAN, A. S., W. W. JR. RIGGS, D. A. THOMAS: Infantile thoracic dystrophy. A variant of ELLIS-VAN CREVELD-syndrome. J. Pediatr. 71 (1967) 855—864.

JEUNE, M., C. BERAUD, R. CARREN: Dystrophie thoracique asphyxiante de caractere familial. Arch. franc. Pediat. 12 (1955) 886—891.

JEUNE, M., R. CARREN, C. BERAUD, Y. LOAEC: Polychondrodystrophie avec blocage thoracique d'évolution fetale. Pédiatrie 9 (1954) 390—393.

KÖHLER, E., D. P. BABBITT: Dystrophic Thoraces and Infantile Asphyxia. Radiology 94 (1970) 55—62.

LANGER, L. O.: Thoracic-pelvic-phalangeal dystrophy. Asphyxiating thoracic dystrophy of the newborn. Infantile thoracic dystrophy. Radiology 91 (1968) 447—456.

LENZ, W.: Proceedings of the Third International Congress of Human Genetics. Ed. The Johns Hopkins Press Baltimore, Maryland 21218, 1967 pp. 29—36.

MAROTEAUX, P., P. SAVART: La dystrophie thoracique asphyxiante. Etude radiologique et rapports avec le syndrome d'ELLIS-VAN CREVELD. Ann. radiol. 7 (1964) 332—338.

PIRNAR, T., E. B. D. NEUHAUSER: Asphyxiating thoracic dystrophy of the newborn. Amer. J. Roentgenol. 48 (1966) 358—364.

WENDLER, H., E. ROSSIPAL: Die familiäre asphyxierende Thoraxdystrophie (Morbus JEUNE). Arch. Kinderheilk. 179 (1969) 171—182.

ZUNIN, C., G. VALLERINO: Rapporti tra la sindrome di ELLIS E VAN CREVELD e la distrofia toracica asfissiante di Jeune. Minerva med. (Torino) 56 (1965) 2358—2360.

Dysplasia spondylo-epiphysaria congenita:

Bach, Ch., P. Maroteaux, P. Schaeffer, A. Biteau, C. Crumiere: Dysplasie spondylo-épiphysaire congenitale avec anomalies multiples. Arch. franç. Pédiat. 24 (1967), 22–33.

Kozlowski, K., N. Bittel-Dobrzynska, A. Budzynska: Spondylo-epiphyseal Dysplasia congenita. Ann. Radiol. 11 (1968) 367–375.

Lalive d'Epinay, S., A. Giedion, R. Witmer: Amotio retinae bei der kongenitalen spondyloepiphysären Dysplasie. Klin. Monatsbl. Augenheilk. 155 (1969) 810–817.

Rupprecht, E.: Dysplasia spondylo-epiphysaria congenita. Kinderärztl. Prax. 11 (1969) 161–166.

Spranger, J., H. R. Wiedemann: Dysplasia spondylo-epiphysaria congenita. Helv. paediat. acta 21 (1966) 598–611.

Mesomeler Zwergwuchs:

Langer, L. O.: Mesomelic dwarfism of the hypoplastic ulna, fibula, mandible type. Radiology 89 (1967) 654–660.

Nievergelt, K.: Positiver Vaterschaftsnachweis auf Grund erblicher Mißbildungen der Extremitäten. Arch. Julius-Klaus-Stiftung 19 (1944) 157–194.

Reinhardt, K., R. A. Pfeiffer: Ulno-fibulare Dysplasie. Eine autosomal-dominant vererbte Mikromesomelie ähnlich dem Nievergelt-Syndrom. Fortschr. Röntgenstr. 107 (1967) 379–391.

Dysplasia cleido-cranialis:

Bach, Ch., C. Fauré, P. Schaefer, J. Jolly: La dysostose cléido-cranienne. Étude de six observations. Association a des manifestations neurologiques. Ann. Pédiat. 42 (1966) 67–77.

Cocchi, U.: Erbschäden mit Knochenveränderungen. In: Lehrbuch der Röntgendiagnostik von M. R. Schinz, W. E. Baensch, E. Friedel, E. Uehlinger, Bd. I, S. 621–833, Georg Thieme Stuttgart 1952.

Engel, E.: Dysostosis cleido-cranialis. Helv. med. Acta 4 (1937) 158–174.

Haneda, S.: Über Dysostosis generalisata. Z. Orthop. 68 (1938) 473.

Hinkel, G. K., E. Rupprecht: Zur Einordnung multipler mesenchymaler Fehlbildungen. (Eine Beobachtung von Dysostosis cleido-cranialis mit Dermatochalasis.) Arch. Kinderheilk. 175 (1967) 292–302.

Hultkranz, J. W.: Über Dysostosis cleido-cranialis. Z. Morph. u. Anthrop. (Stuttgart) 11 (1908) 385–528.

Jéquier, S., H.-J. Kaufmann: Mißbildungen des Beckens und des Schultergürtels. In: Handbuch der Kinderheilkunde von H. Opitz und F. Schmid, Bd. VI, S. 284–292, Springer-Verlag Berlin–Heidelberg–New York 1967.

Job, J. C., M. Nahum, C. Fauré, A. Rossier: La dysostose cléido-crânienne son polymorphisme. Arch. franç. Pédiat. 21 (1965) 669.

Kahler, O.-H.: Beitrag zur Erbpathologie der Dysostosis cleidocranialis. Z. menschl. Vererb.- u. Konstit.-Lehre 23 (1939) 216–234.

Kozlowski, K.: M. Hanicka, H. Zygulska-Machova: Dysplasia cleido-facialis. Z. Kinderheilk. 108 (1970) 331–338.

Soule, A. B.: Mutational dysostosis (cleido-cranial dysostosis). J. Bone Jt. Surg. 28 (1946) 81.

Schuch, P., A. Fleischer-Peters: Zur Klinik der Dysostosis cleido-cranialis. Z. Kinderheilk. 98 (1967) 107–132.

Wiedemann, H.-R.: Gestörte Ossifikation besonders der bindegewebig präformierten Belegknochen: Die Dysostosis cleidocranialis. In: Handbuch der Kinderheilkunde von K. Opitz u. F. Schmid, Bd. VI, S. 129–135, Springer-Verlag Berlin–Heidelberg–New York 1967.

Hypochondroplasie:

Beals, R. K.: Hypochondroplasia (A report of five kindreds). J. Bone Joint Surg. 51-A (1969) 729–736.

Böök, J. A.: Hereditas 36 (1950) 161.

Kozlowski, K.: Hypochondroplasia. Polish Rev. Radiol. and Nucl. Med. 29 (1965) 450–459.

Kozlowski, K., C. Zychowicz: Hypochondroplasie. Fortschr. Röntgenstr. 100 (1964) 529–535.

Kozlowski, K., C. Zychowicz: Hypochondroplasie (ein weiterer Beitrag). Fortschr. Röntgenstr. 101 (1964) 531–535.

Leri, A., Linossier (Mlle): Hypochondroplasie Héreditaire. Bull. Soc. méd. Hôp. Paris 48 (1924) 1780.

Ravenna, F.: Achondroplasie et Chondrohypoplasie. Contribution Clinique. N. Iconogr. Salpet. 26 (1913) 157–181.

Dyschondrosteose:

Cantagrel, A.: Contribution a l'étude de la dyschondrosteose. A propos d'un cas familial Thése de Médicine Paris 1951.

Felman, A. H., J. A. Kirkpatrick: Madelung's deformity: Observations in 17 patients. Radiology 93 (1969) 1037.

Herdman, R. C., L. O. Langer, R. O. Good: Dyschondrosteosis. J. Pediat. 68 (1966) 432–441.

Holenstein, P., P. Buchs: Die Madelungsche Deformität: Ausdruck einer Dyschondrosteose. Z. Orthop. 102 (1967) 585–594.

Kaplan, M., E. Guy, A. Cantagrel: Dyschondrosteose familiale. Presse Med. 59 (1951) 1723–1725.

Kozlowski, K., C. Zychowicz: Dyschondrosteosis (im Druck).

Langer, L. O.: Dyschondrosteosis, a hereditable bone dysplasia with characteristic roentgenographic features. Amer. J. Roentgenol. 95 (1965) 178–188.

Leri, A., J. Weill: Une affection congenitale et symetrique du développement osseux: la dyschondrosteose. Bull. Soc. Med. Hôp. Paris 53 (1929) 1491–1494.

Maroteaux, P., M. Lamy: La dyschondrosteose. Sem. Hôp. Paris 5 (1959) 3464–3468.

Morel-Pescarolo, S.: La dyschondrosteose. Thése de Médicine, Paris 1964.

Spranger, J., H.–R. Wiedemann: Dyschondrosteose. In: Handbuch der Kinderheilkunde von H. Opitz u. F. Schmid, Bd. VI, Springer-Verlag Berlin–Heidelberg–New York, 1967.

Metaphysäre Chondrodysplasie Typ Jansen:

Jansen, M.: Über atypische Chondrodystrophie (Achondroplasie) und über eine noch nicht beschriebene angeborene Wachstumsstörung. Z. orthop. Chir. 61 (1934) 253–286.

Ozonoff, M. B.: Metaphyseal dysostosis of Jansen. Radiology 93 (1969) 1047.

Weil, S.: Die metaphysären Dysostosen. Z. Orthop. 89 (1957) 1–16.

Metaphysäre Chondrodysplasie Typ Schmid:

Kozlowski, K., K. Bartkowiak, J. Korbas: Dysostosis metaphysealis (a further report). Radiol. diagn. 5 (1954) 675–684.

Reilly, B. J., J. D. Munn: Metaphyseal dysostosis. J. Canad. Ass. Radiol. 14 (1963).

RUPPRECHT, E., G. K. HINKEL: Beitrag zum metaphysär dysostotischen Minderwuchs. Z. Kinderheilk. 103 (1968) 73–80.

SCHMID, F.: Beitrag zur Dysostosis enchondralis metaphysaria. Mschr. Kinderheilk. 97 (1949) 393–397.

STICKER, G. B., F. T. MAHER, E. C. BURKE, J. F. ROSEVEAR: Familial bone disease resembling rickets. (Hereditary metaphyseal dysostosis.) J. Pediat. 29 (1962) 996–1004.

Metaphysäre Chondrodysplasie Typ McKusick:

McKUSICK, V. A., R. ELDRIDGE, J. A. HOSTETLER, U. RUANGWIT, J. A. EGELAND: Dwarfism in the Amish. II. Cartilage-Hair Hypoplasia. Bull. Johns Hop. Hosp. 116 (1965) 285–326.

WIEDEMANN, H.-R., J. SPRANGER, W. KOSENOW: Knorpel-Haar-Hypoplasie. Arch. Kinderheilk. 176 (1967) 74–85.

Metaphysäre Chondrodysplasie mit Malabsorption und Neutropenie:

GIEDION, A., A. PRADER, B. HADORN, D. H. SHMERLING, S. AURICCHIO: Metaphysäre Dysostose und angeborene Pankreasinsuffizienz. Fortschr. Röntgenstr. 108 (1968) 51–57.

SAINT-MARTIN, J., J. P. FOURNET, J. CHARLAS, G. SCHAISON, A. NODOT, B. MEYER, J. VIALATTE: Insuffisance pancreatique externe avec granulopenie chronique. Arch. franç. Pédiat. 26 (1969) 861–871.

SHMERLING, D. H., A. PRADER, W. H. HITZIG, A. GIEDION, B. HADORN, M. KÜHNI: The syndrome of exocrine pancreatic insufficiency, neutropenia, metaphyseal dysostosis and dwarfism. Helv. paediat. Acta 24 (1969) 547–575.

TAYBI, H., A. D. MITCHELL, G. D. FRIEDMAN: Metaphyseal dysostosis and the associated syndrome of pancreatic insufficiency and blood disorders. Radiology 93 (1969) 563–571.

Metaphysäre Chondrodysplasie mit Thymolymphopenie:

ALEXANDER, W. J., J. S. DUNBAR: Unusual bone changes in thymic alymphoplasia. Ann. Radiol. 11 (1968) 389–394.

Metaphysäre Chondrodysplasie Typ Vaandrager-Pena:

KOZLOWSKI, K., B. SIKORSKA: Dysplasia metaphysaria. Typ VAANDRAGER-PENA. Z. Kinderheilk. 108 (1970) 165–170.

PENA, J.: Disostosis metafisaria. Una revisión. Con aportación de una observación familiar. Una forma nueva de la enfermedad? Radiología 47 (1965) 3–22.

VAANDRAGER, G. J.: Metafysaire dysostosis? Ned. T. Geneesk. 104 (1960) 547–552.

Metaphysäre Chondrodysplasie milder Typ:

KOZLOWSKI, K.: Metaphyseal dysostosis. Report of five familial and two sporadic cases of a mild typ. Amer. J. Roentgenol. 91 (1964) 602–608.

Sonderformen:

BATESON, E. M.: The relationship between BLOUNTS disease and bow legs. Brit. J. Radiol. 41 (1968) 107–114.

BAUER, R.: Ein Beitrag zur Coxa vara congenita bzw. zum angeborenen Femurdefekt. Chirurg 41 (1970) 34.

BLAUTH, W.: Zur Morphologie und Pathogenese der primären Coxa vara congenita und ihren Beziehungen zum sogenannten Femurdefekt. Z. Orthop. 100 (1965) 271–292.

BLOCKEY, N. J.: Observations on infantile coxa vara. J. Bone Joint Surg. 51 B (1969) 106–111.

FINBY, N., H. G. JACOBSON, M. H. POPPEL: Idiopathic coxa vara in childhood. Radiology 67 (1956) 10–16.

MEDBÖ, I.: Tibia vara (Osteochondrosis deformans tibiae or BLOUNTS disease). Acta Orthop. Scand. 34 (1964) 323–336.

SERAFIN, J., M. BOREJKO: Tibia vara. Pol. Przegl. Radiol. i Med. Nukl. 32 (1968) 583–593.

WIEDEMANN, H.-R., J. SPRANGER: Chondrodysplasia metaphysaria (Dysostosis metaphysaria) — ein neuer Typ? Z. Kinderheilk. 108 (1970) 171–186.

Spondylo-metaphysäre Dysplasie:

GRENIER, B., J. CASTAIGN, J. LAUGIER, J. MICHEL, G. DESBUQUOIS: Deux cas familiaux de dysplasie spondylo-métaphysaire. Arch. franç. Péd. 26 (1969) 1015–1026.

KOZLOWSKI, K., P. MAROTEAUX, J. SPRANGER: La dysostose spondylo-métaphysaire. Presse Méd. 75 (1967) 2769.

LUDESCHER, E., R. KURZ: Spondylometaphysäre Dysostose. Mschr. Kinderheilk. 118 (1970) 175–179.

SCHMIDT, B. J., W. BECAK, M. L. BECAK, I. SOIBELMAN, A. DA SILVA QUEIROZ, A. P. LORGA, F. SECAF, C. F. ANTONIO, A. DE ANDRADE, A. CARVALHO: Metaphyseal dysostosis. J. Pediat. 63 (1963) 106–112.

SUTCLIFFE, J.: Metaphyseal dysostosis. Ann. Radiol. 9 (1966) 215–223.

Dysplasia epiphysealis multiplex:

FAIRBANK, T.: Dysplasia epiphysealis multiplex. Brit. J. Surg. 34 (1947) 225–232.

KOZLOWSKI, K., K. BARTKOWIAK: Dysplasia epiphysealis multiplex. Report of a case. Rad. diagn. 6 (1965) 361–367.

KOZLOWSKI, K., E. LIPSKA: Hereditary dysplasia epiphysealis multiplex. Clin. Radiol. 18 (1967) 330–336.

RIBBING, S.: Studien über hereditäre multiple Epiphysenstörungen. Acta radiol. 1937, Suppl. 34.

Unklassifizierbare multiple epiphysäre Dysplasien:

KOZLOWSKI, K., A. BUDZYŃSKA: Combined metaphyseal and epiphyseal dysostosis. Amer. J. Roentgenol. 97 (1966) 21.

MAROTEAUX, P., R. WIEDEMANN, J. SPRANGER, K. KOZLOWSKI, L. LENZI: Essai de classification des dysplasies spondylo-épiphysaires. Simep Editions, 69 Lyon, 1968.

Hereditäre Arthro-ophthalmopathie:

SPRANGER, J.: Arthro-Ophthalmopathie hereditaria. Ann. Radiol. 11 (1968) 359–364.

STICKLER, G. B., D. G. PUGH: Hereditary progressive arthro-opthalmopathy. Mayo Clin. Proc. 42 (1967) 495–500.

Pseudoachondroplasie:

FORD, N., F. N. SILVERMAN, K. KOZLOWSKI: Spondylo-epiphyseal dysplasia (pseudo-achondroplastic type). Amer. J. Roentgenol. 86 (1961) 462–472.

MABILLE, E.: Contribution à l'étude de la dysplasie spondylo-épiphysaire pseudo-achondroplastique. Diss., Paris 1963.

MAROTEAUX, P., M. LAMY: Les formes pseudo-achondroplastiques des dysplasies spondylo-épiphysaires. Presse Méd. 67 (1959) 383–386.

RUPPRECHT, E., W. PURATH: Pseudoachondroplasie. Z. Orthop. 110 (1972) 92–100.

Dysplasia spondylo-epiphysaria tarda:

DAIEFF-DINICHERT, N.: La dysplasia spondylo-épiphysaire tardive. Thése pour le doctorat en médicine. Edition Imprimerie Abece, Paris 10, 1963.

MAROTEAUX, P., M. LAMY, J. BERNARD: La dysplasia spondylo-epiphysaire tardive. Description clinique et radiologique. Presse Med. 65 (1957) 1205–1208.

WEINFELD, A., M. W. ROSS, S. H. SARASOHN: Spondylo-epiphyseal dysplasia tarda. A cause of premature osteoarthritis. Amer. J. Roentgenol. 101 (1967) 851–859.

Periphere Dysplasien:

BOREJKO, M., H. DUCHOWSKA: Cztery przypadki dysostosis peripherica w jednej rodzinie. Rheumatologia (Warschau) 3 (1965) 69–74.

BRAILSFORD, J. F.: The radiology of bones and joints, Fourth Edition, J. A. Churchill London, 1948, 28–29.

GARCES, L. Y., E. BLANK, A. L. DRASH, F. M. KENNY: Peripheral dysostosis: Investigation of metabolic and endocrine functions. J. Pediat. 74 (1969) 730–737.

GIEDION, A.: Das Rhino-Tricho-Phalangeale Syndrom. Helv. paediat. Acta 21 (1966) 475–482.

GIEDION, A.: Die periphere Dysostose (PD) — ein Sammelbegriff. Fortschr. Röntgenstr. 110 (1969) 507–524.

KLINGMÜLLER, G.: Über eigentümliche Konstitutionsanomalien bei 2 Schwestern und ihre Beziehungen zu neueren entwicklungs-pathologischen Befunden. Hautarzt 7 (1956) 105–113.

KÖHLER, A., E. A. ZIMMER: Grenzen des Normalen und Anfänge des Pathologischen im Röntgenbilde des Skelettes. Thieme Verlag, Stuttgart 1956, 51–52.

KOZLOWSKI, K., E. MALOLEPSZY, A. BLAIM: Zespoł włosowonosowo palcowy. (Tricho-rhino-phalangeale Syndrom.) Pol. Przegl. Radiol. 1971 (im Druck).

RONDOU DE ITURRIZA, J., J. M. TANNER: J. Pediat. 75 (1969) 265.

THIEMANN, H.: Idiopathische Erkrankung der Epiphysenknorpel der Fingerphalangen. Fortschr. Röntgenstr. 14 (1909) 79.

VENNING, P.: Radiological studies of variation in ossification of the foot. III Coneshaped epiphyses of the proximal phalanges. Amer. J. Phys. Anthropol. 19 (1961) 131.

Akrodysplasie:

ARKLESS, R., C. B. GRAHAM: An unusual case of brachydactyly. Peripheral dystostosis? Pseudo-pseudo-hypoparathyroidism? Cone epiphyses? Amer. J. Roentgenol. 99 (1967) 724–735.

COHEN, P., S. VAN CREVELD: Peripheral dysostosis. Brit. J. Radiol. 36 (1963) 761–765.

MAROTEAUX, P., G. MALAMUT: Acrodysostose. Presse Méd. 76 (1968) 2189–2192.

ROBINOW, M., R. PFEIFFER, R. S. GORLIN, V. A. MCKUSICK, A. W. RENUARD, G. F. JOHNSON: The syndrome of peripheral dysostosis nose hypoplasia and mental retardation. I-st Conf. of Birth Defects, Baltimore 1968.

SINGLETON, E. B., C. W. SAESCHNER, C. T. TENG: Peripheral dysostosis. Amer. J. Roentgenol. 84 (1960) 499–505.

STEINBACH, H. L., D. A. YOUNG: The roentgen appearance of pseudo-hypoparathyroidism (PH) and pseudo-pseudo-hypoparathyroidism (PPH). Amer. J. Roentgenol. 97 (1966) 49–66.

Dysplasia epiphysealis hemimelica:

DEBRUNNER, H. U.: Dysplasia epiphysealis hemimelica. Helv. paediat. Acta 17 (1962) 367–376.

KIEPURSKA, A., H. MITROSZEWSKA: Dysplasia epiphysealis hemimelica. Chir. narzadow ruchu ortop. Polska 33 (1968) 263–267.

MOSELEY, J. E.: Dysplasia epiphysealis hemimelica (tarsoepiphyseal aclasis). J. Mount Sinai Hosp. 24 (1957) 510–515.

SAXTON, H. M., J. A. WILKINSON: Hemimelic Skeletal Dysplasia. J. Bone Jt. Surg. 46B (1964) 608–613.

SKRZYPCZAK, J.: Aclasis epiphysealis. Chir. nardz. ruchu ortop. polska 33 (1968) 483–486.

THEODOROU, S., G. LANITIS: Dysplasia epiphysealis hemimelica. (Epiphyseal osteochondromata.) Helv. paediat. Acta 23 (1968) 195–204.

Multiple cartilaginäre Exostosen:

COCCHI, U.: Krankheiten des Skelettsystems. In: Humangenetik, Bd. II, S. 113ff. Georg Thieme Verlag Stuttgart, 1964.

MAROTEAUX, P.: Aspects tumoraux des maladies constitutionelles du squelette. Rev. Pract. 19 (1969) 2093–2104.

MURKEN, J.-D.: Über multiple cartilaginäre Exostosen. Z. menschl. Vererb.- u. Konstit.-Lehre 36 (1963), 469.

MURKEN, J.-D.: Zur Häufigkeit und Genetik der multiplen cartilaginären Exostosen (multiple Osteochondromatose). Z. Kinderchir. 6 (1969) 563–567.

SCHMIDT, W.: Exostosen, Osteochondrome und Osteochondromatose. Zbl. Chir. 94 (1969) 1515.

Enchodromatose:

COCCHI, U.: In: Humangenetik, Bd. II, S. 113ff. Georg Thieme Verlag Stuttgart, 1964.

MAROTEAUX, P.: Aspects tumoraux des maladies constitutionelles du squelette. Rev. Pract. 19 (1969) 2093–2104.

WOLF, H. G., E. PICHLER: Differentialdiagnose angeborener Skelettsystemerkrankungen — Einbaustörungen. pädiat. prax. 6 (1967) 287–291.

Enchondromatose mit Haemangiom:

CAUBLE, W. G., H. S. BOWMANN, W. KAN: Dyschondroplasia and Haemangiomas (MAFFUCCIS Syndrome). Arch. Surg. 97 (1968), 678–681.

ELMORE, S. M., W. C. CANTRELL: MAFFUCCIS Syndrome, case Report with a Normal Karyotype. J. Bone Joint Surg. 487 (1966) 1607.

Mukopolysaccharidosen (Allgemeines):

ALTHOFF, H., H.-R. WIEDEMANN: Die Mucopolysaccharidosen. Med. Welt (Stuttg.) 1965, 2299.

CARTER, C. H., T. WAN, D. G. CARPENTER: Commonly used tests in the detection of HURLERS syndrome. J. Pediat. 73 (1968) 217–221.

CLAUSEN, J., H. V. DYGGVE, J. C. MELCHIOR: Mucopolysaccharidosis. Arch. Dis. Childh. 38 (1963) 364.

DITTRICH, J. K., W. TELLER: Zur röntgenologischen Differenzierung kindlicher Mucopolysaccharidosen. Ann. Radiol. 11 (1968) 395–402.

DYGGVE, H. V., J. C. MELCHIOR, J. CLAUSEN: MORQUIO-ULLRICHS desease. An inborn error of metabolism? Arch. Dis. Childh. 37 (1962) 525.

Fratantoni, J. C., E. F. Neufeld, B. W. Uhlendorf, C. B. Jabobson: Intrauterine diagnosis of the Hurler and Hunter syndromes. New Engl. J. Med. 280 (1969) 686.

Hoof, F. van, H. G. Hers: The abnormalities of lysosomal enzymes in mucopolysaccharidoses. European J. Biochem. 7 (1968) 34.

Hors-Cayla, M. C., P. Maroteaux, J. de Grouchy: Fibroblastes en culture au cours de mucopolysaccharidoses: influence du serum sur la metachromasie. Ann. Genetique 11 (1968) 265.

Kaplan, D.: Classification of the mucopolysaccharidoses based on the pattern of mucopolysacchariduria. Amer. J. Med. 47 (1969) 721.

Koch, F., F. de Sousa: Zur Frühdiagnose der Mukopolysaccharidosen. Med. Welt 21 N.F. (1970) 362.

Kozlowski, K.: Mukopolisacharydozy. Ped. Polsk. 40 (1965) 877–883.

Langer, L. O., R. S. Kronenberg, R. J. Gorlin: A case simulating Hurler syndrome of unusual longevity, without abnormal mucopolysacchariduria. Amer. J. Med. 40 (1966) 448–457.

Loeb, H., G. Jonniaux, A. Resibois, N. Cremer, J. Dodion, M. Tondeur, P. E. Gregoire, J. Richard, P. Cieters: Biochemical and ultrastructural studies in Hurlers syndrome. J. Pediat. 73 (1968) 860–874.

Loeb, H., M. Tondeur, M. Toppet, N. Cremer: Clinical, biochemical and ultrastructural studies of an atypical form of mucopolysaccharidosis. Acta Paediat. Scand. 58 (1969) 220–228.

Maroteaux, P., M. Lamy: Hurlers disease, Morquios disease, and related mucopolysaccharidoses. J. Pediat. 67 (1965) 312–323.

McKusick, V. A.: The nosology of the mucopolysaccharidoses. Amer. J. Med. 47 (1969) 730–747.

Meyer, K.: Biochemistry and biology of mucopolysaccharidoses. Amer. J. Med. 47 (1969) 664–672.

Muir, H.: The structure and metabolism of mucopolysaccharides (glycosaminoglycans) and the problem of the mucopolysaccharidoses. Amer. J. Med. 47 (1969) 673–690.

Schuster, W., J. Spranger: Diagnose und Differentialdiagnose der Mukopolysaccharidosen. pädiat. prax. 8 (1969) 81–93.

Spranger, J. W.: Biochemical Definition of the Mucopolysaccharidoses. Z. Kinderheilk. 108 (1970) 17.

Spranger, J., R. v. Germar: Mukopolysaccharid-Suchtest. pädiat. prax. 6 (1967), 659.

Spranger, J., W. Schuster: Classifiable and non-classifiable mucopolysaccharidoses. Ann. Radiol. 12 (1969) 365–375.

MS I und II:

Caffey, J.: Gargoylism (Hunter-Hurler disease, Dysostisis multiplex, Lipochondrodystrophy); prenatal and neonatal bone lesions and their early postnatal evolution. Bull. Hosp. Joint Dis. 12 (1951) 38–66.

Dorfman, A., R. Matalon: The Hurler and Hunter syndromes. Amer. J. Med. 47 (1969) 691–708.

Fiehring, C., G. Schramm, G. Würbach, W. Meerbach, K. Kozlowski, W. Hoffmann, J. Hellinger, H. Buttenberg: Ungewöhnliche Befunde bei zwei Patienten mit Morbus Hunter. Dtsch. Gesundh.-Wes. 25 (1970), 78–82.

Leroy, J. G., A. C. Crocker: Clinical definition of the Hurler-Hunter phenotypes. Amer. J. Dis. Childh. 112 (1966) 518.

Hunter, C.: A rare disease in two brothers. Proc. Roy. Soc. Med. 10 (1917) 104.

Hurler, G.: Über einen Typ multipler Abartungen vorwiegend am Skelettsystem. Z. Kinderheilk. 24 (1919) 220.

Maroteaux, P.: Le diagnostic de la maladie de Hurler au laboratoire. Ann. Genetique 9 (1966) 42–46.

Schramm, G., G. Würbach, C. Fiehring: Zur Mukopolysaccharidausscheidung beim Morbus Hunter. Helv. Paediat. Acta 29 (1969) 404–412.

Zychowicz, C., K. Sliwinska, K. Kozlowski: Mukopolisacharydozy typu Hunters-Hurler i Morquio. Ped. Polsk. 40 (1965) 815–823.

MS III (Mb. Sanfilippo):

Börjeson, M., D. Heinegard, P. A. Öckerman: Mukopolysaccharidos typ III (Sanfilippos syndrom). Nord. Med. 81 (1969) 567–569.

Kozlowski, K., Z. Goscinska: Mukopolisacharydoza typu Sanfilippo (Opis przypadku). Ped. Polsk. (im Druck).

Langer, L. O.: The radiographic manifestations of the HS-Mucopolysaccharidosis of Sanfilippo. Ann. Radiol. 7 (1964) 315–325.

Maroteaux, P., M. Lamy: L'oligophrenie polydystrophique (Mucopolysaccharidose H.-S.). Presse Méd. 72 (1964) 2991–2996.

Rampini, S.: Das Sanfilippo-Syndrom (polydystrophe Oligophrenie, HS-Mukopolysaccharidose). Bericht über 8 Fälle und Literaturübersicht. Helv. paediat. Acta 24 (1969) 55–91.

Spranger, J., W. Teller, W. Kosenow, J. Murken, E. Eckert-Husemann: Die HS-Mucopolysaccharidose von Sanfilippo (Polydystrophe Oligophrenie). Bericht über 10 Patienten. Z. Kinderheilk. 101 (1967) 71–84.

Teller, W., H. Bechtelsheimer, T. Totovic: Die Heparitinsulfat-Mucopolysaccharidose (Sanfilippo). Klin. Wschr. 45 (1967) 497–504.

MS IV (Mb. Morquio):

Blaw, M. E., L. O. Langer: Spinal cord compression in Morquio-Brailsfords disease. J. Pediat. 74 (1969) 593–600.

Brailsford, J. F.: Chondro-osteo-dystrophy, roentgenographic and clinical features of child with dislocation of vertebrae. Amer. J. Surg. 7 (1929) 404.

Danes, B. S., H. Grossman: Bone dysplasias, including Morquios syndrome, studied in skin fibroblast cultures. Amer. J. Med. 47 (1969) 708–720.

Dodion, J., A. Bollaert, M. Toppet, N. Cremer, R. Viart, R. de Marnette, H. Loeb: Maladie de Morquio ou mucopolysaccharidose type IV. A propos de trois observations. Acta paediat. belg. 23 (1969) 35–49.

Goidanich, I. F., L. Lenzi: Morquio-Ullrich disease. A new mucopolysaccharidosis. J. Bone J. Surg. 46A (1964) 734–746.

Langer, L. O., L. S. Carey: The roentgenographic features of the HS mucopolysaccharidosis of Morquio (Morquio-Brailsfords disease). Amer. J. Roentgenol. 97 (1966) 1–20.

Maroteaux, P., M. Lamy, M. Foucher: La maladie de Morquio. Etude clinique radiologique et biologique. Presse Méd. 44 (1963) 2091–2094.

Morquio, I.: Sur une forme de dystrophie osseuse familiale. Bull. Soc. pédiat. Paris 27 (1929) 145.

Robins, M. M., H. F. Stevens, A. Linker: Morquios disease: an abnormality of mucopolysaccharide metabolism. J. Pediat. 62 (1963) 881–889.

Spranger, J., W. Schuster: Diagnose und Differentialdiagnose der Morquioschen Krankheit. Mschr. Kinderheilk. 17 (1969) 272–278.

Tondeur, M., H. Loeb: Etude ultrastructurelle du fois dans la maladie de Morquio. Pediat. Res. 3 (1969) 19–26.

MS V (Mb. Ullrich-Scheie):

HORSCH, K.: Über hereditäre degenerative Osteoarthropathie. Arch. orthop. Chir. 34 (1934) 536–540.

MAROTEAUX, P.: Zum Problem des Spät-HURLERS. In: Dysostosen, S. 25–30. Gustav Fischer, Stuttgart 1966.

RAMPINI, S.: Der Spät-HURLER. Schweiz. med. Wschr. 99 (1969) 1769.

SCHEIE, H. G., HAMBRICK, G. W. jr., L. A. BARNESS: A newly recognised forme fruste of HURLERS disease (Gargoylism): The SANFORD R. GIFFORD Lecture. Amer. J. Ophthalmol. 53 (1962) 753–769.

MS IV (Mb. Maroteaux-Lamy):

MAROTEAUX, P., B. LEVEQUE, J. MARRE, M. LAMY: Une nouvelle dysostose avec élimination urinaire de chondroitine-sulphate B. Presse Méd. 71 (1963) 1849–1852.

RAMPINI, S., P. MAROTEAUX: Ein ungewöhnlicher Phänotyp des HURLER-Syndroms. Helv. paediat. Acta 21 (1966) 376–386.

Mukolipidose I (Mb. Spranger):

SPRANGER, J., H. R. WIEDEMANN, M. TOLLSDORF, E. GRAUCOB, .R. CAESAR: Lipomucopolysaccharidose, eine neue Speicherkrankheit. Z. Kinderheilk. 103 (1968) 285–306.

Mukolipidose II (Mb. Leroy):

LEROY, J. G., J. M. OPITZ: I-cell-disease. I-st conference on the clinical delineation of birth defects. Baltimore 20.–25. 5. 1968.

MAROTEAUX, P.: La mucolipidose de type II. Presse Méd. 78 (1970) 179.

Mukolipidose III (Pseudopolydystrophie):

MAROTEAUX, P., M. LAMY: La pseudo-polydystrophie de HURLER. Presse Méd. 74 (1966) 2889–2892.

MCKUSICK, V. A., D. KAPLAN, D. WISE, W. B. HANLEY, S. B. SUDDARTH, M. E. SEVICK, A. E. MAUMENEE: The genetic mucopolysaccharidoses. Medicine 44 (1965) 445–467.

STEINBACH, H. L., L. PREGER, H. E. WILLIAMS, P. COHEN: The HURLER syndrome without abnormal mucopolysacchariduria. Radiology 90 (1968) 472–478.

Fucosidose:

DURAND, P., M. PHILLIPPART; C. BORRONE, G. DELLA CELLA, O. BUGIANI: Una nuova malattia da accumulo di glicolipidi (Ceramidi tetraesosidi) Minerva Ped. 19 (1967) 2187–2196.

LOEB, H., M. TONDEUR, G. JONNIAUX, S. MOCKEL-POHL, E. VAMOS-HURWITZ: Biochemical and ultrastructural studies in a case of mucopolysaccharidosis „F" (Fucosidosis). Helv. paediat. Acta 24 (1969) 519.

VAN HOOF, F., H. G. HERS: Mucopolysaccharidosis by absence of Fucosidase. Lancet I (1968) 1198.

Mannosidose:

KJELLMAN, B., I. GAMSTORP, A. BRUN, P. ÖCKERMAN, B. PALMGREN: Mannosidosis a clinical and histopathologic study. J. Pediat. 75 (1969) 366–373.

Generalisierte Gangliosidose:

GROSSMAN, H., S. B. DANES: Neurovisceral storage disease. Roentgenographic features and mode of inheritance. Amer. J. Roentgenol. 103 (1968) 149.

LANDING, B. H., F. N. SILVERMAN, J. M. CRAIG, M. D. JACOBY, M. E. LAHEY, D. L. CHADWICK: Familial neurovisceral lipidosis: analysis of eight cases of syndrome previously reported as HURLER-Variant, pseudo-HURLER and TAY-SACHS disease with visceral involvement. Amer. J. Dis. Childh. 108 (1964) 503.

O'BRIEN, J. S., M. B. STERN, B. H. LANDIN, J. K. O'BRIEN, G. N. DONNELL: Generalized gangliosidosis: another inborn error of ganglioside metabolism? Amer. J. Dis. Childh. 109 (1965) 338.

Sulfatidose mit Mukopolysaccharidurie (AUSTIN- THIEFFRY):

AUSTIN, J., D. ARMSTRONG, L. SHEARER: Metachromatic form of diffuse cerebral sclerosis. Arch. Neurol. 13 (1965) 593–614.

THIEFFRY, S., G. LYON, P. MAROTEAUX: Leucodystrophie métachromatique (Sulphatidose) et mucopolysaccharidose chez un même malade. Rev. Neurolog. Paris 114 (1966) 193.

Typ Winchester:

WINCHESTER, P., H. GROSSMAN, W. N. LIM, B. S. DANES: A new acid mucopolysaccharidosis with sceletal deformities simulating rheumatoid arthritis. Amer. J. Roentgenol. 106 (1969) 121.

Sachverzeichnis